Manfred Lütz

Lebenslust

Manfred Lütz

Lebenslust

Wider die Diät-Sadisten,
den Gesundheitswahn
und den Fitness-Kult

*Ein Buch über Risiken
und Nebenwirkungen der Gesundheit
und darüber, wie man länger
Spaß am Leben hat*

Pattloch

In diesem Buch ist aus rein pragmatischen Gründen der Lesbarkeit stets die männliche Sprachform gewählt worden, wofür ich Leserinnen um Verständnis bitte. Der Paartherapeut Jürg Willi konstruierte den Satz: „Wenn man/frau mit seiner/ihrer Partner/in zusammenleben will, so wird er/sie zu ihr/ihm in ihre/seine oder sie/er in seine/ihre Wohnung ziehen", um deutlich zu machen, dass eine befriedigende Lösung des Sprachproblems nicht möglich ist. „Ich ziehe die einfache Sprache der zwar korrekten, aber unübersichtlicheren vor." Diese Auffassung teile ich.

Die Deutsche Bibliothek – CIP-Einheitsaufnahme
Ein Titelsatz für diese Publikation ist bei
Der Deutschen Bibliothek erhältlich

© 2002 Pattloch Verlag Gmbh & Co. KG, München
Umschlag: Daniela Meyer, Pattloch Verlag
Satz: Uhl & Massopust, Aalen; gesetzt aus Schneidler
Druck und Bindung: Ebner & Spiegel, Ulm
Printed in Germany

ISBN 3-629-01639-1
www.pattloch.de

*„Die ständige Sorge um die Gesundheit
ist auch eine Krankheit"*

Platon

Vorwort

Dies ist ein Buch zur Frage „Was muss man tun, um Spaß oder sogar Lust am Leben zu haben?" Gewiss, man kann es mit dem Spaß übertreiben. Doch selbst bei so mancher spaßkritischen Sonntagsrede ist die herzliche Freude im Gesicht des Festredners unübersehbar, wenn das anwesende Publikum die lustvolle Beschimpfung des abwesenden Zeitgeistes mit rauschendem Beifall bedenkt. Der lustvolle Angriff auf die Lust ist höchste Form des Lustgewinns.
 Dennoch ist die Verwendung des Wortes Lust eher selten. Außer bei Fernsehsendungen über Sex, wo pflichtgemäß und nicht sehr lustig über Lust gesprochen wird. Was einen so ganz ergreift wie die Lust, darüber redet man nicht. Und wenn einige doch darüber reden, dann sprechen sie allenfalls moralinsauer von der bösen Lust. Das hat die Lust nicht verdient. Und so geht es diesem Buch um eine Rehabilitation der Lust in ihrem umfassendsten Sinn, also um Lebenslust.
 Dabei spielt die Gesundheit eine wichtige Rolle. Was hat die Gesundheit mit der Lebenslust zu tun? Kann man die Lebenslust durch Gesundheit verpassen? Kann man die Gesundheit durch Lebenslust zerstören? Jede falsche Antwort auf diese Fragen hat buchstäblich tödliche Folgen.
 Das Thema ist gefährlich. Das Gesundheitssystem der westlichen Welt ist inzwischen ein gigantischer machtvoller Wirtschaftskoloss, der rasant wächst und kaum mehr steuerbar ist. Konjunkturforscher befürchten, dass das anbrechende „Zeitalter der Gesundheit" ungebremst in den finanziellen Ruin treibt. Denn Gesundheit wird religiös verklärt und daher sind ihre Risiken und Nebenwirkungen tabu. Die Gesundheitsreligion ist die neue Erlösungsreligion schlechthin.
 Es gibt also auf diesem Gebiet zahllose heilige Kühe und strenge Regeln der Political Correctness. Dennoch ist der Autor entschlossen, sich über all dies hinwegzusetzen. Die Sache erfordert Klartext und den

Mut, der Realsatire äußerstenfalls sogar mit Humor zu begegnen. Wen so etwas erschreckt, der sollte das Buch besser nicht lesen. Es geht um spannende, um existenzielle Fragen: Ist die Gesundheitsgesellschaft noch zu retten? Hat der Mensch noch Zukunft? Ist Lebenslust eine unerreichbare Utopie oder gibt es sie wirklich, die Wege zur Erfüllung?

Die hier vorgelegten Gedanken zu einem so grundsätzlichen Thema zwischen Medizin und Spiritualität gehen naturgemäß auf viele schriftliche und mündliche Anregungen anderer zurück. Ausdrücklich erwähnen möchte ich Professor Rudolf Gross, Köln, Professor Klaus Bergdolt, Köln, Professor Kurt Heinrich, Düsseldorf und Steve de Shazer, Milwaukee, denen ich für wertvolle Hinweise herzlich danke. Um der Lesbarkeit willen habe ich auf Anmerkungen verzichtet. Da Originalität oft darin besteht, dass man vergessen hat, wo man etwas gelesen hat, geht der Autor sicherheitshalber davon aus, nichts Originelles vorzulegen. Er erinnert sich aber zumindest an nichts Vergleichbares.

Inhalt

Einleitung 11

A. Lust am Leben – Macht und Geheimnis der Gesundheit

I. Auf der Suche nach dem Heil 13
  1. „Das höchste Gut ist doch – die Gesundheit!" 14
  2. „Gesund ist, wer nicht ausreichend untersucht wurde" 17
  3. „Über die Verborgenheit der Gesundheit" 19

II. Die Macht der neuen Weltreligion 21
  1. Kult 22
    a) Von der Prozessionstradition zur Chefarztvisite – die neuen Riten .. 23
    b) Warum soll meine Lunge älter werden als ich? – die neuen Blasphemien 27
    c) Schluss mit lustig – die neuen Bußübungen 31
    d) Fit for fun – arbeiten für das neue ewige Leben 36

  2. Im Vorhof des Tempels – Schönheit, Sex und Tod im Sonderangebot 40
    a) Schön sterben – die Welt als Schönheitsfarm 40
    b) Liebestöter – der Sex, der Papst und die Lust 46
    c) An zu viel Gesundheit kann man sterben – lästige Nebenwirkungen, tödliche Risiken 53

  3. Im Heiligtum – Inszenierungen 55
    a) Lachen ist nicht lustig – sondern gesund 56
    b) Das Krankenhaus – die Kathedrale des 20. Jahrhunderts 57
    c) Warum König Ludwig XIV. gar nichts sagen musste 60

III. Der Preis der Gesundheit 62
  1. Die Kostensteigerung im Gesundheitswesen als religiöses Phänomen 63

2. Die „Ethik des Heilens" als Fundamentalismus 64
3. Wer früher stirbt, lebt länger ewig 69
4. Die Abschaffung des Menschen zugunsten
   der Gesundheit – der Bilderkult 71

IV. Der Arzt als Totengott 73
1. „Ich leide unter chronischer Differenzialdiagnose" 73
2. Über ärztliche Schlafproduktion 77
3. Die Galle von Zimmer 5 ist ein Mensch –
   ganzheitlich in die Sackgasse 78
4. Überforderte Götter – die Lebenslügen
   der Gesundheitsgesellschaft und ihre Opfer 82

B. Lust zu leben –
die Rettung der Gesundheit

I. Das Christentum, die Gesundheit und die Lust 89
1. Der gute Rat des Sherlock Holmes 90
2. Eine Religion lästert Gott 92
3. Jesus und betrunkene Deutsche 95

II. Die Erfindung gesunder Ganzheitlichkeit 98
1. Abschied vom Absoluten 99
2. Geheime Lösungen 101
3. Ganzheitlichkeit als Ereignis 103
4. Emanzipation von der Tyrannei 105
5. Die Frage aller Fragen und die Antwort des Ketzers 107

C. Lust im Leben –
wie man länger Spaß am Leben hat

I. Erschütternde Bilanz 109

II. Lustvoller Perspektivwechsel – die Entdeckung
    der Wirklichkeit 113

1. Behinderung als Fähigkeit oder wie man Polizisten
   glücklich macht 116
2. Krankheit als Glücksfall oder wie jemand lernte,
   die Bombe zu lieben 124
3. Schmerz als Hilfe oder warum das Zahnweh
   gepriesen wurde 129
4. Leiden als Kraft oder warum der liebe Gott
   seine Glaubwürdigkeit einbüßte 133
5. Alter als Segen oder was das Leben von einem
   Lexikonartikel unterscheidet 138
6. Sterben und Tod als Würze des Lebens
   oder was ein pompejanisches Bordell
   mit dem heiligen Hieronymus verbindet 144

III. Am Ende der Grenzen oder wie man unvermeidlich
   glücklich wird 154

D. Lust auf Leben –
über psychotherapeutische Virtuosen und Zuhälter

I. Über Ursachen: Sie haben ein Problem? –
   Da hätt' ich noch eins für Sie! 159
   1. Eine neue Kirche 159
   2. Das Genomprojekt des 19. Jahrhunderts 161
   3. Die Zukunft einer Illusion 163

II. Über Wirkungen: Was theoretischen Wein
   von Wein unterscheidet 164
   1. Unfehlbare Utopien über Gott und die Welt 164
   2. Kommen Sie mir bloß nicht mit der Wirklichkeit! .. 167

III. Über Fernwirkungen: Warum wirklicher Striptease besser ist .. 169
   1. Psycho – Fernsehen 170
   2. Psycho – Katastrophen 171
   3. Psycho – Sterben 172

IV. Psychotherapie und Religion: Die Gurustory –
über Visionäre und Klempner 173
1. Hilfreiche Manipulation – eine künstliche Beziehung
   für Geld 174
2. Neurotisches Elend und normales Leid –
   Kunsthandwerker vor der Gretchenfrage 176
3. Psychotherapie und Seelsorge – Beethoven
   und der psychische Apparat 177

E. Lebenslust – ohne Risiken
und Nebenwirkungen an den Quellen der Lust

I. Lebenslust braucht Zeit – aber keine Freizeit 182
   1. Vertriebene Zeit 182
   2. Sinnvolle Muße 184
   3. Zweckloser Kult 186

II. Über die Sinnlichkeit der Ewigkeit 188
    1. Erlebte Ewigkeit 189
    2. Gelebte Liebe 191
    3. Lustvolle Erotik 193

III. Die Sehnsucht des Menschen nach Heil und Heilung 195
     1. Schöpferische Spiritualität 195
     2. Ganzheitliches Heil 199
     3. Ergreifende Schönheit 202

Nachwort 206

Einleitung

Es wird Zeit, dass irgendjemand aufsteht und die Lust verteidigt. Zwar hat der antike Philosoph Epikur (341–271 v. Chr.) schon gewisse Vorarbeiten geleistet, indem er meinte: „Ich weiß nicht, was ich mir als das Gute vorstellen soll, wenn ich die Lust des Geschmacks, die Lust der Liebe, die Lust des Hörens und die lustvollen Bewegungen beim Anblick einer schönen Gestalt beiseite lasse." Aber haben wir so etwas nicht heute: den Hedonismus als Lebensphilosophie, Fresstempel, die Pornoindustrie, quadrophone Dauerberieselung und Wellness-Einrichtungen mit lauter schönen knackig Braunen?

Gleichzeitig sind die Leute so wenig „lustig". Verdrossene, unzufriedene, saturierte Gesichter, wohin man blickt. Kein Lachen, keine Freude. Wo bleibt die übersprudelnde Lebenslust, die allgemeine „Aufhebung des Unbehagens", die der englische Philosoph John Locke (1632–1704) verheißt? Müssten wir nicht längst im „goldenen Zeitalter" leben, von dem Hesiod (um 700 v. Chr.) spricht? Man hat das Fressen verfeinert und den Sex optimiert. Warum sind wir nicht glücklich?

Das 21. Jahrhundert n. Chr. ist sich darin einig, dass man zur Erlangung der Lebenslust in erster Linie etwas am Körper machen muss: Weg mit den Speckwülsten an der Hüfte! Fort mit der Betrübnis aus den Hirnen! Silicon in die Brüste! Liposome in die Falten! Collagen in die Oberlippe! Ein moderner Philosoph der Lebenslust ist beispielsweise der Jogging-Papst Ulrich Strunz (1943 – möglicherweise unendlich). Er empfiehlt Laufen bis zum Umfallen. Und so laufen sich alle die Seele aus dem Leib, quälen sich mit Diäten, Bodyshaping und Bodyworkout, zwängen sich ins hautenge Bikerdress und investieren einen Großteil ihres sauer verdienten Geldes in ein aus allen Nähten platzendes Gesundheitssystem.

Das alles ist nicht lustig, sondern echte Arbeit. Ein verzweifeltes Abstrampeln, koste es, was es wolle, auch so schön, fit und gesund zu werden wie „The Body" und andere Models, die freilich – schaut man näher hin – doch nicht solche Inkarnationen der Lebenslust sein können, sonst bräuchten manche nicht pfundweise Kokain, um nicht von der nächsten Brücke springen zu müssen. Am Horizont lockt die Genetik, die jetzt das Gen identifiziert haben will, das uns altern lässt. Wenn die dazu passende Pille erst auf dem Markt ist, beginnt sie richtig, Aldous Huxleys „Schöne neue Welt" der vor Gesundheit strotzenden Strunze.

Bringen wir den Trend auf den Nenner, dann besagt er: „Die Lebenslust besteht darin, gesund, fit und schön zu sein. Alles andere wird euch dreingegeben." Wenn heute überhaupt etwas auf dem Altar steht, angebetet und mit allerhand schweißtreibenden Sühneopfern bedacht, so ist es *die Gesundheit*. Unsere Vorfahren bauten Kathedralen, wir bauen Kliniken. Unsere Vorfahren machten Kniebeugen, wir machen Rumpfbeugen. Unsere Vorfahren retteten ihre Seele, wir unsere Figur. Im Jahr 2000 nach Christi Geburt hat in Deutschland erstmals die Zahl der Fitnessstudiomitglieder (4,59 Millionen) die Zahl der Besucher des katholischen Sonntagsgottesdienstes (4,42 Millionen) übertroffen.

Keine Frage, wir haben eine neue Religion: die Gesundheitsreligion. Es fehlt nicht an Protagonisten: selbst ernannten Päpsten, ergebenen Gläubigen, Hohenpriestern des Wohlergehens, Zuchtmeistern, Asketen, Heiligen, Inquisitoren. Es fehlt nicht an Binnendifferenzierung. Die neue Kirche hat schon ihre Orden, Sekten und Häresien. Und es fehlt auch nicht an kultischen Akten: Man wallfahrtet, fastet, geißelt sich und unterzieht sich heilbringenden Salbungen. Sogar die neue Doppelmoral gibt es schon: das Sahnetörtchen nach dem Fitnessstudio.

Ich bekenne: In der Gesundheitsreligion bin ich Atheist. Ich halte die Gesundheitsreligion erstens für albern, zweitens für anstrengend, drittens für teuer, viertens für lebensgefährlich und überhaupt für eine abscheuliche Sekte. Sie erzeugt – indem sie ein falsches Paradies vorgaukelt – eine neue Form von religiöser Blindheit. Sie vermehrt die Dummheit in der Welt und macht die Menschen unglücklich. Und vor allem glaube ich, dass sie eine Großattacke auf die Lebenslust ist. Alle Bodypropheten und Gesundheitsapostel haben den Spaß im Mund, die Verheißung unendlichen Vergnügens, den endgültigen Fun. Die Berge kreißen und heraus kommen Waschbrettbäuche, braun gebrannte Zombies, muskelbepackte Nichtse und geliftete Tanten.

Ich protestiere: im Namen der Lust am vollen Leben.

Doch wäre es kaum lustig, im Protest stecken zu bleiben. Das Buch will mehr. Weitab von den Sackgassen und Verrenkungen der Gesundheitsreligion will es Wege zu den eigentlichen Kostbarkeiten des Lebens freilegen. Und es plädiert für eine alternative, wirklich ganzheitliche Spiritualität.

A. Lust am Leben – Macht und Geheimnis der Gesundheit

Gestatten Sie eine Frage: Sind Sie gerade im Moment gesund? – Gewiss, die Augen scheinen es so einigermaßen zu tun, sonst könnten Sie die Frage nicht lesen. Auch das Gehirn scheint zumindest seine Grundfunktionen zur Verfügung zu stellen, sonst hätten Sie nicht die gute Entscheidung treffen können, dieses Buch zu kaufen. Sollten Sie es geschenkt bekommen haben, steht Ihnen offensichtlich wenigstens ein Freundeskreis zu Gebote, der Voraussetzung für „soziales Wohlbefinden" ist. Das ist nach der alten Definition der Weltgesundheitsorganisation ein wesentlicher Aspekt von Gesundheit. Aber dennoch können Sie keineswegs sicher sein, ob Sie im Moment gesund sind.

Wie wichtig diese Frage für Sie persönlich ist, lieber Leser, was Sie von der Gesundheit haben und was ihre Gefahren sind, darum soll es nun gehen – und um das schwierige, aber alles entscheidende Verhältnis von Gesundheit zu Lebensglück und Lebenslust.

I. Auf der Suche nach dem Heil

Spontan kommt man vielleicht nicht auf die Beziehung von Lebenslust und Gesundheit. Menschen, die viel über Gesundheit reden, sind oft ziemlich krank. Und Menschen, die auf dem Besitz von Gesundheit beharren und vorsichtshalber rücksichtslos gegen den Verlust derselben ankämpfen, wirken in der Regel nicht sehr lustig. Zwar versichern sie zumeist ungefragt und außer Atem, ihre Bemühungen würden ihnen „wahnsinnig Spaß machen", doch die pralle Lebenslust strahlen sie dabei nicht aus. So könnte sich der irritierende Gedanke einschleichen, die Gesundheit sei ein Feind der Lebenslust. Doch gegen solche simplen Formeln gibt es ein unschlagbares Argument: Für Tote ist Lebenslust kein Thema mehr. Die Lage ist also erfreulicherweise so kompliziert, dass es geradezu unvermeidlich ist, ein Buch darüber zu schreiben, zumal die Begriffe, um die es hier geht, schwergewichtig sind.

1. „Das höchste Gut ist doch – die Gesundheit!"

Es gibt in unseren pluralistischen und religionsmüden Gesellschaften noch einen heiligen Ritus, der alle Menschen verbindet, religionsübergreifend vom Atheisten bis zum Fundamentalisten, schichtenübergreifend vom Arbeiter bis zum Bankdirektor und parteiübergreifend von links bis rechts: die Geburtstagsfeier. Und im Rahmen dieser Feierstunden der individualisierten Zivilgesellschaft wird bei Leuten über 65 Jahren unerbittlich wie das Amen in der Kirche in mindestens einer Festansprache der Satz zelebriert: „… und das höchste Gut, meine Damen und Herren, ist doch die Gesundheit." – Beifall. Sowohl der Satz wie der allgemeine Beifall sind unvermeidlich. Niemand wird sich hier ausschließen. Allenfalls bei offensichtlicher Erkrankung des Jubilars darf dieser Satz fehlen. Er wird dann aber umso intensiver von allen Anwesenden gedacht – mit mitleidigem Blick auf den armen Siechen. Je höher das Alter des Jubilars, desto mutiger werden übrigens alle kleinen Sünden wider die Gesundheit öffentlich aufgezählt. Das ist der einzige Moment, wo ein wenig Humor anklingt. Denn niemand wird es wagen, solch lustige Bemerkungen misszuverstehen und sich selbst in doch erheblich jüngeren Jahren derart genussvollen Verfehlungen hinzugeben. Neunzigjährige sind eben Ausnahmen und selbstverständlich nicht wegen, sondern trotz ihrer kleinen Maßlosigkeiten so alt geworden. Zurück zum Ernst der Feierstunde. Bei allem zur Schau getragenen Individualismus und Pluralismus in unseren Gesellschaften – hier ist die Übereinstimmung überwältigend. Über allem alltäglichen Streit und Hader thront majestätisch der Satz: Das höchste Gut ist die Gesundheit.

Doch leider ist eine solche Behauptung kompletter Unsinn. Niemals ist in der gesamten philosophischen Tradition des Abendlandes und des Morgenlandes irgendjemand auf die absurde Idee verfallen, in einem so zerbrechlichen Zustand wie der Gesundheit der Güter höchstes zu sehen. Bei Immanuel Kant ist das höchste Gut die Einheit von Heiligkeit und Glückseligkeit oder Gott. Und entgegen dem Anschein vieler importierter östlicher Heilslehren: Die religiösen Genies jedweder Religion zeichneten sich durch mancherlei, gewiss aber nicht durch Gesundheit aus. Das alles hindert aber weder einen bestallten Philosophen, der im Seminar das höchste Gut ganz woanders verortet, noch einen amtlichen Religionsvertreter, der ansonsten pflichtgemäß den lieben Gott im Munde führt, heftig Beifall zu klatschen, wenn der Herr Bürgermeister oder sonst ein wichtiger Mensch zur Geburtstagsfeier salbungsvoll den Satz der Sätze spricht: Das höchste Gut ist die Gesundheit. Eine solch offensichtliche Doppelmoral wird nur deshalb nicht offensichtlich, weil sie flächendeckend herrscht.

Politisch würde der Satz, wenn man ihn nur einen Moment ganz ernst nähme, zum sofortigen Zusammenbruch der finanziellen Grundlagen unserer Gesellschaften führen. Denn wenn die Gesundheit wirklich das höchste Gut wäre, dann müsste maximale Diagnostik und maximale Therapie für jeden einzelnen Menschen absolutes und nicht diskutierbares Recht sein. Das aber wäre schon jetzt nicht einmal annähernd finanzierbar, wie alle Kenner der Lage sehr gut wissen. So ist – offenbar infolge eines gesunden Instinkts – bisher auch noch niemand auf die finanziell katastrophale Idee verfallen, der Gesundheit als höchstem Gut Verfassungsrang zu geben. Logisch ist das eigentlich nicht, denn Verfassungen sind die klassischen Aufenthaltsorte für höchste Güter.

Nicht Lebenslust, sondern Doppelmoral und Unlogik herrschen also, wo es um die Gesundheit geht, und das legt die Vermutung nahe, dass es mit dem Gerede von der Gesundheit als dem höchsten Gut nicht so weit her sein kann. Jedoch, weit gefehlt: Was der Philosoph im Seminar, der Pastor auf der Kanzel und der Politiker im Angesicht der Verfassung verlauten lassen, wird eher nur so dahergeredet im Vergleich zu dem, was sie sagen, wenn sie über die Gesundheit sprechen. Da wird es immer existenziell ernst, das betrifft jeden selbst, mit Leib und Seele. Da geht es nicht um bloßes Wissen, sondern um Leben und Tod.

Ich habe Philosophen erlebt, die höchst überzeugend über Kants kategorischen Imperativ disputierten, aber so ganz bei sich waren sie, als sie auf erheblich geringerem Niveau anschließend sehr persönlich ihren Cholesterinspiegel zum Thema machten. Auch manchem Pfarrer ist die Angst vor dem göttlichen Strafgericht weit weniger anzumerken als die Furcht vor der Darmspiegelung nächste Woche. Staatstragende Persönlichkeiten sind imstande, nach einer höchst subtilen und würdigen Festrede in die Niederungen banalster Körperbeschwerden abzusinken. Aber in diesen Niederungen sind sie wahrhaft mit dem Herzen dabei. Nicht was man sich irgendwann einmal ausgedacht hat, sondern was sie hier und jetzt unmittelbar betrifft, das bewegt die Menschen. Und nichts ist unmittelbarer als die persönliche Befindlichkeit.

Was die Philosophie früher jenseits der sichtbaren Welt in Transzendenz und Metaphysik verortete, was die Religion als das Umgreifende und Ergreifende verehrte, was die Verfassungsstifter als das Unverfügbare beschworen, das suchen die Menschen heute wie selbstverständlich mitten in dieser Welt. Damit ist bewiesen, dass die Säkularisation, die Verweltlichung der Welt und ihre Entzauberung, inzwischen zu einem totalen Sieg gelangt ist. Und der war erst dann erreicht, als jenseits der Grenze des irdischen Lebens nichts wirklich Bedeutendes mehr ernsthaft gesucht wurde. Der restlos aufgeklärte Mensch vermutet das Heil, den Sinn, die Erlösung nicht mehr in irgendwelchen jenseitigen Hinterwelten, sondern im Diesseits. Der Philosoph Odo Marquard stellt fest, es herrsche heute „die ideologische Naherwartung der heilen Diesseitswelt, der mentale Teddybär des modern verkindlichten Erwachsenen".

Wandte man sich früher in existenzieller Not zuständigkeitshalber an einen der vierzehn Nothelfer oder irgendeinen anderen Fachheiligen, ist heute ein Facharzt zuständig. Und das Heil in solch existenzieller Notlage erwartet man nicht vom Anzünden einer Kerze nebst Gebet, sondern man nimmt Zuflucht zu einer hochmodernen Untersuchung, zum Beispiel einer Magnetresonanztomographie, die den Körper wie im Anatomielehrbuch abbildet, und dann zu einer Therapie, die möglichst „in Amerika" erfunden wurde. Wie selbstverständlich sind ernst zu nehmende existenzielle Notlagen medizinische Notlagen, so, wie körperliche Erkrankungen die einzig „richtigen Erkrankungen" sind. Damit richten sich aber auch alle Hoffnungen und Sehnsüchte der Menschheit, die sich früher in den Religionen kraftvollen Ausdruck verschafften, auf die Medizin. Nicht bloß Heilung von irgendwelchen Beschwerden, sondern das Heil schlechthin suchen die Menschen im Gesundheitswesen, das Heil hier und jetzt auf ewig.

Und so ist auch die Eschatologie, die Lehre von den letzten Dingen, restlos säkularisiert: Apokalypse now. Die letzten Dinge spielen sich, wenn überhaupt, mitten im Leben ab: Für das ewige Leben quantitativ ist die Medizin zuständig, für die ewige Glückseligkeit qualitativ die Psychotherapie. Das Paradies auf Krankenschein. Bei Nichterfüllung: Klage – versteht sich.

Wer sich in der katholischen Kirche immer noch damit beruhigt, dass der Priester fressende Zölibat die Schuld am Priestermangel trage, der übersieht, dass Therapeutenschwemme und Priestermangel in einem unmittelbaren Zusammenhang stehen. Immer war es von hoher Attraktivität, einen Beruf zu bekleiden, dem es um das Heil der Menschen ging. Doch sogar mancher Pfarrer traut heute den Methoden seines Hausarztes mehr Wirkung zu als den eigenen Lossprechungsworten bei der Beichte. So ist es nicht weiter verwunderlich, dass junge Menschen jenen atavistisch-geheimnisvollen Glanz des wirksamen Heilbringers, der früher die Attraktivität des Priesterberufs ausmachte, heute im Arzt- und Therapeutenberuf erblicken. Die ehelose Lebensform scheint sich übrigens bei beiden Berufen aufzudrängen. „Eine Arztfrau ist eine Witwe, deren Mann noch nicht gestorben ist", hörte ich bei der Verabschiedung eines seinem Beruf ganz ergebenen Chefarztkollegen.

Es kann also kein Zweifel bestehen, die Gesundheit hat eine atemberaubende Karriere hinter sich. Weit und breit zeigt sich allgemein gesellschaftlich nichts, das sich mit ihr messen könnte, und so kann man trotz aller theoretischer Bedenken nicht umhin zuzugeben: In der Lebenswirklichkeit unserer Tage ist das höchste Gut wirklich die Gesundheit. Damit ist allerdings nicht die wichtige Frage beantwortet, ob Gesundheit eigentlich Spaß macht, ob sie die Lebenslust fördert, ob sie gar die Lebenslust ist oder ob sie die Lebenslust womöglich behindert.

2. „Gesund ist, wer nicht ausreichend untersucht wurde"

An dieser Stelle ist etwas Überraschendes zu vermelden. Zwar wird kaum ein Wort häufiger verwendet, heftiger beschworen und höher bewertet als die Gesundheit, doch weiß kein Mensch, was das eigentlich ist. Es scheint ein Geheimnis zu geben um die Gesundheit. Krankheiten, die hat man immer wieder abgegrenzt und bis in die letzten Einzelheiten klassifiziert, aber Gesundheit? Wie will man diesen scheinbar so selbstverständlichen Begriff definieren?

Ist Gesundheit vielleicht einfach normal? Ist gesund der statistische Durchschnitt? Aber was ist bezüglich der Gesundheit der Durchschnitt? Schon zu Beginn des 20. Jahrhunderts war ein berühmter Psychiater an der Frage gescheitert, was denn normale Intelligenz sei. Er rettete sich in die Statistik und erklärte angesichts weniger Genies und vieler Minderbegabter: „Normal ist leichter Schwachsinn." Wenn man die Abendnachrichten kritisch registriert, scheint der ganz normale Wahnsinn des Weltgeschehens diesen Befund zwar nur zu oft zu bestätigen, dennoch konnte sich diese statistische Definition der Intelligenz verständlicherweise nicht durchsetzen. Statistisch werden wir auch der Gesundheit nicht beikommen.

Eine andere Überlegung wurde von einem der großen Internisten in unserem Lande, Professor Rudolf Gross, in die Diskussion eingeführt. Die Praxis zeige, dass die Zahl der krankhaften Werte mit der Zahl der Untersuchungen zusammenhänge. Macht man bei jedem Menschen 5 Untersuchungen, sind vielleicht noch mehr als 95 % gesund. Bei 20 Untersuchungen sind es nur noch 36 % und bei 100 Untersuchungen ist mutmaßlich jeder Mensch krank. Da jeder krankhafte Wert weitere Kontrolluntersuchungen nach sich zieht, gibt es ab einem bestimmten Punkt kein Halten mehr. Daraus folgt: Gesund ist, wer nicht ausreichend untersucht wurde.

Wenden wir uns also auf der Suche nach Rat an das zuständige Amt, so gibt es zweifellos kein Amt, das für Gesundheit zuständiger ist als – die Weltgesundheitsorganisation WHO. Man sollte meinen, wenigstens diese mit höchster, letzter und universaler Autorität ausgestattete Behörde wisse genau, worum sie sich zu kümmern hat. Nun gibt es da aber eine Schwierigkeit. Irgendwie ist auch eine Behörde nur ein Mensch, und Menschen sind verletzbar. Die Weltgesundheitsorganisation leidet unter dem Geburtstrauma, dass alle anderen wichtigen Weltorganisationen für die gesamte Weltbevölkerung, sie selbst aber nur für einen Teil derselben zuständig ist, nämlich für die Kranken. Das hat diese Behörde nicht rasten und nicht ruhen lassen in dem Bemühen, diese Kränkung zu überwinden. Und sie hatte Erfolg. In einem glänzenden semantischen Coup ist es ihr gelungen, Gesundheit als „Zustand völligen körperlichen, seelischen und sozialen Wohlbefindens" zu definieren. Das war die Lösung! Da man allgemein davon ausgeht, dass soziales Wohlbefinden nur gegeben ist, wenn man etwa eine Million Dollar auf dem Konto hat, Millionäre aber bekanntlich voller Ungeduld stecken und sich somit seelisch nicht wohl befinden können, ist – von den körperlichen Beschwerden abgesehen, die bei allen Menschen letztlich sogar tödlich verlaufen – niemand mit Sicherheit als gesund zu bezeichnen. Mit diesem brillanten Schachzug ist es der Weltgesundheitsorganisation dann doch noch gelungen, für die gesamte Weltbevölkerung zuständig zu sein. Den Schaden davon behalten wir zurück, denn wir verfügen nun immer noch nicht über eine brauchbare Gesundheitsdefinition. Versuchen wir es also schließlich und endlich bei der Basis. Mit anderen Worten: Was sagt der gute alte Hausarzt auf die Frage, was denn eigentlich „gesund" sei? Wer, wenn nicht er, muss es wissen? Gesund, so antwortete mir ein älterer, erfahrener Kollege, sei ein Mensch, der mit seinen Krankheiten einigermaßen glücklich leben könne. Das ist es!

Diese Definition wirkt zwar etwas glanzlos, aber sie ist seriös und die einzige Möglichkeit, unrealistische oder utopische Gesundheitsdefinitionen zu vermeiden und wenigstens eine Ahnung von wirklicher Gesundheit zu vermitteln. Damit taucht auch das Lebensglück und die Lust am Leben geradezu als Kriterium der Gesundheit auf. Auf diesem aussichtsreichen Weg werden wir am ehesten der Lebenslust auf die Spur kommen. Zweifellos wäre das auch der Weg des Hippokrates gewesen, des griechischen Urvaters der Medizin. Nicht die Krankheit, sondern der kranke Mensch stand für ihn im Vordergrund. Der Hausarzt hätte sich bei seiner Definition übrigens getrost auch auf einen Geistestitanen der Neuzeit berufen können. Friedrich Nietzsche definierte: „Gesundheit ist dasjenige Maß an Krankheit, das es mir noch erlaubt, meinen wesentlichen Beschäftigungen nachzugehen."

3. „Über die Verborgenheit der Gesundheit"

Zugegeben, das ist zunächst ein ziemlich mageres Ergebnis unserer Bemühung um begriffliche Klarheit bezüglich der Gesundheit. Es ist eigentlich mehr ein Rezept, wie man mit dem Zustand bleibender theoretischer Unklarheit praktisch klarkommen kann. Doch die Weisheit des Hausarztes hat gegen den allgemein überkochenden Gesundheitstrubel keine Chance. Während man seinen wesentlichen Beschäftigungen nachgeht, werden einem ungefragt öffentlich und privat so viele Diagnosen über Krankheiten angeboten, die man vielleicht haben könnte, wenn man sich nur richtig untersuchen lassen würde, dass jeder Widerstand zwecklos ist. Nur so sicherheitshalber lässt man mal eine Untersuchung machen, das kann ja nicht schaden. Weit gefehlt! Wenn man sich allzu intensiv mit bestimmten Diagnosen befasst, kann man die Krankheit bekommen, für die die Diagnose da ist. Man nennt das den Effekt einer sich selbst erfüllenden Prophezeiung. Sinn der Diagnose ist schon nach Aristoteles ausschließlich die Therapie von leidenden Menschen. Nichts gegen vernünftige Prophylaxe und Früherkennung. Aber wer Menschen, die an nichts leiden, leichtfertig Diagnosen aufschwätzt, treibt Missbrauch und schafft Unglück. Es handelt sich dabei um eine Modifikation der „Methode Laurel und Hardy": Laurel geht die Straße entlang und wirft Scheiben ein, während Hardy unmittelbar anschließend dienstbereit als Glaser vorbeischaut. Diagnostikangebote für Gesunde erfreuen sich inzwischen höchster Beliebtheit. Der Markt brummt. Schon ist davon die Rede, die häufigste Krankheit sei die Diagnose. Und Aldous Huxley schrieb vor Jahrzehnten den prophetischen Satz: „Die Medizin ist so weit fortgeschritten, dass niemand mehr gesund ist."

Das lenkt uns zur Eingangsfrage zurück: Sind Sie wirklich sicher, dass Sie jetzt im Moment gesund sind? Gewiss, Sie waren letzte Woche bei Ihrem Arzt. Aber hat er eigentlich eine Darmspiegelung veranlasst? Sie wissen, dass man die frühesten Formen von Darmkrebs nur so aufspüren kann. Wurde ihre gesamte Hautoberfläche sorgfältig kontrolliert? Sie wissen, eine der gefährlichsten Krebssorten beginnt mit zunächst langsam wachsenden, kleinen braunen Hautpünktchen. Sie wollen keine weiteren hilfreichen Hinweise? So geben Sie also zu, dass Sie nicht genau wissen, ob Sie gerade im Moment gesund sind? Dann will ich Sie auch nicht weiter quälen. Aber Sie müssen wenigstens eines eingestehen: Es fördert die Lebenslust nicht gerade unermesslich, sich allzu intensiv mit der Gesundheit zu befassen.

Fassen wir also zusammen: Gesundheit gilt zwar allgemein als höchstes Gut in unseren Gesellschaften. Doch niemand weiß genau, was das ist. Gesundheit ist nicht normal, ist durch Untersuchungen nicht nachweisbar, ein Definitionsversuch durch die Weltgesundheitsorganisation ist gescheitert, Gesundheit ist nicht feststellbar wie eine Krankheit und daher auch nicht herstellbar, denn herstellbar ist nachweislich nur etwas, was hinterher zumindest feststellbar ist. Man gewinnt fast den Eindruck: Gerade dann, wenn man der Gesundheit zu nahe tritt, entweicht sie ins Unwägbare.

„Über die Verborgenheit der Gesundheit" nennt daher auch Hans Georg Gadamer ein kleines Bändchen, in dem er seine Einsichten zum Thema kürzlich zusammengefasst hat. Hans Georg Gadamer weiß, wovon er redet, denn er ist Deutschlands bekanntester Philosoph und inzwischen immerhin über hundert Jahre alt. Im Gegensatz zum allgemeinen Volksglauben, alte Leute seien besonders krank, wissen Hausärzte sehr genau, dass sehr alte Leute zumeist ungewöhnlich gesund sind. Denn nur, wenn man sehr gesund ist, wird man so alt. Hans Georg Gadamer bezieht sich vor allem auf Einsichten der Griechen und die hielten die Gesundheit für ein Geheimnis, für eine geradezu göttliche Kraft, die in jedem Menschen von sich heraus wirkt. Sie ist störbar, die Gesundheit, durch Krankheiten, die man mit Hilfe der Medizin bekämpfen kann, aber das, was dann wieder die Herrschaft übernimmt, wenn die Krankheit besiegt ist, die Gesundheit, die können wir weder herstellen und machen noch eigentlich feststellen und wissen. Sie ist verborgen, wie alles Wichtige im Leben. Wir können ihr Raum geben, sie beobachten, ehren und den Göttern für sie danken. Macht über die Gesundheit aber hat niemand, auch nicht die Medizin.

II. Die Macht der neuen Weltreligion

So weit die alten Griechen, so weit der alte Hans Georg Gadamer, Jahrgang 1900, aber so weit keineswegs der junge, aufstrebende Forscher der Universität von Kalifornien, Jahrgang 1968. Die „Verborgenheit der Gesundheit" ist bei ihm keine Aufforderung zu einer Bescheidenheit, die sich bei aller Forschungsbegeisterung der Grenzen medizinischer Bemühungen nüchtern bewusst bleibt. Vielmehr ist dieser junge Mediziner Teil eines weltweit herrschenden Gesundheitsgetriebes, das inzwischen gigantische Formen annimmt und von dem Gedanken lebt, dass Gesundheit herstellbar ist. Nichts wird ihn aufhalten, sich dieser Aufgabe hinzugeben.

Nun hat man schon vieles für herstellbar gehalten, was sich dann doch als vergeblich erwies. Am bekanntesten ist da die Bemühung der Alchimie um die Herstellung von Gold aus weniger wertvollen Materialien. Namhafte Persönlichkeiten waren dieser fixen Idee verfallen.

Doch über eine sektenhafte Größe kam der „Gläubigenkreis" nicht hinaus. An die Herstellbarkeit der Gesundheit aber glauben heute fast alle. Und wer darüber lamentiert, dass die Religion in unseren Gesellschaften verdunste, hat übersehen, dass sie sich inzwischen im Gesundheitswesen neu kristallisiert hat. Wir leben im Zeitalter eines weltumspannenden Gesundheitskults.

1. Kult

Diese neue Weltreligion ist insofern tolerant, als sie sich mit allen anderen Religionen arrangiert hat. Im Stil des Judo weicht sie jedem Angriff geschickt aus und nutzt einfach hemmungslos die Traditionen und Üblichkeiten der überkommenen Religionen zur eigenen Vervollkommnung. Dadurch sickern die gesundheitsfrommen Inhalte sogar mit Hilfe der Formen der Altreligionen unmerklich, aber höchst wirksam ins allgemeine Bewusstsein ein. Heilfasten ist inzwischen in der kirchlichen Fastenzeit der Renner. Sogar bestallte Religionsvertreter sind sich keineswegs zu schade, die Fastenzeit nicht als Zeit gelebten Verzichts, sondern bloß noch als Chance für die Gesundheit anzupreisen. Man tarnt dieses Opfern vor fremden Götterbildern mit „Zugehen auf die Menschen von heute" und verweist mit selbstzufriedenem Stolz auf die hohen Besucherzahlen. Die Quote stimmt. Dabei ist niemand auf irgendjemanden zugegangen. Man hat nur einfach das Programm gewechselt und redet nicht mehr über den lieben Gott, sondern über die Gesundheit, wogegen der liebe Gott, lieb, wie der ist, doch bestimmt nichts einzuwenden hat. Man schreckt in diesem Zusammenhang inzwischen vor gar nichts mehr zurück. Originalbericht aus dem Lokalteil einer Zeitung: „Wer bei Kaffee und Kuchen gerne gemütlich beisammensitzt und plaudert, ist beim Seniorennachmittag des Diakonievereins Gmund genau richtig. Dort wird die Heilpraktikerin ... über das Thema ‚Eine Reise durch unser Verdauungssystem' referieren. Ihren Vortrag unterlegt die Referentin mit farbigen Bildern." Das kirchliche Bildungswerk bringt eine Woche später mit größter Selbstverständlichkeit den Vortrag eines Heilpraktikers unters Volk mit dem heidnischen Titel „Unsere Ernährung – unser Schicksal". Da lobt man sich den alten vereinnahmungsresistenten, aber ehrlichen Vulgärmarxismus: „Der Mensch ist, was er isst." Als kürzlich Untersuchungen feststellten, dass Menschen, die beten und fromm sind, gesünder sind und länger leben, kam es zum Offenbarungseid der real existierenden, offiziellen Religionen. Mit Begeisterung wurden diese Berichte dort aufgenommen. Kirchliche Zeitungen – deren Anzeigenteil ohnehin den nachweislich höchsten Prozentsatz an Knoblauchpillenwerbung enthält – druckten die Meldung ab mit dem Unterton, das sei doch endlich mal eine frohe Botschaft. So sehen sie aus, die stillen Triumphe des Gesundheitskults. Man stelle sich vor: Beten und fromm sein, nicht um möglichst sicher in den Himmel zu kommen, sondern um möglichst spät und möglichst gesund in den Himmel zu kommen. Das ist das erbärmliche Ergebnis, wenn der Gesundheitsvampir seinem Opfer, der Altreligion, den letzten Tropfen eigenen Lebenssafts aus dem erschlafften Körper gesaugt hat. Vollständiger kann ein Sieg nicht sein.

a) Von der Prozessionstradition zur Chefarztvisite – die neuen Riten
Wie die Römer nach der Eroberung Jerusalems die heiligen Geräte der Juden, etwa den siebenarmigen Leuchter und den Schaubrottisch, im Triumph vereinnahmten, so sind alle religiösen Formen und Riten inzwischen im Bereich des Gesundheitskults heimisch. Wir erleben den bruchlosen Übergang von der katholischen Prozessionstradition in die Chefarztvisite. Haben Sie eine solche Veranstaltung einmal erlebt? Sicher, denn zwar hat nicht jeder schon eine Fronleichnamsprozession gesehen, aber jeder war schon mal im Krankenhaus. Die Chefarztvisite findet einmal die Woche statt. Sie ist in der Regel völlig zwecklos, aber höchst sinnvoll, erfüllt also alle Voraussetzungen für eine Kultveranstaltung. Zwecklos ist sie insofern, als der Chefarzt die nötigen Informationen viel schneller ohne den ganzen Zauber der Chefvisite erhalten und eventuelle therapeutische Anregungen in erheblich nüchternerer Form anbringen könnte. Aber da sei Gott vor. Der Ritus muss sein und die Form stilisiert sich am sichersten zur höchsten Form, wenn sie allen Inhalt verloren hat. Die Patienten erwarten eine solche Visite, die Angehörigen erwarten sie – „War der Chefarzt schon da?" –, die Station erwartet sie. Also muss sie stattfinden.
   Vor dem Kommen des Herrn, also des Chefarztes, befindet sich die Station in der Adventszeit. Ich habe das in meiner Ausbildung selbst erlebt. Der gefürchtete Chefarzt von altem Schrot und Korn trieb am üb-

lichen Tag den Adrenalinspiegel aller Beteiligten in erhebliche Höhen. Die jüngste Schwesternschülerin wurde zeitig zum Parkplatz entsandt, um das Eintreffen „des Chefs" so schnell wie möglich zu vermelden. Wie ein Eilfeuer ging dann die Nachricht durch die Abteilung: „Der Chef ist da." Der mir zugeordnete Assistenzarzt wurde regelmäßig kalkweiß, denn dieser Chef griff noch weit hinter die katholische Tradition zurück, bei ihm gab es Menschenopfer und sein Lieblingsopfer war jener Assistent. Es wäre schon eine eigene religionspsychologische Untersuchung wert, was so ein erwarteter, ersehnter, gefürchteter Heilsbringer, der noch völlig abwesend ist, allein dadurch bewirkt, dass man mit seiner baldigen Ankunft rechnet.

Und dann trat er auf. Man kam ihm nicht mit Palmzweigen entgegen, dazu hätte die Schwesternschülerin auch wirklich keine Nerven gehabt, man breitete nicht die Mäntel vor ihm aus, man zog vielmehr die Kittel an und dann formierte sich der Prozessionszug: Voran die Stationsschwester als Prozessionsleitung mit dem Kurvenwagen. Dann Schwesternschülerinnen als Ministrantinnen, Schwestern, Medizinstudenten, Studenten im Praktischen Jahr, Assistenzärzte, der Oberarzt und schließlich und endlich er: der Chef. Er wirkte ohnehin immer würdevoll, aber besonders würdevoll machte er sich aus mit dieser Begleitung. Die uralte römische Tradition weiß sehr gut, wie wichtig Assistenzfiguren sind. Bei öffentlichen Auftritten des Papstes sitzen in gebührendem Abstand immer wenigstens zwei Würdenträger links und rechts von ihm. Sie haben zwar nichts zu tun, außer dort zu sitzen, aber ihre Anwesenheit steigert wirksam die Bedeutung des Ereignisses. So auch bei der Chefarztvisite. Angelangt im ersten Patientenzimmer griff die Stationsschwester zum Lektionar mit den „heiligen Texten", das heißt zur Kurve des Patienten. Der Chefarzt ließ einen eher gelangweilten, aber sehr souverän wirkenden Blick darüber gleiten und hörte sich dann gereizt die Ausführungen des Assistenzarztes zu dem „Fall" an. Einige stechende Fragen des Chefs brachten den Assistenzarzt wie üblich ins Schleudern. Insgesamt das gleiche Ritual wie letzte Woche: die gleichen Fragen, die gleichen Antworten, nichts eigentlich Überraschendes. Der Patient, der – nachdem die Stationsschwester dem Chef ebenfalls wie letzte Woche den Namen zugezischt hatte – höchstens am Anfang kurz begrüßt wurde, dann aber als Gesprächspartner ausfiel, beobachtete die ganze Szene mit äußerster Aufmerksamkeit. Ein unvermitteltes Lächeln des Chefs: eine Offenbarung; ein Runzeln der Stirn: na Gott sei Dank, er hat nur eine Verschmutzung in der Kurve kritisiert. Bisweilen griff der Chefarzt auch auf die alte religiöse Orakeltradition zurück und redete unverständlich. Das war zwar für die Patienten sehr beruhigend, denn es strahlte Kompetenz aus, führte aber anschließend zu den unvermeidlichen Anrufen bei den Angehörigen zu Hause, die doch unbedingt mal in dem Gesundheitsbuch nachsehen sollten, was denn eigentlich „idiopathisch" heiße. (Das heißt übrigens: Wir haben keine Ahnung, woran das alles liegt.) Dann noch ein kurzer Handschlag des Chefarztes. Die körperliche Berührung, ein sakraler Vorgang, der es in sich hat. „Le roi te touche, Dieu te guerisse" (Der König berührt dich, so möge Gott dich heilen), verkündete der neue König beim französischen Krönungszeremoniell, wo dem gerade Gesalbten stets einige Kranke zugeführt wurden, die er anfasste. Am Schluss der Chefvisite wurde dann noch der Assistenzarzt, der sich vor Aufregung wieder sprachlich verhaspelt hatte, zum Opfer gebracht: „Sie wissen wieder mal gar nichts. Versuchen Sie doch einfach einmal, einen ganz normalen Satz auszusprechen: Subjekt, Prädikat, Objekt." Und mit diesen Worten schwebte der Chefarzt von der Station, die Prozession löste sich in ihre Einzelteile auf, die Schwestern zündeten sich eine Zigarette an, der Assistenzarzt verschwand in seinem Zimmer und leckte seine Wunden. Nur der Oberarzt zog sich eigenartigerweise mit der Stationsschwester und dem Kurvenwagen in sein Zimmer zurück. Als ich später einmal vorsichtig danach fragte, was da eigentlich vor sich gehe, teilte mir die Stationsschwester unter dem Siegel der Verschwiegenheit mit, dass sie da die eigentliche Visite mit dem Oberarzt mache. Die Anordnungen, die der Chef treffe, würden sie schon seit einiger Zeit nicht mehr ausführen. Der Chef merke das gar nicht, der Oberarzt sei fachlich kompetenter und den Patienten würde so besser geholfen. Aber der Ritus muss dennoch sein, er wird erwartet, vor allem von den Patienten. Deshalb merke erneut: Die Form stilisiert sich am sichersten zur höchsten Form, wenn sie allen Inhalt verloren hat.

Ich bin übrigens sicher, dass es solche Chefärzte nicht mehr gibt. Alle Chefärzte, die ich kenne, sind ausgesprochen nett. Aber dem Ritusbedürfnis sind sie nach wie vor ausgesetzt. Es handelt sich bei der religiösen Aufladung des Gesundheitsbereichs nämlich nicht um eine raffinierte Erfindung der Ärzteschaft oder anderer möglicherweise Interessierter. Die Gesundheitsreligion ist ein machtvolles allgemein gesellschaftliches Phänomen und Ärzte sind dabei mindestens ebenso sehr Opfer wie Täter. Es soll nicht bestritten werden, dass es manch einen Kollegen geben mag, dem es Freude bereitet, ein wenig Halbgott zu spielen. Aber Halbgott zu sein ohne ein anbetungsfreudiges Publikum macht nun wirklich keinen Spaß. Doch keine Sorge, ein solches glaubensbereites Publikum liegt massenhaft vor. Ungestüm fordern die Menschen Ärzte als Halbgötter.

Auf diese Weise werden alle Üblichkeiten der Religionen imitiert. Es gibt Häresien, Irrlehren, denen man mit inbrünstiger Gläubigkeit folgt und für die man den letzten Groschen opfert. Es gibt begnadete charismatische Heiler, die kleine, verschworene Anhängerschaften um sich versammeln. Es gibt eine heilige Inquisition, die Ärztekammer, die den rechten Glauben – ungefähr identisch mit der Schulmedizin – verteidigt und Irrtümer verurteilt. Und es gibt Wallfahrtsorte – der berühmte Professor –, die trotz weiter Entfernung aufgesucht werden. Das Ausmaß der Hoffnungen, die man auf den ärztlichen Heilbringer richtet, ist direkt proportional zur in Kauf genommenen Entfernung. „Wissen Sie, das kann man doch nicht hier in München behandeln lassen, da kommen wirklich nur die bekannten Spezialisten in Hannover in Frage. Wenn, dann will man doch ganz sichergehen." – Patienten aus Hannover gehen dann möglicherweise nach München. Solche Wallfahrten sind übrigens höchst entbehrungsreiche Veranstaltungen. Mehrere Voruntersuchungen hunderte von Kilometern entfernt erfordern immer wieder strapazenreiche Reisen. Am Ziel angelangt muss man dann lange in einem öden, weiß gekalkten Wartezimmer warten, weil viele andere Wallfahrer zugegen sind. Zu essen gibt es nichts, zu trinken auch nicht. Irgendwelche unterhaltsamen Ablenkungen? Fehlanzeige! Welch himmelweiter Unterschied zu einer katholischen Wallfahrt in ein bayerisches Benediktinerkloster. Gewiss, der Weg ist beschwerlich, führt aber durch eine herrliche Landschaft. In Gottes schöner Natur wird gesungen und gebetet. Am Ziel, einer prachtvoll ausgemalten barocken Wallfahrtskirche, wird eine feierliche heilige Messe gefeiert, ein ganzheitliches sinnliches Erlebnis für Auge, Ohr und Nase (Weihrauch!). Was sich dann anschließt, hat Wilhelm Busch in seiner Schilderung einer katholischen Wallfahrt angedeutet: „Hoch von gnadenreicher Stelle winkt die Schenke und Kapelle." Bei Busch in dieser

Reihenfolge! Im Klostergasthof also folgt der schöpfungstheologische Höhepunkt des Ganzen: köstliches Essen, Schweinshaxn oder Besseres, reichlich flüssige Nahrung, das weit bekannte Bier aus der Klosterbrauerei, und Blasmusik nach Herzenslust. Bei jenem ärztlichen Wallfahrtsheiligtum dagegen kommt man nüchtern und geht man nüchtern und blutleer. Das Ergebnis ist im Übrigen oft auch nicht besser, als wenn man in der Nähe Hilfe gesucht hätte. Die Enttäuschung allerdings, wenn der so sehr erhoffte Erfolg nicht eingetreten ist, ist riesengroß. Die meisten Kollegen wissen daher sehr wohl, dass das freundliche Halbgottangebot der Patienten vergiftet ist. Die glühenden religiösen Heilswünsche, die damit verbunden sind, vermag kein Arzt wirklich zu erfüllen. Denn zum Glück, zum Heil, zum Sinn des Lebens ist er von Hause aus völlig inkompetent. So liegt in der Arztrolle heute eine merkwürdige Ambivalenz: der narzisstische Reiz, einige Stunden am Tag Halbgott zu sein einerseits, und die Gefahr, wie Prometheus, der Götterliebling, jederzeit gestürzt werden zu können, da man heimlich weiß, dass das erhoffte Gold, das Heil, in der ärztlichen Alchimistenküche nicht zu haben ist. Wie die Hoffnungen in die Medizin grenzenlos sind, so ist die Erbitterung bei Enttäuschung gnadenlos: Bei Nichterfüllung – Klage.

b) Warum soll meine Lunge älter werden als ich? – die neuen Blasphemien
So hätten seriöse Kollegen nichts lieber als wirkliche Nüchternheit im Umgang mit der Medizin. Das ist der sicherste Boden einer ernsthaften Wissenschaft, die stets bloß zu falsifizierbaren vorläufigen Ergebnissen führt und Schwärmereien und wissenschaftsfremde Einflüsse von sich fern hält. Aber solche Idyllen sind heute völlig lebensfremd, wo schon eine ganz unfertige Idee, die in anderen Wissenschaftsbereichen erst einmal im Proseminar zur Diskussion gestellt würde, mit Hilfe eines Waldes von Mikrofonen aus dem jungen medizinischen Nachwuchswissenschaftler herausgesogen wird. Die Atmosphäre ist religiös aufgeladen wie zur Zeit des Pharao Echnaton in Ägypten, zur Zeit Jesu in Palästina, zur Zeit der trinitarischen Streitigkeiten im 4. Jahrhundert im Römischen Reich oder zur Zeit der Wiedertäufer in Münster. Gesundheitsfragen liegen in der Luft, nicht als theoretische Überlegungen, sondern als aufwühlende Fragen nach dem Glück eines ganzen Lebens. Schon der geringste Anlass kann die Masse zum Brodeln bringen.

Wer nur irgendwelche möglichst absurden Therapien mit hinreichender Heilsgewissheit vorträgt, hat die uneingeschränkte Aufmerksamkeit der Öffentlichkeit auf seiner Seite, beliebig viel Sendezeit in Talkshows und endlose Besucherströme auf seiner Homepage. Am sichersten ist der Erfolg, wenn ergänzend angemerkt wird, man habe es hier mit einer alten chinesischen Behandlungsform zu tun, die über Tibet nach Indien gelangt sei und nur mündlich tradiert werden durfte, bis nun nach erheblichen Gewissensnöten der Autor sich wegen des Fortschritts der Menschheit, wegen der Gesundheit und anderer schwer wiegender Gründe entschlossen habe – ganz gegen seine Art –, an die Öffentlichkeit zu gehen. Dass die Schulmedizin diese selbstverständlich ganzheitliche Methode noch nicht untersucht habe, liege daran, dass man dort die Überlegenheit dieses über Jahrtausende bewährten Behandlungsverfahrens fürchte und einen zu engen geistigen Horizont habe. Das ist das Paradebeispiel einer Methode der extensiven Gesundheitspflege. Der extensiven Gesundheitspflege wird die ganze Welt und die gesamte Menschheitsgeschichte zu einem einzigen Gesundheitszentrum. Man geht davon aus, dass alles, was es gegeben hat und gibt, mit der Gesundheit irgendwie zu tun haben kann und daher nachweislich auch mit der Gesundheit zu tun hat. Aus beliebigen Phänomenen, Steinen, Kräutern, Wasser, Metallen, können Heilslehren aufgebaut werden, aber auch umgekehrt werden vor allem altehrwürdige östliche Religionen hemmungslos in ihre Einzelteile abgebaut. Die toten Reste fernöstlicher Weisheit werden dann so untrennbar mit westlichem Unsinn verschweißt, dass solcher Buddhismus aus der Dose nur noch erbärmlich ist. Dennoch werden derlei Konserven erfolgreich in Massen für Massen produziert. Bis in die kleinsten Dörfer hinein gibt es inzwischen Expertinnen und Experten der extensiven Gesundheitspflege, die – humorlos – mit frappierender Selbstgewissheit auftreten und kleine Glaubensgemeinschaften um sich versammeln. Solche Lehren vermitteln ein gnostisches Gefühl überlegenen Wissens: high ohne Drogen! Für die extensive Gesundheitspflege gilt das Motto: je exotischer, desto besser, je absurder, desto wirksamer, je ganzheitlicher, desto hilfreicher.

Die intensive Form der Gesundheitspflege arbeitet demgegenüber nach dem Prinzip: je amerikanischer, desto besser, je professioneller, desto wirksamer, je detaillierter, desto hilfreicher. Musterbeispiel: Junger aufstrebender Wissenschaftler, humorlos, in Amerika Teilnahme an Forschungen bei jemandem, der zur Arbeitsgruppe eines Nobelpreisträgers gehört hatte, berichtet über äußerst interessante Ergebnisse, die gemeinsam mit einer ausländischen Arbeitsgruppe weiterverfolgt würden, DFG-gefördert, Sonderforschungsprogramm etc. – Exkurs: Klage über die schlechten deutschen Forschungsbedingungen: absurde ethische Einschränkungen wegen Drittem Reich und so, zu wenig Mittel, „Amerika, du hast es besser" etc. – Es handle sich um ein winziges Phänomen, nur mit großem apparativem Aufwand darstellbar, allgemein kaum verständlich zu machen etc. Auf heftiges und interessiertes Nachfragen: Gewiss, man könne mit Hilfe dieser neuen Entdeckungen vielleicht dermaleinst schwerste Krankheiten heilen, möglicherweise sogar Krebs, es sei ein Durchbruch. Am nächsten Tag: Schlagzeilen darüber landesweit, vom Boulevardblatt bis zur Intellektuellenpostille.

Das neueste Modell ist die ökumenische Variante. Eine Vereinigung der extensiven mit der intensiven Form der Gesundheitspflege. Das ist der ultimative gesundheitskultige Overkill. Junger Forscher, sehr humorlos, in Amerika ausgebildet, langer Studienaufenthalt in China und Indien. Modernste Medizin unter ganzheitlicher Perspektive, ökologisch eingebunden und mit erheblichem Einsparungspotential. Das ist nicht mehr zu übertreffen!

Alle drei Varianten haben übrigens eines gemeinsam: Strikte Humorlosigkeit. Humor ist nämlich die Fähigkeit, sich selbst und das, worüber man redet, probeweise in Frage zu stellen. Das lässt aber das hohe Maß an Selbstgewissheit bei den Heilbringern nicht zu. Allerdings beruht auch auf der Selbstgewissheit die wesentliche Wirkung des ganzen Zaubers. Mephisto im „Faust" über den Geist der Medizin: „Ihr seid doch noch recht wohlgebaut, an Kühnheit wird's euch auch nicht fehlen, und wenn ihr euch nur selbst vertraut, vertrauen euch die andern Seelen." Der renommierte Heilexperte kann in jeder beliebigen Sendung den Gegner mit geeigneten Floskeln außer Gefecht setzen: „So kann man über diese ernsten Dinge nicht reden ...", „Wir haben es hier mit dem Leid von Menschen zu tun und denen will ich helfen ..." oder „Wenn Sie jemals mit einem Menschen gesprochen hätten, der davon betroffen ist, würden Sie nicht so leichtfertig behaupten ..." Virtuosen des Metiers sagen gar nichts, schauen nur angewidert. Dass so etwas schon ausreicht, kann nur funktionieren, wenn es ein nicht weiter erklärungsbedürftiges allgemein gesellschaftliches Einverständnis darüber gibt, dass man bestimmte Dinge nicht macht oder nicht sagt.

Und jetzt wird auch deutlich, dass die Gesundheitsreligion sich inzwischen einer uralten Schutzvorrichtung der Religionen bemächtigt hat, des Blasphemie-Tabus. Auch hier besteht der stille Sieg des Gesundheitskults darin, dass er nicht nur religiöse Eigenschaften kopiert, sondern dass er beim Räumungsverkauf der alteingeführten Religionen die Originale sogar komplett übernimmt: So wird nämlich in unseren Gesellschaften abfälliges Gewitzel über Jesus Christus nicht mehr unter Tabu gestellt. So genannte Satiresendungen wetteifern mit plattesten Christentumszoten um die Quote. Mit wirklicher Satire, die früher einmal das Christentum als Machtinstanz von links aus attackierte, hat das freilich nichts mehr zu tun. Das Christentum als Machtinstanz hat abgewirtschaftet. Und so kommt heute die Christentumshäme in unseren Gesellschaften in der Regel von rechts. Das Christentum und seine Riten und Gebräuche sind fremd geworden – wie es früher zum Beispiel das Judentum war. Und so zeigt sich im scheppernden Christentumsspott heute nicht mehr mutiger Stolz vor Königsthronen, sondern eine erlaubte Form spießiger und faschistoider, dumpfer Fremdenfeindlichkeit, alles getarnt als Satire. Proteste verhallen ungehört: Aber, aber, so heißt es dann, eine tolerante Gesellschaft muss doch ein bisschen Spaß vertragen!

Nicht so jedoch bei der Gesundheit. Alle religiösen Lästertabus sind hier inzwischen sicher etabliert. Machen Sie mal den Versuch, sich in einem gesundheitsbewegten Kreis fröhlich als Raucher zu outen und wie beiläufig den Satz fallen zu lassen: „Warum soll meine Lunge eigentlich älter werden als ich?" Nach einer Schrecksekunde, in der das Ungeheuerliche des Anschlags den Anwesenden langsam bewusst wird, können Sie mit allen Reaktionen rechnen, die im frühen Mittelalter auf Gotteslästerung standen: mindestens Ausschluss aus der Gruppe der Wohlmeinenden, wenn nicht gar hemmungslose Aggressionen. Auch der Satz: „Wer früher stirbt, lebt länger ewig" kann sogar in christlichen Kreisen Bestürzung auslösen: „Beim besten Willen, das geht doch zu weit..." Über Gesundheit und was damit zusammenhängt lästert man nicht. Die These in Umberto Ecos „Der Name der Rose", dass das Lachen einer tönernen Religion gefährlich werden kann, trifft zu. Nur ist dem christlichen Mittelalter der deftige Scherz, sogar die saftige Kirchenzote nicht fremd gewesen, und dem Christentum hat das nicht geschadet. Wirklich gute Religionen haben Humor. Der heilige Philippus Neri machte neuen Aspiranten seines Ordens zur Auflage, sich einige Wochen öffentlich grenzenlos lächerlich zu machen. Wer das konnte, dem traute man den humorvollen Ernst zu, der echte Religiosität kennzeichnet.

c) Schluss mit lustig – die neuen Bußübungen
Der Humor also ist des Gesundheitsgläubigen Sache nicht, aber kasteien, das kann er sich sehr wohl – grenzenlos sogar. Mondäne Kurkliniken bieten ärztlich kontrollierte annähernde Null-Diät zu horrenden Tagessätzen. Bei der Aufführung des „Julius Cäsar" von Shakespeare im Kurtheater entfällt Cäsars Satz: „Lasst dicke Männer um mich sein, mit glatten Köpfen und die nachts gut schlafen" wegen möglicher Erregung öffentlichen Ärgernisses. Diätbewegungen gehen als wellenförmige Massenbewegungen über Land, in ihrem asketischen Ernst die Büßer- und Geißlerbewegungen des Mittelalters bei weitem übertreffend. Nie hätte ein mittelalterlicher Beichtvater gewagt, seinem Beichtkind Bußwerke aufzuerlegen, die heute jeder Hausarzt, ohne mit der Wimper zu zucken, dem ganz gesunden Herrn Müller, AOK-Patient aus Frankfurt-Höchst, auferlegt. Da gibt es Verhaltensvorschriften im Stil verschärfter Ordensregeln, die das ganze Leben betreffen, von morgens bis abends, von Arbeit bis Freizeit, von Essen bis Trinken. Die im Mittelalter verbreitete Benediktregel ist geradezu eine Anleitung zum Schlendrian im Vergleich zu dem, was in unserer Zeit mancher Hausarzt mit milder Strenge „vorschlägt".

Man denke nur an Klosterlikör, Klosterbrauereien und andere leberschädigende Üblichkeiten und man denke an die ausgeklügelten Fastenspeisen, fleischlose kulinarische Höchstleistungen, die, angespornt durch den in der christlichen Fastenzeit gebotenen Verzicht auf Fleisch, einen wichtigen Beitrag katholischer Länder zur Esskultur Europas darstellen: Salzburger Nockerln, Schokolade, Kaiserschmarren, um nur einige tröstliche Erfindungen des fastenden Katholizismus zu nennen. Wilhelm Busch über den heiligen Antonius von Padua: „Man rechnet meistens zu den Lasten das kirchliche Gebot der Fasten. Man fastet, weil man meint, man muss. Für Toni aber war's Genuss! – Bouillon und Fleisch und Leberkloß, das war ihm alles tutmämschos. Dagegen jene milden Sachen, die wir aus Mehl und Zucker machen, wozu man auch wohl Milch und Zimt und gute, sanfte Butter nimmt – ich will mal sagen: Mandeltorten, Dampfnudeln, Krapfen aller Sorten, auch Waffel-, Honig-, Pfannekuchen – dies pflegt' er eifrig aufzusuchen." Über den Verdacht, dass der Katholizismus vielleicht erheblich lebensfroher ist, als man gemeinhin denkt, später noch Näheres. Zurück zu Herrn Müller. Nichts von all diesen erfreulichen Gaumenfreuden empfiehlt der Hausarzt dem AOK-Patienten aus Frankfurt-Höchst. Vielmehr rät er von nahezu allem ab, was zur Steigerung der Lebenslust beitragen könnte. Und das Erstaunliche ist: Der Patient (von „patiens" = der Leidende) hält sich daran, mit rührender Ergebenheit, wobei er Misserfolge stets eher der eigenen Inkonsequenz als einem Mangel der ärztlichen Weisung zuschreibt. Jedenfalls hat er ein verdammt schlechtes Gewissen, wenn er ungehorsam ist. Denn nicht mit Höllenstrafen droht der Hausarzt, sondern, ganz ohne es auszusprechen, mit viel Schlimmerem, mit dem definitiven Tod.

Und damit ist er benannt, der Feind, gegen den sich der Schweiß aller Tüchtigen richtet. Der Teufel der Gesundheitsreligion ist der Tod. Ihn zu besiegen sind alle aufgerufen. Zwar sind die Erfolge aller bisherigen Bemühungen eher bescheiden, um nicht zu sagen komplett ausgeblieben. Soweit man weiß, sind selbst Menschen, die ziemlich gesund gestorben sind, definitiv tot geblieben. Aber jener Motor, der die Gesundheitsreligion antreibt, scheint die uralte Sehnsucht des Menschen nach ewigem Leben zu sein, die uns schon aus den Höhlenzeichnungen Südfrankreichs vor zehntausenden von Jahren lebendig entgegentritt. Irgendwie hat das schmerzliche Geheimnis des Todes alle Religionen angetrieben, es zu bewältigen. Die Gesundheitsreligion will es definitiv lösen – und zwar mit den Mitteln der Moderne, mit dem grenzenlosen Optimismus, alles, was man will, herstellen zu können. So erscheint bei Licht besehen Gesundheit nicht das letzte Ziel zu sein, sondern das entscheidende Mittel, das ewige Leben hier und jetzt zu erreichen, koste es, was es wolle. Was ist schon die Lust am Leben gegen das ewige Leben!

Man beobachte die verhärmten Gesichter mancher Menschen auf dem Trimm-dich-Pfad, die die letzten Reserven aus ihrem sehnigen Körper herauspumpen. Lebenslust? Fehlanzeige! Den prallen diesseitigen Lebensgenuss strahlen die nun wirklich nicht aus. Es geht eben nicht um das begrenzte diesseitige Leben. Letztlich geht es um viel mehr, ja um alles, nämlich um das ewige Leben. Natürlich wird das niemand so zugeben – noch nicht einmal vor sich selbst. Und natürlich hat keiner eine genaue Vorstellung von so einem ewigen Leben. Aber nur ein solch extremes Ziel kann diesen völlig überproportionalen Aufwand für die Gesundheit erklären.

Sicher, für das ewige Leben liefen die Menschen im Mittelalter monatelang nach Santiago de Compostela, da wird man doch noch das ein oder andere Mal auf dem nahe liegenden Trimm-dich-Pfad seine Runden drehen dürfen! Allerdings wallfahrtete der mittelalterliche Gläubige allenfalls einmal im Leben nach Santiago, der moderne Gesundheitsgläubige rennt jedoch jahrelang Tag für Tag durch die Wälder. Denn die Gesundheitsreligion kennt keine Gnade. Es wäre gewiss leicht nachzuweisen, dass der moderne Gesundheitsgläubige seiner Religion mehr Zeit, Kraft und finanziellen Aufwand widmet als der mittelalterliche Mensch seinem Glauben.

Einem Trimm-dich-begeisterten Freund, der eigentlich Humor hat, habe ich einmal gesagt, ich sei sicher, dass er aufgrund seiner offensichtlich intensiven Bemühungen um seine Gesundheit älter werden würde, als er geworden wäre, wenn er das alles nicht getan hätte. Da strahlte er. Allerdings, so fügte ich sofort hinzu, hätte ich den Verdacht, dass er genau so viel länger leben werde, wie er mit hängender Zunge durch die Wälder gerannt sei. Auf diese Bemerkung hin versuchte er, mich freundschaftlich zu erwürgen. Selbst humorvollen Menschen pflegt im Zusammenhang mit den Verrichtungen des Gesundheitskults der Humor abhanden zu kommen. Die locker hingeworfene Warnung, bekanntlich sei der Gründer der Trimm-dich-Bewegung auf dem Trimm-dich-Pfad an Herzinfarkt verschieden, löst in der Regel wütende Proteste aus: Herzbeschwerden habe der schon vorher gehabt, deshalb habe er ja die Bewegung gegründet und so weiter. Das ändert aber natürlich nichts an der Tatsache. Tatsache ist inzwischen auch, dass Jogging zur Sucht werden kann. Heroinartige Neurotransmitter lösen im Gehirn den „Kick" aus. Schnell wird dann auch das noch als Beweis dafür angeführt, dass Jogging wirklich irgendwie wahnsinnig Spaß mache. Dieses Argument liegt auf dem Niveau der Behauptung, der Vollrausch eines Alkoholikers sei Zeichen seiner unbändigen Lebenslust. Man mag all diese Gesundheitsbetriebsamkeit für eine skurrile Marotte einiger Leute halten, tragisch wird das Ganze aber, wenn man einem solchen Menschen eine Krebsdiagnose überbringen muss. Für jeden ist eine solche Diagnose schlimm. Hier aber trifft man auf völlige Fassungslosigkeit, denn das ist sozusagen Wegfall der Geschäftsgrundlage: „Das kann nicht sein, Herr Doktor, ich habe zeitlebens nicht geraucht, keinen Alkohol getrunken, habe mich immer fit gehalten und auch sonst ein anständiges Leben geführt, warum habe ich das denn alles getan? Nein, Sie müssen die Bilder verwechselt haben!"

Das falsche Klischeebild, gegen das sich früher Katholiken vergeblich zur Wehr setzten, sie, die Papisten, glaubten, durch gute Werke das ewige Leben zu erwerben, ist heute die unbestrittene und gefeierte Leitideologie der Gesundheitsreligion: Von nichts kommt nichts, wer rastet, der rostet, man muss etwas tun für die Gesundheit. Inzwischen heiratet man sogar für die Gesundheit. „Heiraten dient der Gesundheit", lautete eine Anzeige im „Deutschen Ärzteblatt". Die Herstellbarkeit der Gesundheit durch gute Werke extensiver und intensiver Gesundheitspflege ist ein Grunddogma der Gesundheitsreligion. Das passt gut zusammen mit dem Machbarkeitsdenken der Moderne. Nichts ist unmöglich ... Dennoch steht diese gigantische hoffnungsvolle Bewegung, deren letztes Ziel der Sieg über den Tod ist, täglich vor der nüchternen Tatsache, dass alle Menschen sterben. Und ähnlich wie die Utopie einer zukünftigen klassenlosen Gesellschaft die darbenden sozialistischen Massen um die Gegenwart betrog, so speisen die lebenslangen vergeblichen Opfer des einzelnen Gesundheitsgläubigen, der dennoch sterben muss, die ohnmächtige Wut ob der Ungerechtigkeit des vertragsbrüchigen Schicksals. Wer das Ewige-Leben-Jetzt erzwingen will, erreicht nicht das ewige Leben, sondern die „Apocalypse now". Da sind die „Vertragsverhältnisse", die beispielsweise der fromme Katholik mit seinem Lieblingsheiligen hat, erheblich erfreulicher. Sie betreffen gewiss die Fürbitte bei Gott, in dessen Angesicht der Heilige ja bereits lebt, um ewiges Leben, aber auch um dieses und jenes sonst. Doch bei allen Bitten und Bemühungen gilt immer die gottergebene Schlussformel: „Aber nicht mein, sondern Dein Wille geschehe." Da man letztlich alles auch über den Tod hinaus von der Gnade Gottes erwartet, bleibt eine letzte Gelassenheit. Die ist dem Gesundheitsgläubigen verwehrt. Denn wenn der körperliche Tod der entscheidende Feind ist und alle Bemühungen ein Leben lang dem Kampf gegen ihn gelten, dann ist sein Sieg von umso erschütternderer und endgültiger Unerbittlichkeit und eine höchst persönliche unverzeihliche Niederlage, die man sich obendrein selbst zuzuschreiben hat. Denn – Hand aufs Herz – wer hat schon alles, wirklich alles getan, um gesund zu bleiben? Auf diese Weise gibt es heute auch Schuld nur noch im Bereich der Gesundheitsreligion. Während manche Vertreter der Altreligionen am liebsten über Sünde und Schuld gar nicht mehr reden, feiert die Sünde und Schuld im Gesundheitskult fröhliche Urständ. „Sie sind sterbenskrank? – Kein Wunder bei Ihrem Lebensstil!"

Das Leben des Gesundheitsgläubigen endet also in der Regel ziemlich trostlos. Überprüft werden muss aber die Behauptung, es würde vorher dennoch mehr Spaß machen. Gewiss, bisher spricht nicht viel dafür, wenn man nicht humorlose Pflichterfüllung für einen Ausbund an Lebenslust hält. Jedenfalls wird die manchmal gehörte trotzige These, die ermüdenden religiösen Verrichtungen des Gesundheitsanhängers seien in sich das reine Vergnügen, von den Fitness-Vertretern selbst gar nicht erst ernsthaft aufgestellt. Sie sprechen immer bloß von „fit for fun", das heißt, dass man sich fit mache, um danach Spaß zu haben. Wenn man aber eine durchschnittliche Arbeitswoche ansetzt, unaufschiebbare lästige private Tätigkeiten hinzurechnet und dann die zahlreichen kräfteaufreibenden gesundheitlichen Verpflichtungen berücksichtigt, so muss man davon ausgehen, dass verständlicherweise die meisten Gesundheitsgläubigen danach zum Spaß beim besten Willen keine Lust mehr haben.

Dass der Gesundheitskult Spaß mache, ist also offensichtlich bloß ein geschickter Werbegag oder eine Selbstberuhigung. Philosophisch würde man sagen, der Spaß ist eine regulative Idee des Gesundheitskults, kommt aber als Sache selbst dabei nicht vor. Lebenslust? Fehlanzeige! Im Gegenteil, die Abtötung von Lust und Laune gehört zum Repertoire. Je mühseliger, desto besser.

Wenn Sie irgendwo im Park einem Menschen begegneten, der sich selbst geißelt, würden Sie vielleicht zunächst geneigt sein, ihn für verrückt zu halten. Treten Sie aber näher und erfahren, dass diese Art der Hautbearbeitung neuesten amerikanischen Studien zufolge die Nierendurchblutung fördert, das Kreislaufsystem reguliert und allgemein entschlackt, ganz zu schweigen von der Erhaltung der Spannkraft der Haut, dann muss Ihnen klar werden, dass Sie es nicht mit irgendeinem Verrückten, sondern mit einem verehrungswürdigen Heiligen des Gesundheitskults zu tun haben. Sagen Sie nicht, das Beispiel sei zu weit hergeholt. Es gibt inzwischen das Buch einer namhaften Autorin über die heilsamen Wirkungen des eigenen Urins. Durch Trinken, versteht sich. Erfreulicherweise behauptet die Autorin wenigstens nicht, dass das Spaß mache, aber gesund soll es halt sein. Ich habe noch zu Beginn meines Medizinstudiums einen Professor erlebt, der einen Finger in einen Becher Urin steckte und dann einen anderen Finger ableckte, um uns zu lehren, genau zu beobachten. Nach alldem würde heute eine solche Übung wohl wie Spott auf die Gesundheit wirken – und das am Beginn des Medizinstudiums!

d) Fit for fun – arbeiten für das neue ewige Leben

Die kollektive Bußfertigkeit der Gesundheitsgesellschaft zeigt sich neuerdings in den so genannten Städte-Marathons: Berlin-Marathon, Köln-Marathon, New-York-Marathon. Dabei entfaltet die Gesundheitsreligion ihre ganze universale, völkerverbindende und parteiübergreifende Wucht. Niemand kann sich dem entziehen. Wehe dem Bürgermeister, der sich erdreisten würde, dieses Ereignis nicht angemessen zu würdigen, am besten durch Mitlaufen. Sogar das Problem, dass bisweilen verfeindete Potentaten am gleichen Hochamt teilnehmen wollen, kennt der neue Kult. Als der deutsche Außenminister Joschka Fischer und der österreichische FPÖ-Vorsitzende Haider am New-York-Marathon teilnahmen, löste sich das Problem, dass heute wirklich alle an solchen Veranstaltungen teilnehmen wollen, dadurch, dass wirklich alle teilnahmen. Auf diese Weise gab es so viele Teilnehmer, dass man sich ganz einfach nicht traf.

Keine Rede übrigens davon, dass der ursprüngliche Marathonlauf einen konkreten Zweck hatte, nämlich die Überbringung einer guten Nachricht von Marathon ohne Umwege nach Athen, und dass er in einem gesundheitlichen Fiasko endete: Der Mann starb nach Erfüllung seiner Aufgabe. Städte-Marathons sind in unserer Zeit die Festtage des Gesundheitskults. Einen Zweck wie der erste Lauf über jene Distanz hat der moderne Städte-Marathon allerdings nicht. Tausende von Gesundheitsgetriebenen rennen völlig zwecklos kreuz und quer durch eine Stadt, um schließlich restlos erschöpft irgendwo anzukommen. Nur wenige sterben dabei. Für die Zeit des Marathons lebt die Stadt im Ausnahmezustand. Der Verkehr bricht zusammen oder, besser gesagt, er kommt gar nicht zustande, da die gesundheitsbegeisterten Bürger sich laufend oder an der Strecke aufmunternd an der Prozession beteiligen und die wenigen anderen so fluchtartig die Stadt verlassen haben, als drohe der Einschlag einer Atombombe. Es ist auch wirklich alles gesperrt, das Leben hält für einen Moment den Atem an.

Historisch ist diese Situation nur mit einem Ereignis zu vergleichen, das Johan Huizinga aus dem „Herbst des Mittelalters" berichtet: Ein Bußprediger kam in die Stadt, der Magistrat zog ihm entgegen, das Leben der Stadt kam völlig zum Erliegen, die gesamte Bevölkerung ließ sich von der oft über 4 Stunden dauernden (etwa die Länge eines Marathonlaufs) Bußpredigt fesseln und war bereit, in Sack und Asche zu gehen. Das hielt nicht lange vor, denn der mittelalterliche Mensch war erregbarer in seinen Emotionen, auch begeisterungsfähiger, aber doch unbeständiger in vielem. Das Leben war farbiger, aber zugleich unberechenbarer. Während also in der mittelalterlichen Stadt wenig später die Sünde wieder Fuß fasste, so dass der Bußprediger im nächsten Jahr erneut kräftig an die Arbeit gehen musste, ist der Städte-Marathon nur der Höhepunkt einer das ganze Jahr über herrschenden Bußgesinnung.

Es mag erstaunen, dass ich den Städte-Marathon nicht, wie es nahe läge, mit den mittelalterlichen städtischen Wettrennen verglichen habe. Die hatten aber eben mit Bußgesinnung und Kasteiung nicht das Geringste zu tun. Sie waren vielmehr Ausdruck praller Lebenslust. Das bekannteste dieser Wettrennen findet noch heute in alten mittelalterlichen Formen statt. Es ist der „Palio" in Siena.

Wochen vor dem Geschehen, bei dem die Stadtteile gegeneinander antreten, werden in den verschiedenen Stadtbezirken gewaltige Festmähler abgehalten, um das große Ereignis gebührend vorzubereiten. Es werden Wetten abgeschlossen und es wird hemmungslos bestochen, intrigiert, koaliert, was ganz selbstverständlich dazugehört, was jeder weiß und jeder richtig gut findet. Um diese komplizierten menschlichen Angelegenheiten angemessen zu besprechen, werden weitere zahllose Arbeitsessen – immer erstklassige Seneser Küche – anberaumt und man trinkt köstlichen Chianti. Die Stimmung treibt so dem Höhepunkt entgegen, die Gerüchte schwirren durch die Stadt, die Lokalpresse meldet die kleinsten Details. Da jeder Stadtteil durch ein Pferd vertreten wird, das von einem demgegenüber eher nebensächlichen Reiter ohne Sattel geritten wird, ist insbesondere der Gesundheitszustand der Pferde von entscheidender Bedeutung. Der Tag naht heran, am Morgen wird jedes Pferd in seinem Stadtteil in eine bestimmte Kirche geführt – die Eingangstür ist darauf eingerichtet – und vom zuständigen Pfarrer anständig gesegnet. In dieser Zeit versammeln sich auf dem zentralen Platz, dem Campo, die Bürger der Stadt in mittelalterlichen Kleidern und die Schaulustigen aus aller Herren Ländern.

Und nun ziehen in endloser Prozession die prachtvoll gewandeten Abordnungen der Stadtteile auf den Platz, mit Fahnenschwingern, Trompetern, Trommlern und natürlich dem Pferd nebst unwichtigerem Reiter. Dieses ganze farbenfrohe Spektakel dauert mehrere Stunden. Die Spannung steigt auf den Siedepunkt und nun gilt es aufzupassen. Denn das so gründlich vorbereitete, lang ersehnte Wettrennen auf dem Campo dauert sage und schreibe – nur etwa zweieinhalb Minuten. Regelmäßig gibt es gewisse Schaulustige, die sich nicht vorstellen können, dass ein so prachtvoller Aufwand wegen zweieinhalb Minuten getrieben wird, und die das Wettrennen wegen Filmwechsels oder Ähnlichem verpassen. Sie stammen zumeist aus Ländern, die der Lebenslust nicht so zugeneigt sind und die Begriffe wie Ehrgeiz, Ausdauer und Leistung hoch schätzen. Sie ärgern sich nachher maßlos, dass sie das Eigentliche gar nicht mitbekommen hätten, und meinen doch tatsächlich, das Eigentliche sei das Rennen. Es macht meist nicht viel Sinn, solche Menschen über ihren Irrtum aufzuklären, es ist wohl besser, ihnen fürs nächste Jahr den New-York-Marathon zu empfehlen. Der „Palio" ist übrigens in der Regel in drastischer Weise ungesund. Fast immer landet irgendein Reiter im Krankenhaus, weil er ungünstig abgeworfen wurde. Das ist allerdings nicht weiter wichtig, weil die Pferde für ihren Stadtteil auch ohne Reiter gewinnen können. Wenn dann aber der siegreiche Stadtteil feststeht, ist der Jubel grenzenlos. Im Triumph werden Pferd und Reiter – wenn noch vorhanden – um den Campo geführt, anschließend geht es hinauf in die Kathedrale, wo ein Tedeum gesungen wird, und dann zieht man in den siegreichen Stadtteil, wo die ganze Nacht und die kommenden Tage gefeiert wird. Ellenlange Tafeln biegen sich vor köstlichem Essen. Wer vorbeikommt, wird einfach mit an den Tisch gezogen. Immer wieder bespricht man die entscheidenden Sekunden, man singt und tanzt. Der Chianti fließt in Strömen, aber man betrinkt sich nicht hemmungslos wie andernorts, da Italiener nicht einsehen, warum sie den Höhepunkt eines wirklichen Festes volltrunken im Koma verbringen sollen, anstatt ihn einfach zu genießen.

Nichts beim „Palio" in Siena fördert die Gesundheit. Wer aber die mindestens zweieinhalb Stunden des New-York-Marathons mit den höchstens zweieinhalb Minuten des „Palio" in Siena vergleicht, die wochenlangen lustvollen Vor- und Nachbereitungen in Siena mit dem atemlosen Trainingsgerenne in New York, das köstliche Essen und Trinken in Siena mit der kalorienorientierten Ernährung für den Marathon, der wird nicht zögern, Lebenslust in diesem Falle nicht in New York, sondern eindeutig in Siena zu verorten. Dennoch scheint nicht der „Palio", sondern der New-York-Marathon heute problemlos universalisierbar zu sein. Gesundheit ist eben Kult, universaler Kult. Und Lebenslust war schon anderen Religionen eher suspekt. So werden bei uns nicht die Kapellentüren aufgerissen, um auch den Pferden den Segen zuteil werden zu lassen, sondern die Kapellen werden gänzlich abgerissen und an den Stellen, wo früher christliche Andachtskapellen standen, werden heute die Kapellen des Gesundheitskults errichtet, die Fitnessstudios. Die Parallelen sind inzwischen frappant. Kapellen entstanden oft an Wegekreuzen, um im Getriebe des Alltags an das Göttliche zu erinnern. Sie dienten nicht in erster Linie Veranstaltungen der gesamten Gemeinde, sondern persönlichen Frömmigkeitsübungen. Noch heute sieht man dort vereinzelt Menschen, die langsam eine Kette durch die Hände gleiten lassen und nach vorne auf ein Andachtsbild schauen. Diese Kette nennt man Rosenkranz. Er stammt aus dem Buddhismus, wurde vom Islam übernommen und kam dann in der katholischen Kirche zu Ehren. Die Perlen der Kette sind ein Anhaltspunkt für immer dieselben geistlichen Übungen. An meinem täglichen Weg zur Arbeit wurde kürzlich ein Fitnessstudio gebaut, an einem Wegekreuz versteht sich, um beschauliche Wanderer und hastige Autofahrer an das Gesundheitliche zu erinnern. Von außen kann man hineinschauen, und was man sieht, ist eigentümlich vertraut. Man sieht hier Menschen, die starr nach vorne auf ein „Andachtsbild" schauen, einen Videoschirm, und still auf einem Tretrad vor sich hin treten. Kommunikation untereinander findet nicht statt. Zwar wird hier die (Fahrrad-)Kette mit den Füßen bewegt, aber auch diese gesundheitsreligiösen Übungen sind immer dieselben. Wenn jemand von einem anderen Stern käme, würde er zweifellos rein vom äußerlichen Phänomen her Andachtskapellen und Fitnessstudios gemeinsam als Stätten für persönliche Riten wahrnehmen.

2. Im Vorhof des Tempels – Schönheit, Sex und Tod im Sonderangebot

Die Fitnesswelle ist eine Bewegung purer Werkgerechtigkeit. Durch gute Werke näher mein Gott zu Dir! Und wenn das nicht funktioniert, hat man selbst etwas falsch gemacht, vor allem zu wenig, zu unkonzentriert, zu unpräzise. Der Fitnessjünger ist seiner eigenen Gesundheit Schmied. Nötigenfalls macht er mehr von dem, was nachweislich nicht funktioniert. Die Feststellung: „Da kann man nichts machen", gilt als Eingebung des Teufels. Ein solches Leben ist anstrengend und entbehrungsreich. Daher hat man eine neue Bewegung ins Leben gerufen: Die Wellnesswelle. Wellness klingt weniger anstrengend und ist weniger anstrengend. Man erstrebt das Wohlergehen nicht in erster Linie durch eigene gute Werke, sondern vielmehr durch gnädige Zuwendung anderer. Man will es sich gut gehen lassen. Für einen Moment könnte man denken, hier habe die Lebenslust ein Reservat gefunden. Doch weit gefehlt, es handelt sich mehr um Fitness light. Der zeitliche Aufwand ist keineswegs geringer, so dass für das Leben, eine notwendige Voraussetzung für Lebenslust, gar keine Zeit mehr bleibt. Die Lebensvorschriften aber, denen man sich gesundheitsgierig unterwirft, sind sogar strenger. Da man ja schon nicht so viel Anstrengendes tut, um gesund zu bleiben, muss man umso mehr Angenehmes unterlassen, um wenigstens nicht krank zu werden. Bei Fitness stellt man die Entbehrungen selbst her, bei Wellness erleidet man sie.

a) Schön sterben – die Welt als Schönheitsfarm
Nun spielt bei Wellness ein Begriff eine größere Rolle, der bisher noch nicht auftauchte, obwohl er mit der Gesundheitsreligion sehr viel zu tun hat: Schönheit. Im Wellness-Center wird auch etwas für Ihre Schönheit getan. Denn Schönheit gilt als das sichtbare Zeichen von Gesundheit und wie Gesundheit – von nichts kommt nichts – als selbstverständlich zuverlässig herstellbar. Auch der Schönheitsbegriff ist religiös aufgeladen. Früher schon wurde eine schöne Frau als Diva – das heißt schlicht Göttin – bezeichnet, heute, im Zeitalter der wiederkehrenden Astrologie, sieht man in den Sternen Götter. Und so heißen Schönheiten Stars, Sterne.

Doch mit der Schönheit ist es so eine prekäre Sache. Was als schön gilt, das ist Moden unterworfen und hat eigenartigerweise auch mit Reichtum zu tun. Dass die weiblichen Feistigkeiten auf Rubensgemälden damals als Schönheiten galten, lag an der Überzeugung der Barockzeit, dass dicke Menschen eine größere Überlebenschance hätten. Und wer reich genug war, konnte viel essen. Schon damals also gab es eine Verbindung von Schönheit und Gesundheit. Doch ausschlaggebend blieb der Reichtum. Wer im 19. Jahrhundert reich genug war, brauchte nicht mit seiner Hände Arbeit draußen sein Tagwerk zu verrichten. Ein gebräuntes Gesicht galt als Zeichen für das Angewiesensein auf niedere Arbeiten, folglich als hässlich. Das Schönheitsideal war die vornehme Blässe, die man durch Sonnenschirme sorgfältig zu erhalten pflegte, wenn man zur Promenade das Haus verließ. Heute ist gebräunte Haut ein Zeichen dafür, dass man sich einen langen und fernen Urlaub leisten kann. Heute ist folglich gebräunte Haut schön.

Bei einem so launischen Schönheitsideal kann es keine ewigen Götter geben und so ist die glamourträchtige Teilnahme am allgemeinen Schönheitszirkus ein ziemlich gefährliches Unterfangen. Niemand kann wissen, ob die „Schönheit", die man sich beim Schönheitschirurgen herstellen ließ, morgen noch als schön gilt. Außerdem herrschen inzwischen gleichzeitig gegenläufige Schönheitsideale. Schlank gilt nach wie vor als schön. Mannequins sehen oft erbarmungswürdig verhungert aus und wirken irgendwie geheimnisvoll traurig. Auch hier ist von Lebenslust keine Spur. Man könnte vermuten, die Förderung eines solchen Frauenideals sei eine subtile Form der Frauenfeindlichkeit. Das Schlankheitsideal hat übrigens die verheerende Folge der Zunahme von Anorexie, von Magersucht, einer zu einem erschreckenden Maß tödlichen Erkrankung junger Mädchen. Schönheit ist wie die Gesundheit im Letzten ein Geheimnis, das nicht herstellbar ist und das man vor allem nicht einfach mit einem Begriff – zum Beispiel „schlank" – definieren kann. Wenn einmal die verhängnisvolle Gleichung gilt „schlank = schön", dann gibt es kein Halten mehr, dann wäre Schönheit machbar, dann ist immer schlanker immer schöner – bis zum Tod. Das ist zumindest ein Aspekt dieser nur schwer verständlichen Erkrankung. Zugleich gibt es aber einen Kult um so genannte „Busenwunder". Das sind in aller Regel keine Naturwunder, sondern Siliconprodukte. Hier soll nun plötzlich die simple Formel gelten: je mehr Busen, desto schöner. Auch eine solche Definition führt in die Katastrophe. Die weltweit wie eine Jahrmarktsensation herumgereichte Frau, die sich den überdimensioniertesten Busen der Welt hatte herstellen lassen, war nicht schöner geworden, sondern immer absurder und brachte sich schließlich um. Die Karrosserieschlosser der herstellbaren Schönheit sind die Schönheitschirurgen, die eilfertig herstellen, was man bei ihnen nach Katalog bestellen kann. Sie sind unermüdlich, machen, was man machen kann, korrigieren Korrekturen. Schließlich werden die Narben doch früher oder später offensichtlich. Darüber gibt es dann Skandalsendungen im Fernsehen. Dabei sind Narben keine Nebenwirkungen von chirurgischen Manipulationen der Haut, sondern deren unvermeidliche Wirkungen. Am Ende bleiben mehrfach recycelte, erbarmungswürdig vernarbte Schönheitschirurgieruinen zurück. Es geht eben nicht wie beim Auto, wo je nach Mode der alte Ottomotor in eine neue schnittige Blechhaut gesteckt wird.

Nichts gegen eine schöne Verpackung, aber es ist doch etwas irritierend, dass beim Homo sapiens sapiens Schönheit heute ausschließlich von der Verpackung her beurteilt wird. Die ist aber leider gar nicht besonders haltbar. Wann ist der Mensch überhaupt schön? Kinder sind anfangs häufig hässlich, fast immer süß, aber selten schön. Jugendliche haben meistens Pickel. So ab 18 ist man dann, wenn überhaupt, schön – bis 23, denn dann beginnt medizinisch bereits der Abbau überhand zu nehmen. Was die Haut betrifft, lässt sich das Problem zusammenfassen unter dem Thema Falten: Ab 30 werden die Falten verhindert, ab 40 verdeckt, ab 50 übersehen, ab 60 bedauert und ab 70 missmutig ertragen. Wäre Schönheit für die Lebenslust wirklich bedeutsam, dann wäre das Ergebnis erschütternd: Im Alter zwischen 18 und 23 wäre im besten Fall von unbelasteter Schönheit auszugehen. Dummerweise ist das aber das Alter, in dem der Liebeskummer die Lebenslust erheblich beeinträchtigt. Dennoch ist bei vielen Menschen das ganze Leben der Hautpflege gewidmet. Daher merke: Das Projekt Schönheit ist bezüglich der Lebenslust ziemlich mühsam und das Ergebnis ist ausgesprochen unbefriedigend.

Dennoch boomt der Markt. Rücksichtslos wird die fixe Idee kultiviert, alle müssten so aussehen wie zwischen 18 und 23. Da man den Schwindel aber letztlich zumeist doch merkt, wird gerade durch den Kontrast zwischen Utopie und Wirklichkeit die Malaise umso deutlicher. Die vergebliche Sehnsucht nach ewiger Schönheit wird multipliziert mit der Sehnsucht nach ewiger Jugend und heraus kommt – eine sorgfältig geplante Frustration. Ältere Damen ziehen Kleider an, die an jungen Mädchen berückend aussehen müssten, lassen sich „jugendliche" Lockenfrisuren aufreden und ziehen mit mächtigem Schmuck die Blicke auf Stellen, die einer so genauen Betrachtung lieber entzogen geblieben wären. Schon frühzeitig begibt man sich auf tatsächlich so genannte „Schönheitsfarmen", die von der industriellen Haltung von Legehennen auf Schönheit umgestellt haben. Selbstverständlich natürlich-ökologisch-ganzheitlich-exklusiv-medizinisch geprüft. Die Ergebnisse sind so, wie sie sein müssen, wenn man unbedingt etwas werden möchte, was man nun einmal beim besten Willen nicht werden kann: jünger. Wie die alten Ägypter ihre Überzeugung vom ewigen Leben der göttlichen Pharaonen durch deren Mumifizierung mit Salben und Tinkturen augenfällig machten, so werden heute die Produkte der Kosmetikindustrie eingesetzt, um so etwas wie ewige Schönheit und ewige Jugend zu konservieren. Die entsprechenden Miniaturstaffeleien zur Herstellung von solch verderblicher Ewigkeit machen fast die Hälfte des mitgeführten Handgepäcks bei Flugreisen aus. Was die obligatorische Bräune betrifft, ist freilich kürzlich ein hässliches Gespenst aufgetaucht, das die Werbeidee, schön sei auch gesund, gefährdet. Die Zunahme an Hautkrebs bei zu viel Hautbräunung schafft einen unlösbaren Widerspruch für gesundheitsgläubige Schönheitsproduzenten und wird daher möglichst ignoriert, beziehungsweise am Strand nicht ausgesessen, sondern angemessenerweise ausgelegen. Dabei wäre diese Warnung auch unter ästhetischen Gesichtspunkten hilfreich. Es gibt Menschen, die sich aus der Überzeugung, braun bedeute schön, so lange bräunen, bis das runzelige schwarzbraune Ergebnis erbarmungswürdig aussieht. Männer sind inzwischen vom Schönheitskult nicht weniger betroffen als Frauen. Da sind die Schauspieler, die mit 70 immer noch im Leben und auf der Bühne der jugendliche Verführer sein wollen und denen der inzwischen freundschaftlich verbundene Schönheitschirurg das verführerische Lächeln so einoperiert hat, dass sie bei Beerdigungen ihrer Altersgenossen wegen ihres unabstellbaren absurden Lächelns unangenehm auffallen.

Die gewaltige und unausrottbare religiöse Sehnsucht nach ewiger Existenz in Schönheit und Jugend träumt ihren Traum vor den verschwiegenen Spiegeln unserer Gesellschaft. Während die religiöse Verinnerlichungsbewegung der „Devotio moderna" im 15. Jahrhundert die Produktion einer Unmenge kleiner Reisealtärchen anregte, die auch auf Reisen religiöse Verrichtungen erlaubten, zeigen die Taschenspiegel unserer narzisstischen Gesellschaft das einzige Objekt, dem man Ewigkeit zuschreiben will, das eigene starr geschminkte Ich.

Nur für Momente wird diese verschämte, aber unbändige Sehnsucht öffentlich. Ein solches Ereignis trat am 2. September 1998 ein. In einem Straßentunnel von Paris verunglückte Lady Diana, die Princess of Wales, tödlich. Was sich auf diesen plötzlichen Vorfall hin zutrug, war ohne jedes Beispiel. Der Tod der Prinzessin wurde das Ereignis, das in der gesamten bisherigen Menschheitsgeschichte die gesamte lebende Menschheit zum gleichen Zeitpunkt am meisten erschüttert hat. Allenthalben war vom Verdunsten der Religiosität die Rede. Und der Tod schien für aufgeklärte Menschen ein wissenschaftlich gut beschreibbarer, wenn auch bedauerlicher Endpunkt des menschlichen Lebens zu sein. Doch am 2. September 1998 brach weltweit eine ungeahnte religiöse Welle los. Englische Pfarrer wurden mitten in der Nacht von verzweifelten Jugendgruppen herausgeklingelt, die ultimativ verlangten, man möge ihnen die Kirche öffnen, damit sie für Diana beten könnten. Der moderne rationale Betrachter, für den Trauerzeremonien allenfalls zum Trost der Hinterbliebenen da sind, da der Tote bekanntlich tot ist, musste erleben, dass eine Trauerwelle ohne jedes Maß sogar nicht davor zurückschreckte, die nächsten Angehörigen moralisch niederzumachen. So sah sich die englische Königin gezwungen, Dinge zu sagen und zu tun, von denen jeder wusste, dass sie sie freiwillig niemals gesagt und getan hätte. Kostbarste Blumen, mit denen man zahllosen, wenn nicht allen englischen Altenheimbewohnern eine Freude hätte machen können, moderten zu unübersehbaren Bergen aufgehäuft vor dem Wohnsitz der Verblichenen dahin. Und das Trauerzeremoniell war eine mit wenigen christlichen Ornamenten garnierte gigantische Inszenierung kollektiver Verzweiflung über den Tod.

Dabei war Lady Diana nicht irgendwie herausragend. Sie war intellektuell nur mit mäßigen Geistesgaben gesegnet und, was moralische Aspekte betrifft, war ihr Mitleid mit den Schwachen in der Welt zwar vielfach ins Bild gebracht, aber es gab keine Anzeichen dafür, dass sie beabsichtigte, ihr Vermögen den Armen zu spenden. Sie war also im

Grunde in jeder Hinsicht Durchschnitt, aber monarchisch verklärter, medienvervielfältigter Durchschnitt, eine Frau, mit der sich jeder durchschnittliche Mensch in seinen Leiden und Nöten und vor allem in seinen Träumen identifizieren konnte. Es waren ihre Schönheit, ihre Jugend und Vitalität, ihr beständiger Kampf ums Glück, ihre Allgegenwart in den Medien, die sie für alle zum zeitlosen Symbol menschlichen Lebens machte, zur Identifikationsfigur, der nichts fremd war – nichts außer eben dem Tod. Und das war der eigentlich empörende Skandal. Dass im Tod dieses Lebenssymbols die Unsterblichkeitssehnsüchte aller Menschen aufs denkbar Heftigste frustriert wurden, das machte die Trauer um Diana zu einer überdimensionalen, weltweiten, kultur- und religionsübergreifenden Demonstration gegen den Tod. Für einen ganz kurzen Augenblick gab die globale Erschütterung durch den Tod der Prinzessin den Blick frei für das oft verleugnete, nie genannte, aber heiß ersehnte Ziel allen menschlichen Strebens und Treibens auf der Welt auch heute und vielleicht heute mehr denn je: Unsterblichkeit.

Doch nur für einen kurzen Moment erblickte die Welt den hämisch lachenden Totenkopf hinter all dem Lebensdurst aus zweiter Hand. Und so ging nach kurzer Schrecksekunde der Rummel weiter. Diana wurde im Jetset-Tempo vergessen und damit auch das Scheitern des Lebensprojekts, für das sie stand.

Die Prinzessin von Wales war die medienvervielfältigte, allgegenwärtige Universal-Ikone des Schönheitskults. Doch die dermatologische Definition der Schönheit allein von der abbildbaren Außenhaut her, von der die Hochglanzmagazine leben, ist Ausdruck einer beschränkten Weltsicht. Man war da schon mal weiter. Als aus dem Stummfilm der Tonfilm wurde, mussten all die zweidimensionalen Diven, die eine allzu unschöne Stimme hatten und außer Posen wenig Leben zeigten, aussortiert werden. Da wurde also inzwischen ein großer Fortschritt nach hinten erzielt. Was eine gut ins Bild zu setzende Schönheit zu sagen hat, ist inzwischen wieder belanglos. Schönheit ist eigentlich aber zu schön, um bloß oberflächlich wahrgenommen zu werden. Und die fixe Idee, sie sei herstellbar, hält zwar einen gewaltigen Wirtschaftszweig unter Dampf, ist jedoch letztlich eine barmherzige oder eher unbarmherzige Illusion. Das gebieterische Idealbild der jungen schönen Frau sorgt nämlich für eine Welt von Plastikschönheiten aus dem Farbtopf, da eben nur wenige Frauen wirklich jung und schön sind. Wer aber auf diese Weise seinen ganzen Lebensrhythmus von der Schönheitspflege bestimmen lässt, ist für so etwas wie Lebenslust verloren. Natürlich kann die erotische Ausstrahlung einer jungen Frau bezaubern. Aber genau diesen prickelnden Zauber kann man eben nicht herstellen, er geht über das optisch Wahrnehmbare hinaus, hat zu tun mit der Anmut ihrer Bewegungen, mit dem Timbre ihrer Stimme und nicht zuletzt mit dem, was sie sagt und tut. Nicht dass schon die eine oder andere diskrete Hilfe zu verdammen wäre. Aber manchmal zerstört gerade die allzu aufdringliche Bemühung um die Herstellung von Schönheit die natürliche erotische Ausstrahlung. Schönheit ist aber ebenfalls zu schön, um nur auf Erotik verengt zu werden. Auch das ungeschminkte Gesicht einer alten Frau, das die Erfahrung eines ganzen Lebens widerspiegelt, kann schön sein. Das Gesicht der Mutter Teresa von Kalkutta zeigte wohl ein Rekordmaß an Falten pro Quadratzentimeter, aber es strahlte in seiner liebenswürdigen Menschlichkeit zweifellos Schönheit aus.

b) Liebestöter – der Sex, der Papst und die Lust
Dennoch, niemand wird bestreiten, dass Erotik und Sexualität höchst erfreuliche Aspekte des Lebens sind. In Deutschland geht man freilich davon aus, dass die Sexualität von Beate Uhse erfunden worden sei, nachdem vor allem die katholische Kirche sie jahrhundertelang erfolgreich verhindert habe. Dieser Eindruck führt allerdings zu zwei irritierenden Konsequenzen: Zum einen müssten sich die Menschen früherer Jahrhunderte dann durch Knollen fortgepflanzt haben und zum anderen wäre Beate Uhse ganz allein schuld an allem, was in der Sexualität heute schief läuft. Und da läuft bekanntlich einiges schief. Die Sexualwissenschaft hat Alarm geschlagen. Führende Sexualwissenschaftler beklagen das Scheitern der so genannten sexuellen Revolution. Nicht eine Befreiung sei eingetreten. Die Möglichkeit der strikten Abtrennung von Sex und Liebe durch die „Pille" habe bloß eine bessere Vermarktbarkeit von Sexualität ausgelöst. Wenn Pornostars sich ständig in ihre Partner verlieben würden, wäre das allerdings äußerst lästig. Auch der Pornokonsument erlebt Sex nicht mehr ganzheitlich, sondern nur noch als beziehungslosen hormonellen Vorgang. Alles schön anonym und steril. Man hat gesagt, das Feigenblatt sei von den Ge-

schlechtsteilen ins Gesicht verrutscht. Letzte Konsequenz ist neuerdings Cybersex: Ansteckungsfreie industrielle Orgasmusproduktion. Lust und Liebe? Fehlanzeige! Verklemmtheit pur! So schrumpft Sexualität zur Gymnastikübung mit oder ohne Körperberührung. Sie wird zur Ware, der sexuelle Akt zum persönlichen Leistungs- und Marktwerttest. Der große Profiteur dieser Entwicklung ist die boomende Pornoindustrie, die große Verliererin ausgerechnet die Lebenslust. Sexualwissenschaftler beklagen, der persönliche sexuelle Lustgewinn sei abgesunken, die „Coitusfrequenz" sinke dramatisch.

Gegen diese nüchternen Fakten läuft eine absurde Desinformationskampagne, die von massiven finanziellen Interessen gespeist wird. Schon seit den vierziger Jahren wurden – wie wir heute wissen – zum Teil absichtlich gefälschte Statistiken unter die Leute gebracht, die „beweisen" sollten, dass die Menschen in Wirklichkeit erheblich „verdorbener" seien, als man so gemeinhin dachte. Das wirkte psychologisch wie eine self fullfilling prophecy, eine sich selbst erfüllende Prophezeiung, und ermutigte Menschen, die gerne im Trend liegen, auch sexuell etwas dafür zu tun, im Trend zu sein. Mit bisweilen desaströsen Folgen. Auch heute spielen unseriöse Statistiken eine große Rolle in dem Geschäft. Fragen Sie mal spätpubertäre Jungmänner in der Eckkneipe, mit wie vielen Frauen sie wie oft und wie lange und überhaupt... Sie werden beeindruckende Zahlen erhalten. Aber nicht nur Zahlen werden genutzt, auch konkrete Berichte müssen her. Einschlägige Magazine suggerieren, freier Sex an jeder Straßenecke und mit wechselnden Partnern oder Tantra in einer Berliner Etagenwohnung seien nicht nur ein Höhepunkt an Lustgewinn, sondern auch ein mutiger Tabubruch und ein Ausbund an Liberalität und Modernität. Gezeigt werden dann zumeist irgendwelche ziemlich gehemmten, aber nackten Pärchen. Dabei herrscht eine Stimmung von kindlicher Naivität, spießigem „das machen doch alle" und pädagogischem Eros. Oswald Kolle war der erfolgreiche Urtyp des deutschen Lehrers, dem es gelang, der Sexualität mit der akribischen Nüchternheit von „Brehms Tierleben" jede wirkliche Lust und jede Erotik auszutreiben.

Unvermeidlich in dem Zusammenhang übrigens der Hinweis, dass die Ausübung der Sexualität die Gesundheit fördere. Man stelle sich vor: Geschlechtsverkehr, der petit-mort der französischen Literatur, zur Stabilisierung der Blutdruckamplitude. Das ist das definitive Ende sexueller Lebenslust. Ein Giacomo Casanova hätte all solchen erotischen Analphabetismus mit ätzendem Spott übergossen. Dass die allgemeine hysterisch-exhibitionistische Atmosphäre eher für sexuelle Erlebnisstörungen spricht, wissen freilich nur Fachleute. Schließlich bevölkern Pornostars die Talkshows, die mit aufwendig hergestelltem Körper und eiskalten Augen wie Registrierkassen pflichtgemäß verkünden, das mache ihnen alles so viel Spaß, dass es ihnen fast peinlich sei, dafür Geld zu bekommen. Außerdem würden sie bald heiraten wollen, die große Liebe natürlich, und Treue sei ganz wichtig und Kinder wollten sie natürlich später auch. Der beabsichtigte Effekt ist vor allem ein indirekter: Alles irgendwie ganz normal!

Doch das Gegenteil ist der Fall. Was da der aufnahmebereiten Öffentlichkeit mit Milliardenaufwand eingetrichtert wird, ist geschickt verpackter, werbestrategisch aufbereiteter Unsinn. Allerdings folgenreicher Unsinn. Zu Risiken und Nebenwirkungen dieses Unsinns stellt der weltweit bekannteste Paartherapeut Jürg Willi fest, das Experiment mit der freien Liebe in den sechziger und siebziger Jahren sei komplett gescheitert. Sexuelle Untreue sei die sicherste Methode, eine Partnerschaft zu ruinieren. Und Sexualwissenschaftler fügen hinzu, dass das orgasmusfixierte sexuelle Leistungsdenken der sicherste Weg zu Impotenz und Frigidität sei, wie andererseits die Isolierung beziehungsloser Sexualität inzwischen das Phänomen der Sex-Sucht hervorgebracht habe. Man macht immer mehr desselben von dem, was nicht funktioniert, und wird dadurch nur noch frustrierter, leerer und einsamer.

Angesichts dieser Lage erklärt Jürg Willi, für Lebenslust und Lebensglück gäbe es kein sichereres Fundament als eine beständige Paarbeziehung, für deren Funktionieren Sexualität von eher untergeordneter Bedeutung sei. Man müsse wieder besser beachten, „was Paare zusammenhält". Sexualwissenschaftler raten wieder zu einer ganzheitlichen Sicht von Sexualität und vor allem zu ihrer Wiedervereinigung mit der Liebe, um den Sexualfrust wieder in Sexuallust zu verwandeln. Feministinnen klagen die „Pille" als „patriarchale Männererfindung" an. Als in einer Talkshow der bekannte jüdische Sexualwissenschaftler Ernest Bornemann vergleichbare Thesen äußerte, entfuhr es dem Moderator: „Das klingt ja fast katholisch!" Antwort: „Na und?"

Das ist nun wirklich überraschend. Eigentlich hat man sich daran gewöhnt, die katholische Kirche als Institution zur Verhinderung sexueller Freude abzubuchen. Gerade in Mitteleuropa ist es üblich geworden, die eigene sexuelle Unverwüstlichkeit und Aufgeklärtheit dadurch unter Beweis zu stellen, dass man gegen das protestiert, was der Heilige Vater in Rom angeblich so alles gegen die Sexualität hat. Ernest Bornemann war da offensichtlich nicht ganz auf der Höhe der Political Correctness. Nachdem aber die gründliche industrielle Ruinierung lebensfröhlicher Sexualität durch die sexuelle Marktwirtschaft ganze Arbeit geleistet hat und schon junge Menschen, kaum zwanzig Jahre alt, bloß noch Überdruss äußern, bekommen alternative Wege zur sexuellen Erfüllung neue Aktualität. Sehen wir näher hin:

Die letzte Epoche der europäischen Geschichte, die noch katholisch geprägt war, war das 18. Jahrhundert. Und da gab es gerade in katholischen Gegenden auf sexuellem Gebiet eine ziemlich pralle Lebenslust, die von zumeist außerordentlich verständnisvollen Beichtvätern und Bußpredigern kaum in einigermaßen anständigen Schranken gehalten werden konnte. Die theatralische Heftigkeit mancher Predigten wurde nur noch von der Leichtlebigkeit der Menschen übertroffen. Und der Patron der Beichtväter, der heilige Alfons von Liguori, vertrat, wenn es um die Beichte sexueller Sünden ging, den ziemlich liberalen Grundsatz: Nicht nachfragen, sondern bloß warten, was kommt. Das hatte damit zu tun, dass sexuelle Sünden in der katholischen Tradition keinen Spitzenplatz einnahmen. Die acedia, die Gleichgültigkeit, und die Habsucht, eine soziale Sünde, sowie der Stolz, das rücksichtslose Feiern des eigenen Ego, standen an den ersten Stellen der Sündenregister. Außerdem war gerade eine gefährliche Gegenbewegung gegen den katholischen Mainstream aktiv, der Jansenismus. Seine Vertreter warfen der „Amtskirche" zu laxe Moral vor. Daher war schon aus kirchenpolitischen Gründen jeder Anschein von Bigotterie zu vermeiden.

Die katholische Kirche ließ verlauten, dass der liebe Gott sich wohl nicht so viel Mühe mit der Erschaffung der Sexualität gemacht hätte, wenn das alles vom Teufel sein sollte. Gewiss, man sah in der Sexualität, gerade weil man sie kannte und schätzte – sogar als Teil eines Sakraments –, eine Lust bringende Tätigkeit, die den Menschen so sehr in seinem Kern ergriff, dass sie imstande war, ihn vom frei gewählten Wege abzubringen und zu emotionalen Katastrophen zu führen. Da gab es also auch Warnungen. Aber sexuelle Verklemmungen waren in jenen Zeiten der Katholiken Sache nicht. Das klingt überraschend, war aber schon das wissenschaftliche Ergebnis der Studien Max Webers, des den Katholiken nicht besonders wohlgesinnten Begründers der modernen Soziologie. Dass im 18. Jahrhundert freilich Fürsten oftmals Mätressen hatten, die allerdings erheblich geachteter, machtvoller und auch emanzipierter waren als heute die Geliebte eines Bankdirektors, dass Fürstenkinder aus politischen Gründen traditionell gewisse Bischofssitze übertragen bekamen, sich dadurch aber noch nicht zum Zölibat berufen fühlten und entsprechend – öffentlich – lebten, dass schließlich Giacomo Casanova Päpstlicher Protonotar war, das alles wird man aus heutiger Sicht so ohne weiteres nicht gutheißen können. Kein Kenner der Lage und insbesondere der Sittengeschichte behauptet jedenfalls, dass Katholiken zumindest bis zum 18. Jahrhundert in Sachen sexueller Lebenslust irgendetwas nachzuholen gehabt hätten.

Das gilt in gewisser Weise für katholische Gegenden bis heute: Der französische Sinn für Erotik ist immer noch sprichwörtlich und der Latin Lover ist ebenso für seine Feinsinnigkeit renommiert wie der Karneval in Rio für die erotische Ausstrahlung der kaffeebraunen Schönheiten berühmt. Demgegenüber wurden Dänemark und Schweden nicht für kultivierte Erotik, sondern eher für vermarktbare Hüllenlosigkeit bekannt. Pralle Sinnlichkeit prägt katholische Barockkirchen: Nacktheit, wohin das Auge reicht, und es handelt sich dabei nicht um Badezimmer. Da wird immerhin Gottesdienst gefeiert. Dass die Weisheit dieser ältesten Großinstitution der Welt die heutigen Erkenntnisse von Sexualwissenschaft und Paartherapie früher schon beachtet hat, ist allerdings so verwunderlich nicht. Institutionen mit einer verkorksten Sicht von Sexualität sterben aus biologischen Gründen in der Regel ziemlich jung. Kurz gesagt, Sexualfeinde wurden immer wieder konsequent aus dieser Religionsgemeinschaft ausgeschlossen.

Freilich ist dann umso erklärungsbedürftiger, warum sich das Bild im 19. Jahrhundert so dramatisch änderte. Das hatte damit zu tun, dass mit dem Beginn dieses Jahrhunderts der Katholizismus als europäische Leitkultur abdankte und eine protestantisch-bürgerliche Mentalität die Herrschaft übernahm. Die Dekolletés rutschten nach oben und verschwanden gänzlich, die Frau hatte keinen Körper mehr zu haben, wurde zu Haus, Herd und Kindern gesperrt und die so genannten ehelichen Pflichten waren: „nüchterne Kindererzeugung", wie man in einer erstaunlichen Verkennung der physiologischen Gegebenheiten forderte. Liebe und Sex mussten streng getrennt werden. Katholische barocke Sinnlichkeit galt bestenfalls als ordinär. Wer als damals in der Regel gesellschaftlich unterdrückter Katholik wenigstens etwas „in" sein wollte, dem blieb nichts anderes übrig, als auch ein bisschen verklemmt zu werden, denn Verklemmtsein galt als schick. So stieg auch noch die heutige katholische Großelterngeneration zusammen mit der protestantischen Großelterngeneration in gemeinsamer ökumenischer Bigotterie voll bekleidet in die Badewanne, da man den schrecklich gefährlichen Körper noch nicht einmal sehen sollte. Dass die Prüderie der Nierentischgeneration in den fünfziger Jahren des 20. Jahrhunderts konfessionsübergreifend auch Katholiken mit einbezog, wird niemand bestreiten. Das katholische Lehramt hat sich an solchem Unsinn interessanterweise nicht beteiligt. Allerdings war das übrige kirchliche Bodenpersonal solchem Zeitgeist gegenüber nicht immer allzu widerständig. Die bürgerliche Körperfeindlichkeit trieb die Lust in den Untergrund. Das war die Geburtsstunde der modernen Pornoindustrie. Von dieser ganzen Perversion der Sexualität haben sich die westlichen Gesellschaften immer noch nicht erholt.

Die kitschige Schwüle vom schmachtenden viktorianischen Liebesroman über die züchtigen Geschichten der „Gartenlaube" bis zu den Ergüssen von Hedwig Courths-Mahler speiste sich aus der verschämten Überzeugung: Liebe ist viel zu schön für Sexualität. Diese Überzeugung gilt heute ungebrochen, allerdings in der Variante, dass Sexualität viel zu schön ist für die Liebe. Wie die modernen Hochgeschwindigkeitszüge eine technische Weiterentwicklung der guten alten Eisenbahn des 19. Jahrhunderts darstellen, so hat die technische Trennung von Sexualität, Liebe und Kinderkriegen vor allem durch die „Pille" die Sehnsucht des 19. Jahrhunderts, Liebe und Sexualität fein säuberlich auseinander zu halten, zur letzten technischen Perfektion getrieben und den Sexualfrust produziert, der heute allgemein beklagt wird.

Demgegenüber vertrat die ziemlich lebenslustige katholische Tradition einen ganzheitlichen Ansatz der Sexualität, der sexuelle Lust, personale Liebe und Vitalität, das heißt Offenheit auf Kinder, zusammensah. Dass die technische Trennung dieser drei Elemente im handlichen Einzelpack als Mehrwegprodukte die natürliche Lebenslust einschränke, das war ein Grund für die katholischen Bedenken gegen die künstliche Empfängnisverhütung. Die entsprechenden oft zitierten kirchlichen Streitschriften stellen erstaunlicherweise einen Lobgesang auf die Schönheiten der Sexualität dar. Dass im Übrigen die Verletzbarkeit des Menschen bei wohlgemerkt wirklich lustvoll gelebter Sexualität ihren Schutz durch eine beständige Partnerschaft sinnvoll erscheinen lässt, ist keine katholische Speziallehre, sondern schlicht Stand heutiger Paartherapie. Und bei allen Problemen, die Kinder machen: Man kann wohl nicht bestreiten, dass kinderreiche Familien im Durchschnitt lebenslustiger wirken als durchgestylte Zweierarrangements aus dem Schlussverkauf der alten Selbstverwirklichungsmode.

So mag man zwar über die katholische Kirche unterschiedlicher Auffassung sein, doch zur Lebenslust hat die alte Dame wirklich etwas zu sagen. Freilich verbauen die falschen Klischees vielen Menschen den Zugang. Dass zum Beispiel der Sündenfall von Adam und Eva mit sexueller Verführung zu tun hatte, ist eine verquere Idee aus dem bürgerlichen Mädchenpensionat, jedenfalls nicht katholische Auffassung. Der Sündenfall war aus christlicher Sicht die rücksichtslose, stolze und eigensüchtige Durchsetzung des eigenen Ich gegen alle göttlichen Gebote. Mit Sex hatte das gar nichts zu tun. Dass der Papst etwas gegen sexuelle Lust hat, ist falsch. Johannes Paul II.: „Die sexuelle Lust zu genießen, ... darum geht es im Grunde der Sexualethik." Allerdings ist er mit dem modernen Feminismus der Auffassung, dass Frauen nicht als sexuelle Konsumobjekte für Männer missbraucht werden dürfen, sondern gleichberechtigten, partnerschaftlichen Respekt verdienen. Die Sex-muss-sein-Ideologie ist ja ohnehin ein Phantasieprodukt aus der Machoküche. Doch soll hier nicht behauptet werden, Katholiken seien der Meinung, ohne praktizierte Sexualität könne man nicht in den Himmel kommen. Auch der unverklemmte Verzicht auf Sexualität, zum Beispiel beim Zölibat, kann Teil einer kraftvollen Lebensgestaltung sein.

Während also auf dem Esoterikregal der Buchhandlungen die spirituelle Aufladung der Sexualität mit Methoden propagiert wird, die Herr Dr. Müller aus Castrop-Rauxel in Asien adaptiert hat, könnte es interessanter sein, die reiche spirituelle Literatur zu entdecken, die in vielen Jahrhunderten katholische Mystiker verfasst haben. Was da zum Beispiel bei der heiligen Teresa von Avila an wirklich ganzheitlichen Erfahrungen, die Körper und Geist erregen, vermittelt wird, ist noch weit aufregender als die Kräuterlehre der heiligen Hildegard von Bingen. Dass über erotische Erfahrung sogar Gotteserfahrung möglich ist, ist nicht etwa blasphemisch, sondern ohne weiteres katholisch. Denn, wie gesagt, Katholiken gehen davon aus, dass der liebe Gott sich doch nicht so viel Mühe mit der Erfindung der Sexualität gemacht haben wird, wenn sie nicht zu irgendetwas gut sein sollte – und das höchste Gut ist, wie wir schon wissen, nicht etwa die Gesundheit, sondern aus religiöser Sicht Gott. Sexualität ist viel zu schade, um bloß gesund zu sein. Die weltumspannende Gesundheitsreligion führt nach dem bisherigen Befund mit ihrer Vorstellung von der Herstellbarkeit des angeblich höchsten Guts über Fitness, Wellness, Schönheitsproduktion und Sexindustrie zu einem übermächtigen Wirtschaftsgetriebe, jedoch nur nicht zu einem: zu Lebenslust.

c) An zu viel Gesundheit kann man sterben – lästige Nebenwirkungen, tödliche Risiken
In letzter Zeit werden aber Risiken und Nebenwirkungen des ganzen Trubels deutlich, die buchstäblich lebensgefährlich sind. Die Vorstellung, dass Lebensglück und Lebenslust mit bestimmten herstellbaren Qualitäten – gesund, schön, sexuell befriedigt – identisch ist, hat zur Folge, dass selbstverständlich wie bei allen herstellbaren Produkten eine gewisse Qualitätssicherung plausibel erscheint. Man mag es hin und her wenden, wie man will: Wenn das Ergebnis nicht befriedigt, hat der betreffende Mensch nicht bloß mindere Qualitäten. Angesichts eines aus wirtschaftlichen Gründen hochgepuschten utopischen Gesundheits-, Schönheits- und Sexualitätsideals muss dieser Mensch vielmehr den Eindruck gewinnen, dass er als Ganzer von minderer Qualität ist. Und wenn die Würde des Menschen, wie manche propagieren, aus seinem Wert besteht, ist es bei einem Menschen minderer Qualität auch mit der Würde nicht mehr weit her. Um jemandem also ein in diesem Sinne würdeloses Leben zu ersparen, fügt man zur Zeit den Schlussstein in die Gesundheitskathedrale ein: Wer definitiv nicht gesund, nicht schön oder sexuell nicht befriedigt ist, dem feiert die Gesundheitsreligion noch ein sorgfältig inszeniertes Requiem. Mit den gleichen medizinischen Mitteln, mit denen man vergeblich ewige Gesundheit herzustellen versprach, ermöglicht man jetzt wenigstens den ewigen Abschied vom Leben. Euthanasie nennt man das, den „guten Tod" geben. Die Niederländer, die das gesetzlich ermöglicht haben, legen zumeist großen Wert darauf, das als Fortschritt zu bezeichnen.

Wenn man auf dem Weg in eine Sackgasse einen Schritt weitergeht und definitiv vor die Wand läuft, ist das gewiss ein Fortschritt, und solange der lärmende und umtriebige Gesundheitstross weit hinter den Niederländern mit unvermindertem Tempo weiter in die gleiche Sackgasse läuft, kann ihnen eigentlich niemand bestreiten, dass sie in der Tat an der Spitze eines solchen Fortschritts stehen. Professor Julius Hackethal, der öffentlichkeitsverliebte Gründervater der neueren deutschen Euthanasiebewegung, hat Menschen, die nach seiner Meinung nicht mehr gesund werden konnten, auf Wunsch getötet. Eine Frau, deren Gesicht krankheitsbedingt entstellt, also nicht schön war, hat er ebenfalls ins Jenseits befördert und für sich selbst erklärte er öffentlich, dass er sich bei eingetretener Impotenz umbringen würde. Da hat man sie sogar vollständig, die tödliche Schattenseite des Gesundheits-, Schönheits- und Sexualitätsideals. Hackethal, das war der Showdown des Gesundheitskults. Das oben genannte Argument für die Gesundheit als Voraussetzung der Lebenslust kehrt sich an dieser Stelle auf makabere Weise um: Für Tote ist Lebenslust kein Thema mehr.

Gewiss, liebe Leser, die meisten von Ihnen werden denken, dass Sie sich noch einigermaßen gesund fühlen, nicht allzu hässlich und sexuell können Sie auch nicht klagen. Aber wer spricht denn eigentlich von Ihrer Meinung? In den Niederlanden werden inzwischen jährlich nachweislich mehr als 250 Menschen umgebracht, ohne dass sie zugestimmt haben, obwohl sie bei Bewusstsein waren. Eine Kommission ist zuständig. Man will offensichtlich manchen leidenden Menschen nicht noch die Mühe einer solchen Entscheidung machen. Man nimmt sie ihnen ab. Wo die Grenzen liegen, entscheidet die Kommission. Wie gesund, wie schön, wie sexuell befriedigt wird man demnächst sein müssen, um nicht dem Mitgefühl einer solchen Kommission zum Opfer zu fallen? Die Frage: „Wie geht es Ihnen?", sollte man in den Niederlanden sicherheitshalber möglichst immer mit kräftiger Stimme, strahlendem Gesicht und lustvollem Lächeln beantworten: „Blendend!" Das ist dann noch nicht mal gelogen.

Obwohl die Risiken und Nebenwirkungen der Gesundheit also buchstäblich tödlich sind, lieben die Menschen offensichtlich das Risiko. Man fährt schließlich auch weiter Formel-1-Rennen. Ab und zu betrauert man die Opfer und dann geht es munter weiter. Was alle mitmachen, kann ja nicht so ganz falsch sein. Die Gesundheit ist unbestritten, weil blasphemiegeschützt, ein geradezu magisches letztes Ziel. Nur so ist es zu erklären, dass es Menschen gibt, die geradezu ihr ganzes Leben für die Gesundheit opfern. Sie leben nur noch vorbeugend. Nicht nur der Himmel, auch das Leben selbst kann warten. So wird wie bei jeder anständigen anderen Religion das gesamte Leben von der Gesundheitsreligion beansprucht und mit religiösen Riten ausgestattet. Des Morgens wacht man unter irgendwelchen natürlichen Gesichtsmasken auf, die über Nacht der Haut die nötige Feuchtigkeit zukommen ließen. Dann wartet das Vollkostfrühstück mit Knäckebrot und anderen Köstlichkeiten, der Tag beginnt dynamisch, biologisch dynamisch. Anschließend Aerobic nach Fernsehvorbild. Dann ziemlich weite Fahrt im Auto zum nächsten Naturkostladen mit Produkten aus ökologischem Anbau und wieder zurück. Für gesunde Kost muss schon ein gewisser Benzinverbrauch in Kauf genommen werden. Sorgfältige Vorbereitung eines eher gesunden als wohlschmeckenden Mittagessens. Danach Mittagsschlaf, kein normaler Schlaf, sondern natürlich ein Gesundheitsschlaf. Gleich darauf auf den Trimm-dich-Pfad. Gesundes Abendessen. Danach gab es früher ein schwer lösbares Problem: Was macht der Gesundheitsgläubige abends? Doch seit Einführung der privaten Fernsehsender ist dieses Problem ultimativ gelöst. Jeden Abend gibt es inzwischen in irgendeinem Sender ein Gesundheitsmagazin. Da kann man zuverlässig erfahren, dass man sich ganz unberechtigterweise seit Jahren gesund fühlt, in Wirklichkeit aber zu wenig beachtet hat, dass die Haut, der Darm, das Herz, der Hals ... Am nächsten Tag sitzen die Wartezimmer der entsprechenden Fachärzte voller neuer Kranker. Auf diese Weise produziert der Gesundheitsbetrieb seine eigenen Patienten.

3. Im Heiligtum – Inszenierungen

Damit überschreiten wir sachte und medienbegleitet die Schwelle von der vorbeugenden Gesundheitssorge, nämlich der Fitness- und Wellnessbewegung, der Schönheitspflege, der Sexualhygiene und der sorgfältigen Ernährung, treten also von den rituellen Waschungen im Vorhof des Tempels ins eigentliche Heiligtum des Gesundheitskults, den Krankheitsapparat. Doch noch nicht sofort. Während die Krankenkassen sich früher auf den Krankheitsapparat beschränkten und die Vorsorge den Menschen selbst überließen, ist diese Grenze längst gefallen. Trotz der häufig beschworenen Finanzknappheit sind die Kassen inzwischen ins Fitnessgeschäft eingestiegen. Das klingt zunächst recht vernünftig nach dem Motto: Vorbeugen ist besser als Bohren. Doch in Wirklichkeit geschieht hier etwas, was typisch ist für junge Religionen, denen die gelassene Abgeklärtheit der alten noch fremd ist: Die grenzenlose Begeisterung nimmt bei den Anhängern schnell das ganze Leben unbeschränkt ergreifende, totalitäre Züge an. Und so schicken sich die Krankenkassen an, über ein Bonus- und Malussystem bestimmenden Einfluss auf die Lebensführung der Menschen zu erhalten. Wie stellt man auf Dauer aber sicher, dass der Beitragszahler korrekte Angaben macht? Wer will sagen, ob jemand wirklich geraucht hat oder nicht, Alkohol zu sich genommen hat oder nicht, sein Pflichtpensum an Gesundheitsriten absolviert hat oder nicht? Die Methode der katholischen Kirche war da die Inquisition, die vor allem mit Fragen arbeitete (inquirere = fragen). Die heftigere Variante war der Blockwart in totalitären Regimen, der das Leben der Hausbewohner sorgfältig kontrollierte und regimefeindliche Umtriebe umgehend meldete. Keine Frage, die Perfektionierung der Gesundheitsreligion läuft auf Blockwarte hinaus. Ungesundes Verhalten wird irgendwann meldepflichtig, die oben beschriebenen gesundheitsfördernden Maßnahmen werden dann nicht mehr als persönliche Lebensstile frei gewählt, sondern zu staatsbürgerlichen Pflichten, die Gesundheitsreligion wird Staatsreligion. Die hoheitliche Aufgabe der Kontrolle eines gesunden Lebenswandels wird an die Krankenkassen übertragen.

a) Lachen ist nicht lustig – sondern gesund
Eine Krankenkasse nennt sich vorsichtshalber schon Gesundheitskasse, womit sie den Anspruch anmeldet, nicht nur für Krankheiten, sondern auch für die Gesundheit zuständig zu sein. Als ich neulich dort anrief, meldete sich eine freundliche Stimme: „Hier ist die Gesundheitskasse." Auf meine höfliche Bitte hin, doch mit der Krankenkasse verbunden zu werden, denn um die Gesundheit würde ich mich schon selber kümmern, erntete ich ziemliches Unverständnis. Ich hatte übersehen, dass bei der Gesundheitsreligion strenges Humorverbot herrscht. Die Einführung eines Karnevals, wo sogar im päpstlichen Rom die kirchlichen

Üblichkeiten auf die Schippe genommen werden konnten, wäre für die Gesundheitsreligion undenkbar – oder vielleicht doch nicht? Kürzlich machte ich Bekanntschaft mit einer Literatur, die nachweist, dass Lachen gesund ist, und daher Methoden anbietet, das Lachen zu lernen. In Großstädten gibt es so genannte Lachgruppen, die sich wegen der positiven gesundheitlichen Wirkungen des Lachens regelmäßig zu kleinen Gesundheitsandachten treffen. Ich war erschüttert. Da lobt man sich doch die handfesten Klageweiber, die bei den Altreligionen für bestimmte Anlässe zeitlich streng begrenzt zum Einsatz kamen. Stellen Sie sich doch bitte vor, Sie begegnen jemandem, der aus Gesundheitsgründen absichtlich und gut geschult lacht. Zum Herzerbarmen! Die staatliche Anordnung einer pseudokarnevalistischen Gesundheits-Lachzeit und Versammlungen von bekannten und gekonnten Lachern – da bliebe nur noch Auswandern!

b) Das Krankenhaus – die Kathedrale des 20. Jahrhunderts
Bleiben wir vorerst noch im Lande, aber verlassen nun endlich den Vorhof des Heiligtums und betreten den heiligen Bezirk der Gesundheitsreligion, das Krankenhaus. Krankenhäuser sind die Kathedralen des 20. Jahrhunderts. Die großen architektonischen Leistungen im christgläubigen 18. Jahrhundert waren noch die Kirchen, im fortschrittsgläubigen 19. Jahrhundert waren es die Bahnhöfe und im gesundheitsgläubigen 20. Jahrhundert schließlich die Krankenhäuser. Schon in kleinen Städten wird der Kirchturm fast regelmäßig vom örtlichen Krankenhaus weit überragt. Die spektakulärsten Bauvorhaben sind international die großen Krankenhäuser. Gigantische Formen erreichte der Bau des Aachener Klinikums. Dieses Riesengebilde nimmt in der Gesundheitsreligion sozusagen die Stelle des Petersdoms ein. In gewisser Weise entwickeln derartige Gesundheitsbauten eine eigene Theologie.

Ein besonders tiefsinniger und faszinierender Aspekt der gotischen Kathedralen zeigt sich in den von überirdischem Licht durchfluteten Chorräumen dieser Gotteshäuser. Die raffinierte Baukunst des hohen Mittelalters ermöglichte es, zwischen den hauchdünnen Wänden riesige Glasflächen mit prachtvollen Glasmalereien auszustatten. Das tauchte den Raum in ein ergreifendes mystisches Licht. Dennoch geben diese Höchstleistungen der Kunst auf den ersten Blick ein Rätsel auf. Was wir heute mit Hilfe des Fernglases atemlos bewundern, diese bis ins letzte Detail in einer äußerst differenzierten Farbigkeit geschaffenen heiligen Geschichten – konnte im Mittelalter niemand sehen. Und man rechnete auch mit Sicherheit damit, dass das für immer so bleiben würde. Warum dann diese Kunst, warum dann diese Verschwendung von Phantasie und Schaffenskraft an Abbildungen, die niemand jemals würde sehen können? Die Antwort war für den mittelalterlichen Menschen ganz einfach. Seine Schöpfungen schuf er nicht zu eigenem Ruhm – wir kennen kaum Künstlernamen aus dem Mittelalter –, nicht zunächst und vor allem für die Betrachtung durch Menschen, sondern zur größeren Ehre Gottes. Wie gegenwärtig musste diesen Menschen das Jenseits sein, dass sie nicht bloß darüber schwätzten, sondern ihm Raum im eigenen Leben schufen! Und das ist ganz wörtlich zu nehmen. Der tiefe Glaube der Schöpfer dieser gewaltigen Kunstwerke führte dazu, dass sie, was kaum möglich erscheint, das Jenseits, an das sie fest glaubten, dem Betrachter buchstäblich zeigten. Eine wirklich hinreißende Vorstellung. Der Betrachter, der im Mittelalter nie bloß ein steriler Betrachter war, sondern selbst ein Gläubiger, betrat das Gotteshaus durch ein Portal, das das Weltgericht abbildete und das ihn an die Vergänglichkeit seiner Existenz erinnerte. Er schritt, als kleiner Mensch, ergriffen von der mächtigen Größe des Gotteshauses, das Mittelschiff entlang, wo er die großen Gestalten des Glaubens dargestellt sah, nahm in den unteren Fenstern die ihm vertrauten heiligen Geschichten der Bibel wahr, die er selbst zumeist nicht lesen konnte. Dann wohnte er dem Hochamt bei, das fern am Hochaltar zelebriert wurde und bei dem, wie er fest glaubte, Jesus Christus, der Sohn Gottes, wirklich gegenwärtig wurde. Und während er da kniete, erhob sich sein Blick in den himmelstürmenden Chor der Kathedrale zu den Fenstern, die, wie er annehmen musste, wahrscheinlich ähnliche Geschichten zeigten wie die Fenster, die er unten gesehen hatte. Aber was ihn interessierte, waren nicht die Fenster, es war der Raum dort oben vor diesen Fenstern. Von dort aus musste man die Herrlichkeiten der Fenster betrachten, von diesem Raum aus in der seligen Schau dieses mystischen Lichts verharren können, ganz erfüllt von dem Erlebnis. Doch in dieser Welt war ein solcher Gedanke absurd. Niemand würde jemals aus der Tiefe der Kathedrale hoch in jene Sphären schweben können. Der damalige Betrachter sah also einen wahrhaft herrlichen Raum, den es ohne jeden Zweifel real gab, er sah ganz wirklich, dass es ihn gab, und er wusste genauso sicher, dass er ihn in diesem Leben niemals würde betreten können. Aber er hoffte dennoch mit allen Sinnen, dass er in einen solchen herrlichen und wirklichen Raum gelangen würde, nämlich ins Paradies. Der Chor der gotischen Kathedrale war ein Abbild des Himmels, keine einfach hingemalte Phantasie, sondern ein bis zur äußersten Sinnlichkeit getriebenes, wirkungsmächtiges gegenwärtiges Bild des Jenseits.

So weit die Kraft der Altreligion. Ich muss den Leser um Entschuldigung bitten, dass die Analogie bei der Gesundheitsreligion erheblich prosaischer ausfällt. Doch die Parallelen sind unübersehbar. Auch beim Betreten des mächtigen Aachener Klinikums fühlt sich der Gesundheitsgläubige klein und winzig. Nicht bloß am Eingang wird man beständig an die Vergänglichkeit menschlicher Existenz erinnert, allerdings eher indirekt. Und der erste Eindruck ist der der Unübersichtlichkeit. Labyrinthisch wirkt das Ganze. Und das Labyrinth ist ein uraltes religiöses Symbol. Die griechische Mythologie erzählt die Geschichte vom Menschen fressenden Minotauros, der auf Kreta in einem solchen vom Urarchitekten Daidalos ersonnenen Labyrinth gehalten wurde. Das Tröstliche an dem Labyrinth war, dass der schreckliche Minotauros nicht herauskam, das Unheimliche war, dass jeder, der hineinging, niemals wieder den Weg hinaus fand und irgendwann vom Minotauros gefressen wurde. Erst Theseus gelang es dann mit Hilfe des Fadens der Ariadne, nicht nur hineinzugelangen und den Minotauros zu töten, sondern entlang des Fadens auch wieder hinauszugelangen. Zwar gibt es auch in den Kliniken veritable „Leitfäden" zur Orientierung im Haus, die sind aber sinnigerweise meistens vergriffen. Und wir sahen schon, dass, wer einmal in die Mühle der Untersuchungen gerät, dem Krankheitsapparat kaum mehr entrinnt: Gesund ist ein Mensch, der nicht ausreichend untersucht wurde. Das Labyrinth gab es auch in mittelalterlichen Kathedralen. Es war am Beginn des Langschiffs als steinernes Bild in den Boden gebannt und führte dem Betrachter wohl die Ungewissheit des menschlichen Lebens, aber auch die Hoffnung auf Erlösung vor Augen.

Je tiefer man dann in dieses gewaltige unübersichtliche Sakralgebäude des Gesundheitskults hineingeht, desto mehr wächst das Gefühl, dass sich hier etwas Großes zuträgt, das man niemals ganz begreifen wird, dass hier alles Wissen der Menschheit aufgehäuft ist, um alle

Krankheiten zu heilen und den Tod zu besiegen. Alles, was hier geschieht, hat seinen geheimen Sinn und seinen Zweck, geschieht mit eherner ritueller Zwangsläufigkeit. Die verschiedenen religiösen Amtsträger schreiten mit wichtiger Miene einher, man weiß nicht genau, woher und wohin, sie tragen weiße Gewänder, die ihre Würde ausdrücken. Der Ton ist gedämpft, nie laut. Ab und zu begegnet man Prozessionen, die an Zimmertüren Station machen. Und auch im Aachener Klinikum gibt es das Gestalt gewordene Geheimnis, jene unausdenkbaren, aber ganz wirklichen Räume, die nicht zugänglich sind. „Zutritt verboten" steht auf einem Schild an diesen Räumen und man weiß, dass man diese Sphären der Hoffnung und Sehnsucht niemals in seinem ganzen Leben wird betreten dürfen. Das ist das Gestalt gewordene Mysterium, das regt die Phantasie an, man vermutet Ungeheuerliches, Herrliches, Erlösendes, ja Allmacht hinter diesen Türen. Alle Aspekte der mittelalterlichen Kathedrale sind hier versammelt, allerdings mit ästhetisch erheblich unbefriedigenderem Ergebnis. Das Aachener Klinikum ähnelt vom Äußerlichen her einer riesigen Fabrik. Und das ist pure Ehrlichkeit. Denn um industrielle, also des Menschen Fleiß zu verdankende Herstellung von Gesundheit geht es hier. Und nicht Erhabenheit, sondern Unübersichtlichkeit ist das Mittel zur Erreichung jenes Gefühls „schlechthinniger Abhängigkeit", das für den protestantischen Religionsphilosophen Friedrich Schleiermacher Religion charakterisierte. Aber dieses religiöse Gefühl ist das eigentliche Placebo der industriellen Medizin. Die calvinische Übermacht der Gnade über alle einzelnen Bemühungen der kleinen Menschen, wie sie in den Seebildern der Holländer zum Ausdruck kommt, wo sich ein gewaltiger Himmel über dem kleinen Schiff auf unruhiger Lebensfahrt spannt, diese mysteriöse, aber auch bergende Überlegenheit der göttlichen Gnade findet ihr Abbild bei der Gesundheitsreligion in dem Gefühl völliger Abhängigkeit von den diagnostischen Offenbarungen und den gläubig angenommenen Therapien der Ärzte.

c) Warum König Ludwig XIV. gar nichts sagen musste
Auch Macht drängt nach baulichem Ausdruck, nach architektonischer Inszenierung. Der Spiegelsaal in Versailles war der Empfangssaal des französischen Sonnenkönigs Ludwig XIV. Unter funktionalen Gesichtspunkten war er dafür viel zu groß. Ludwig pflegte nämlich nicht wie-

selnde südfranzösische Schulklassen oder gar ganze Schulen zu empfangen, für die der Spiegelsaal bequem Platz geboten hätte. Der König empfing dort in der Regel Einzelpersonen. Wichtige Einzelpersonen allerdings. Botschafter zum Beispiel. Und die entscheidende Botschaft, die Ludwig einem Botschafter, jedem Botschafter mitgeben wollte, war immer dieselbe: Frankreich ist mächtig und ich bin Frankreich. Und Ludwig wusste, dass eine bloß verbale Botschaft viel weniger wirksam ist als eine erlebte Botschaft. Daher ließ er den Spiegelsaal bauen. Wenn dann der Botschafter gemessenen Schritts, von einem Hofbeamten geleitet, bereits durch unzählige „Vorzimmer" geführt worden war und endlich vor den Spiegelsaal gelangte, war er in der Regel schon etwas erschöpft, aber doch gespannt. Dort hatte er zu warten, je nach Bedeutung kürzer oder länger. Dann die Nachricht: „Seine Majestät erwartet Sie!" Und nun betrat er den Spiegelsaal, über den er schon von seinem Vorgänger so viel gehört hatte. Am Ende dieses herrlichen, gewaltigen, unendlich langen Saales, nur mit guten Augen zu erkennen, aber durch die ganze Inszenierung als Höhepunkt sicher zu erwarten: Er, der König. Und nun der Gang durch diesen langen Saal: Aller Augen auf den Botschafter gerichtet. Niemand sprach. Vorne der König – würdevoll, gelassen. Der Botschafter ging immer noch. Er spürte eine zunehmende Beklemmung. Sein Gang wurde unsicherer. Alle sahen das. Er sah, dass alle das sahen. Das machte es nicht besser. Er ging weiter. Wann endlich war dieser Saal zu Ende? Er war nicht zu Ende. Er war erst genau 10 Meter später zu Ende, als ein durchschnittlicher Botschafter einigermaßen die innere Fassung bewahren konnte. Dann kam er doch beim König an. Was dort nun gesagt wurde, war belanglos, denn was Ludwig sagen wollte, hatte er bereits gesagt, ohne Worte, durch den Spiegelsaal: Frankreich ist mächtig und ich bin Frankreich.

Auch hier ist die Analogie zum Krankenhausbereich erheblich profaner. Doch wenn man im Aachener Klinikum einen Chefarzt erreichen will, ist auch der Weg dorthin dornenreich, ermüdend, immer wieder überraschend, dennoch zweifellos spannungssteigernd. Man muss ebenso durch unzählig viele, unendlich lange Gänge laufen. Man verläuft sich, immer wieder muss man nachfragen – mitleidiger Blick des Antwortenden, man müsse zurück. Wieder geht man einen langen Gang entlang, von dem man schwören könnte, dass man da schon einmal vergeblich gewesen sei. Etwa 10 Meter vor dem Zimmer des Chefarztes Festigung der inneren Überzeugung: „Ich werde das nie finden!" Dann doch noch einmal Aufraffen zur Nachfrage bei einer vorbeilaufenden weiß gekleideten Kompetenzperson. „Aber Sie stehen doch davor!" „Ach ja, Entschuldigung, danke schön." Zusammenbruch des sonst üblichen Selbstbewusstseins. Man ist also tatsächlich angekommen, nicht beim Chefarzt, aber vor seinem Sekretariat. Hier ist das Ende des Suchens, jedoch der Beginn des Wartens. Wichtig ist der Chefarzt, lange muss man warten, in einem Vorzimmer. Dann der entscheidende Moment. Die Sekretärin betritt den Raum. „Der Herr Professor erwartet Sie." Da ist es mit der Fassung vorbei. Das ist messbar. Man weiß inzwischen, dass die bei solchen Konsultationen gemessenen Blutdruckwerte mit den normalen Blutdruckwerten dieser Patienten absolut nichts zu tun haben. Man betritt ein geräumiges Büro. Und hinter einem großen Schreibtisch erblickt man ihn, den ersehnten glänzenden Spezialisten, dessen Ruhm der Erdkreis kündet, würdevoll, gelassen: „Wie geht es?" Jeder, der nach solcher Prozedur mit „gut" antwortet, lügt. Aber auch die ausländischen Botschafter haben König Ludwig XIV. zumeist nicht die Wahrheit gesagt. Doch darum geht es ja auch gar nicht. Denn was immer jetzt besprochen wird, ist belanglos. Das Entscheidende ist schon gesagt, ohne Worte: Hier ist der Ort letzter Kompetenz, hier sind Heilung und Heil zu erwarten, durch ihn, den Chefarzt.

Demgegenüber in einem Provinzkrankenhaus, welch ernüchternde Banalität: „Zum Herrn Doktor? Geradeaus, erstes Zimmer links." – Das kann ja nichts sein!

III. Der Preis der Gesundheit

Wenn Gesundheit das „höchste Gut" ist, dann ist es kein Wunder, dass sie einen hohen Preis hat. Die Gesundheitsreligion ist die teuerste Religion aller Zeiten. Es wird gerechnet, dass allein die Ausgaben der Krankenkassen in Deutschland mehr als 500 Milliarden Mark im Jahr betragen. Das ist mehr als der gesamte deutsche Bundeshaushalt (2002: 485 Milliarden Mark). Wenn man darüber hinaus den viel umfangreicheren gigantischen Gesundheitspflegebereich vom Fitnesscenter bis zum Vollkostfrühstück mit berücksichtigt, könnte man auf die Idee kommen, dass unsere gesamte Volkswirtschaft inzwischen ein einziges Dienstleistungsunternehmen zur Aufrechterhaltung oder Wiederherstellung der Gesundheit ist. Man könnte die Hypothese aufstellen, sogar die ungesunden Autos kaufe man letztlich, um zum Fitnesscenter, zum Vollkostladen, zur Wirbelsäulengymnastik oder notfalls zum Arzt zu fahren – oder zur Arbeit, die man auch nur ableistet, um sich ein so gesundes Leben finanzieren zu können. Jedenfalls ist das Gesundheitswesen inzwischen ein so gewaltiger, allgegenwärtiger Koloss geworden, dass die massive Kostensteigerung in diesem Bereich, die die westliche Welt in den letzten Jahren zu beunruhigen begonnen hat, zweifellos eine dramatische Gefährdung der weiteren Entwicklung unserer Gesellschaften darstellt.

1. Die Kostensteigerung im Gesundheitswesen als religiöses Phänomen

Und hier wird es bitter Ernst. Denn man sieht den Riesentanker Gesundheitswesen mit beschleunigter Geschwindigkeit in die Katastrophe fahren und beim besorgten Blick auf die Kommandobrücke stellt man fest – dass sie leer ist. Niemand fühlt sich wirklich imstande, dieses Schiff zu steuern. Das hat Gründe. Wer ein Schiff steuern will, der muss die Erlaubnis haben, die Geschwindigkeit zu variieren, den Kurs gegebenenfalls zu modifizieren und sogar im Notfall nach Rücksprache mit den Passagieren das Ziel zu ändern. Das alles geht aber beim Gesundheitswesen praktisch aus religiösen Gründen nicht. Weil Gesundheit als das höchste Gut gilt und weil die gesamte Gesellschaft der Gesundheitsreligion huldigt, ist jede Veränderung des Ziels sofort Blasphemie, Gotteslästerung: „Wollen Sie unseren Lesern ernsthaft sagen, dass Gesundheit nicht unbedingt erreicht werden muss?" Jede Modifizierung des Kurses ist Häresie, Irrlehre: „Wollen Sie den Menschen sagen, dass die bisherigen bewährten Methoden der Gesundheitspflege aus finanziellen Gründen nicht mehr angewandt werden sollen?" Jede Reduktion der Geschwindigkeit ist Zynismus: „Wollen Sie Ihren Wählern erklären, dass nicht alle, wirklich alle Maßnahmen ergriffen werden müssen, um den medizinischen Fortschritt voranzubringen?" Das sind keine wirklichen Fragen, das sind Folterwerkzeuge, mit denen man zum Beispiel Politiker sofort zur Räson bringen kann, wenn sie die Absicht haben, unerfreulicherweise die Wahrheit über das Gesundheitswesen zu sagen: dass Gesundheit nicht das höchste Gut ist, dass es andere wichtige Aufgaben der Gesellschaft gibt und dass es gegebenenfalls auch im Gesundheitswesen wie andernorts Grenzen der Finanzierbarkeit gibt. Das sind keine tief schürfenden Erkenntnisse. Jeder vernünftige Politiker weiß das. Aber es klar und unmissverständlich zu sagen gilt als politischer Selbstmord. Unserer Gesellschaft ganz konkret zu erklären, dass eine bestimmte, höchst kostspielige Methode gar nicht oder nur bei einer kleinen Gruppe von Menschen angewandt werden solle, würde wohl ein vergleichbares Gefühl auslösen wie früher das Interdikt, wenn der Papst als Beugestrafe über eine gewisse Region ein Verbot der Sakramentenspendung erließ. Man erlebte sich als von den wirksamen Heilsmitteln ausgeschlossen.

Im Zusammenhang mit der Gesundheit irgendwelche finanziellen Gründe für die Einschränkung von Diagnostik und Therapie zu nennen steht also unter gesundheitsreligiös begründetem, strengem Tabu. Da aber bereits jetzt die Kosten des Gesundheitswesens alle Grenzen sprengen, muss geheuchelt werden. Man verteilt die Kosten so lange auf verschiedene Verantwortliche, bis keiner mehr den genauen Durchblick hat. Jede Gruppe der an den Kosten Beteiligten sieht bei der anderen deutliche Einsparungsmöglichkeiten. Doch die Kostensteigerung im Gesundheitswesen hat letztlich religiöse Gründe. Und wer das nicht zum Thema macht, wird von Improvisation zu Improvisation stolpern und nichts lösen. Doch zugegeben, die weltweit machtvollste Religion aller Zeiten, die Gesundheitsreligion, kritisch unter die Lupe zu nehmen ist ein riskantes Unterfangen.

2. Die „Ethik des Heilens" als Fundamentalismus

„Erst kommt das Fressen, dann kommt die Moral", heißt es beim alten Bert Brecht. Wenn schon materielle, insbesondere finanzielle Gründe gegen Kursänderungen im Gesundheitswesen auf helle Empörung der gesundheitsgläubigen Gesellschaft stoßen, so könnte man denken, vielleicht mit ethischen Argumenten weiterzukommen. Dem ist aber nicht so. Die Ethik wurde unter Nutzung der bewährten Judomethode von der Gesundheitsreligion schlicht und einfach komplett übernommen – unter Beibehaltung des alten Firmennamens. Ein ehemaliger protestantischer Pfarrer hat im politischen Raum bei der Debatte um embryonale Stammzellen und die so genannte Präimplantationsdiagnostik dafür den Slogan „Ethik des Heilens" entwickelt. Natürlich gibt es eine solche Ethik gar nicht. Vielmehr markiert der Begriff das Ende dessen, was man früher einmal Ethik nannte, nämlich der argumentativen Wissenschaft von der Moral. Der Ausdruck „Ethik des Heilens" hat seinen Auftritt, sobald irgendjemand behauptet, ethische Argumente gegen irgendeine Heilmethode zu haben. Ein führender deutscher Staatsmann hat das hemdsärmelig auf den Nenner gebracht: „Ich bin nicht bereit, einem mukoviszidosekranken Kind, das, den Tod vor Augen, nach Luft ringt, die ethischen Gründe zu erklären, die die Wissenschaft daran hindern, seine Rettung möglich zu machen." Das ist gesundheitsreligiös absolut political correct: ein leidender Mensch, eine Erlösung verheißende Methode und der Teufel, der das Heil verhindern will. Die „Ethik des Heilens" ist der Fundamentalismus der Gesundheitsreligion. Dass für die von dem Staatsmann geforderte Methode mal eben ein Mensch getötet werden muss, allerdings ein Mensch im Embryonalstadium, ist nicht bloß in Kauf zu nehmen, sondern – beim gesundheitsfrommen Pathos der Forderung – heilige Pflicht.

Und damit wären wir bei einer etwas unsympathischen Eigenschaft der Gesundheitsreligion. Ihr Idealbild ist der gesunde Mensch. Da Gesundheit als höchstes Gut gilt, sind natürlich restlos alle Methoden zur Herstellung der Gesundheit bei leidenden Menschen erlaubt, ja geboten. Was aber nun mit Menschen tun, die sich ganz offensichtlich den Segnungen der Gesundheitsreligion entziehen, indem sie definitiv und unabänderbar keine Aussicht haben, den idealen Zustand zu erreichen? Was ist mit Schwerbehinderten, was mit Demenzkranken, was mit behinderten Kindern im Mutterleib oder in der Retorte gezeugten Kindern im Embryonalstadium, die im Kühlschrank ihr Leben fristen? Wenn einmal bei der Umwertung aller Werte die Gesundheit ganz nach oben gerutscht ist, dann sind das logischerweise Menschen minderen Werts. Gewiss, man muss behutsam mit diesem heiklen Thema umgehen, die Altreligionen sind ausnahmsweise auf diesem Gebiet noch recht störrisch und reagieren auf die vereinnahmende Judotaktik unelegant. Die Verfassungen der westlichen Staaten sind zu allem Überfluss großteils noch von der jüdisch-christlichen Vorstellung der Gottebenbildlichkeit jedes Menschen geprägt. Es gibt also ernst zu nehmende Hindernisse. Die direkte Methode ist bereits nachweislich gescheitert. Der australische Bioethiker Peter Singer hat auf hohem intellektuellem Niveau in aller Offenheit den oben genannten „Menschen minderen Werts" diesen Wert auch öffentlich abgesprochen und deren Leben – unter strenger Abwägung, unter Wahrung der Pietät, nur in bestimmten Fällen – zur Disposition gestellt. Diese direkte Form der Ehrlichkeit verträgt die gesundheitsreligiöse Gesellschaft nun doch noch nicht. Es gab Proteste, Redeverbote sogar. Das hatte für Singer den Vorteil, dass er fürderhin als Märtyrer der Gedankenfreiheit und in gewisser Weise sogar der Gesundheitsreligion gelten konnte und als solcher den Lehrauftrag einer wichtigen amerikanischen Universität erhielt. Aber die Öffentlichkeit wurde von alldem eher ein wenig verschreckt.

Daher sind inzwischen verdeckte Methoden in Mode. Am aussichtsreichsten ist zur Zeit der Versuch, einfach zu behaupten, gewisse definitiv ungesunde beziehungsweise noch ziemlich kleine Menschen seien gar keine Menschen. Wissenschaftlich ist das zwar Unsinn, aber manche Wissenschaftler sind in Kenntnis der allfälligen Schwierigkeiten bereit, wenigstens nicht zu widersprechen, wenn solche Thesen aufgestellt werden. Keine Idee ist zu absurd, um nicht in den Dienst der „Ethik des Heilens" gestellt zu werden. Ein namhafter Politiker brachte die Privatdefinition unters Volk, ein Mensch sei nur jemand, der eine Mutter habe, in der er aufwachse. Damit waren alle in der Retorte erzeugten und aufgewachsenen Menschen nach Meinung dieses Politikers auf einen Schlag keine Menschen mehr, sondern – unter strenger Abwägung, unter Wahrung der Pietät, nur in bestimmten Fällen – für die Therapie von was auch immer nutzbar. Es gab nur zwei Probleme: Mit dieser abenteuerlichen Definition wäre man schon im Biologieunterricht gescheitert und: Was macht dieser Politiker, wenn er in einigen Jahren einem Menschen begegnet, der in der Retorte gezeugt und in einem künstlichen Uterus aufgewachsen ist? Das wäre ja dann kein Mensch, obwohl man sich ganz nett mit ihm unterhalten kann. Die genannte Privatdefinition ist also keine sehr zukunftssichere Methode.

Dann gab es eine andere Idee: Juristen erklären zu Recht, dass bis zur Einnistung im Mutterleib eine Tötung des kleinen Menschen nicht sicher bewiesen werden kann. Daher sind strafrechtliche Maßnahmen bis zu diesem Zeitpunkt nicht möglich, denn bestrafen kann man jemanden nur, wenn man ihm eine Tat sicher nachweisen kann. Daraus machte man dann für den Volksgebrauch: Bis zur Einnistung in die Gebärmutter ist der Mensch noch kein Mensch. Dass das ebenfalls wissenschaftlicher Unsinn ist, weiß jeder Kenner, aber eben nützlicher Unsinn, gesundheitsnützlicher Unsinn. Auf diese Weise kann man nämlich die Embryonen bis zur zweiten Woche für die Therapie kranker erwachsener Menschen verwerten und den unangenehmen Ausdruck „töten" dafür vermeiden. Je nach Bedarf werden Menschen auch noch großzügiger wegdefiniert. Die Definition des Menschen als eines Wesens der Selbstachtung ermöglicht künftig vielleicht die Nutzung von Menschen, die keine Menschen sind, sogar über die Geburt hinaus – selbstverständlich unter strenger Abwägung, unter Wahrung der Pietät, nur in bestimmten Fällen.

Doch all diese Umdefinitionsmethoden haben einen erheblichen Nachteil. Auch wenn sich manche Wissenschaftler dazu eine gewisse Zeit diskret nicht äußern, ist es doch nicht zu verschweigen: Es handelt sich wissenschaftlich um groben Unfug. Von der Befruchtung der Eizelle bis zur Berentung und darüber hinaus gibt es keinen qualitativen Einschnitt. Es handelt sich um einen individuellen Menschen in verschiedenen Stadien der Hilfsbedürftigkeit.

Wenn also die offene Erklärung, bestimmte Menschen seien minderwertig, nicht durchsetzbar ist, wenn die Definition bestimmter Menschen als Nichtmenschen gewisse logische Schwierigkeiten bereitet, bleibt nur noch eine Methode, die man etwa mit „Ich war es ja gar nicht!" zusammenfassen könnte. Denn wenn zwar ein Mensch getötet wird, es aber keinen Täter gibt, kann doch eigentlich niemand etwas dagegen haben. Wieder kann man die Juristen zu Hilfe rufen: Wo kein Täter, da kein Richter. Wie aber soll das gehen? Ganz einfach: Es war die Natur! Genial! Die Mutter Natur hat trotz einiger Schattenseiten – die Stärkeren fressen die Schwächeren – einen guten Ruf: Naturkost, Bioprodukte, Ökologie. Und was die Natur tut, ist immer gut, zumindest nicht schlecht. Wenn also bekanntlich zahllose befruchtete Eizellen vor der Einnistung natürlicherweise absterben, dann muss es doch erlaubt sein, das Gleiche, genau das Gleiche, was die Natur tut, von Menschenhand zu tun. Das ist die Lösung! Damit kann man Embryonen beliebig zu therapeutischen Zwecken nutzen – oder doch nicht?

Der Philosoph Reinhard Löw erzählte da ein Beispiel: Im Schweizer Oberland kommen jedes Jahr Menschen zu Tode, weil sie von Dachschindeln, die der Sturm von den Häusern weht, erschlagen werden. Schuld ist der Wind, also niemand. Wenn ein Bewohner des Schweizer Oberlands allerdings auf sein Haus steigt und genau das Gleiche macht wie der Wind, nämlich eine Dachschindel im gleichen Winkel, wie es immer der Wind macht – auf seinen ungeliebten Nachbarn wirft, nennt man das Mord. Oder etwa nicht? Wenn der Mensch ein natürliches Ereignis genau imitiert, ist es damit kein natürliches Ereignis mehr, sondern ein menschlicher Akt, für den der handelnde Mensch Verantwortung trägt. Das ist nicht „Ethik des Heilens", sondern Ethik – Grundkurs.

Auf der gleichen Linie liegt übrigens das Argument, wenn man es selbst nicht tue, dann tue es ein anderer, wenn schon nicht der Wind, so doch gewiss ein anderer Feind jenes verabscheuungswürdigen Nachbarn. Der „Mord im Orientexpress" von Agatha Christie kannte zahlreiche zum Mord motivierte Menschen, aber verantwortlich für den Mord ist nicht der Motivierte, sondern der Täter, selbst wenn er wenig überzeugende Motive hat. Das Argument der KZ-Wächter, sie hätten eine Arbeit gemacht, die sonst andere gemacht hätten, und sie hätten sich noch um eine gewisse Menschlichkeit bemüht, ist natürlich völlig inakzeptabel. Wenn zum Beispiel im Ausland unmoralisch gehandelt wird, kann das kein Grund sein, im Inland auch so zu handeln. Auch das ist Ethik – Fortgeschrittenenkurs.

An diesem Punkt muss freilich etwas klargestellt werden: Um Mord geht es bei der „Ethik des Heilens" nicht, denn Mord geschieht aus niederen Motiven. Hier aber sind die gesellschaftlich höchsten Motive im Spiel, Gesundheitsmotive, nicht böse Absichten, sondern die besten Absichten, Heilungsabsichten – allerdings Heilungsabsichten mit Todesfolge für andere wie bei den Menschenopfern früherer Religionen. Wer aber sind diese anderen? Das sind eben jene, die dem von der Gesundheitsreligion definierten Gesundheitsideal endgültig und unabänderbar nicht gerecht werden. Menschen minderen Werts nach Peter Singer. Damit wäre aber eine geradezu unheimlich plausible Lösung für das drängende gesamtgesellschaftliche Problem des aus den Fugen geratenden Gesundheitswesens in Sicht. Von der gesundheitsreligiös motivierten „Ethik des Heilens" aus, die es erlaubt, gewisse „Menschen minderen Werts" für einen „guten" Zweck zu opfern, könnte sich ein

Weg ergeben, die alarmierende, gesundheitsreligiös erzeugte Kostensteigerung im Gesundheitswesen zu begrenzen. Das größte Problem, das die Gesundheitsreligion geschaffen hat, könnte durch die Gesundheitsreligion selbst gelöst werden. Gerade jene „Menschen minderen Werts" stellen nämlich einen riesigen Kostenfaktor dar. Wenn die nun zu einem „guten" Zweck, also für diejenigen, die man noch gesund oder gesünder machen kann, geopfert würden, dann könnte es gelingen, die Kosten massiv zu senken und zugleich den Kreis der Nutzungsberechtigten des Gesundheitswesens erheblich zu verkleinern. Mit solcher menschenverachtender Logik könnte man erreichen, dass für die Übrigbleibenden dann genügend finanzielle Mittel zur Verfügung stehen, um die kostspieligsten medizinischen Methoden für jeden unbegrenzt einzusetzen. Damit entlarvte sich die „Ethik des Heilens" in ihrer Konsequenz – die freilich von ihren naiven Protagonisten übersehen wird – als Perversion der Ethik.

3. Wer früher stirbt, lebt länger ewig

Es bleibt nur noch eine heikle Frage: Wer bestimmt die Grenze für die Zugangsberechtigten? Behinderte jedenfalls hat man in Deutschland de facto bis zur Geburt für die Tötung freigegeben. Man hört, dass auch banalste Behinderungen ausreichen, dass ein Kind noch bis zum Beginn des Geburtsvorgangs getötet wird. Die Präimplantationsdiagnostik ermöglicht es, mit modernsten Methoden schon vor der Einpflanzung von künstlich gezeugten Menschen in die Gebärmutter eine Selektion von genetisch behinderten Menschen vorzunehmen. Damit würden Abtreibungen verhindert, heißt es. Genauer bedeutet das, dass durch frühere Tötungen spätere Tötungen verhindert werden. Auch das ist allerdings logisch. Die innere Logik stimmt ebenfalls: Wenn man im Sinne umfassender Herstellbarkeit – durch künstliche Befruchtung – Menschen „machen" kann, warum soll man sie dann nicht „wegmachen" dürfen? Durch all dies gibt es schon jetzt weniger Behinderte in Deutschland und auch in anderen Ländern. Die Pflege- und Krankenversorgungskosten in diesem Bereich sinken. Die verbrauchende Embryonenforschung nutzt kleine Menschen, von denen man nicht sicher sagen kann, wie viel diese Kinder das Gesundheitswesen später gekostet hätten, wenn sie nicht getötet worden wären. So kosten sie jedenfalls nichts und nützen nur. Kannibalismus hat das mit etwas herber Direktheit kürzlich der bekannte Biochemiker Erwin Chargaff genannt. Menschen über neunzig wie Chargaff sind, wie sich an solchen Ausdrücken zeigt, für die Regeln der gesundheitsreligiösen Political Correctness aussichtslose Fälle. Allerdings aßen Kannibalen andere Menschen in der Tat nicht aus Hunger, sondern um sich deren „Kräfte" einzuverleiben. Ein inzwischen wieder ziemlich moderner Gedanke. Nach der Geburt stößt die Tötung von „Menschen minderen Werts" freilich immer noch auf gesellschaftliche Empfindlichkeiten. Einige Frauenärzte plädieren zwar schon für die so genannte Früheuthanasie, da die legale Tötung des behinderten Kindes unmittelbar vor der Geburt technisch ziemlich kompliziert sei und das Ganze nach der Geburt mit mehr Ruhe gemacht werden könnte. Doch daran wagt man sich noch nicht. Generell eröffnet aber die Entwicklung, die durch die niederländische Euthanasiegesetzgebung ausgelöst wurde, die Möglichkeit, nicht mehr nur Sterbenden, sondern schon schwer kranken und sogar zeitweilig depressiven Menschen einen für die Gesundheitsgesellschaft sehr kostengünstigen Ausweg zu ebnen. Eine Niederländerin, die die Euthanasiegesetzgebung ihres Landes zunächst verteidigte, gab mir gegenüber freilich zu, es habe sie vor einigen Wochen doch ziemlich geschockt, als eine gute Freundin angerufen habe, um mitzuteilen, dass ihr Ehemann am kommenden Mittwoch sterben werde, und am Samstag wäre dann die Beerdigung. Das sei so terminlich am besten hingekommen. Man müsse sich, so sagte diese Niederländerin, an so etwas wahrscheinlich erst noch gewöhnen.

Das Unheimliche an dieser sich abzeichnenden, unheimlich plausiblen Lösung der selbst gemachten Probleme der Gesundheitsreligion ist vor allem, dass niemand genau weiß, wie lange er persönlich noch innerhalb der Grenze liegt. Die Grenze ist ja auch variabel und Sie erinnern sich, lieber Leser: Ihre Antwort auf die Frage, ob Sie eigentlich im Moment gesund sind, blieb gefährlich unbestimmt. Aber das bleibt unter uns. Ohnehin ist uns inzwischen auf unseren Wanderungen durchs Aachener Klinikum und zuletzt durch die finanziellen und ethischen Katastrophen der Entwicklung des Gesundheitswesens die Lebenslust etwas abhanden gekommen. Wenn man sich immer konkreter mit dem Gedanken befassen muss, wie man sich und seine Lieben vor den rabiaten Auswirkungen der Gesundheitsreligion schützen kann, ist Schluss mit lustig. Der Wind weht rau. Gegen die „Ethik des Heilens" haben ethische Gründe kaum noch eine Chance. Als bei der deutschen Debatte über das Transplantationsgesetz Politiker grundsätzliche und differenzierte Bedenken anmeldeten, hirntoten Menschen das Menschsein abzusprechen, begegneten ihnen einige renommierte Transplantationschirurgen mit der kurzen Bemerkung, wenn das so nicht ins Gesetz komme, würden sie ihre Skalpelle niederlegen. Die Bundestagsabgeordneten hatten dann keine wirklichen Fragen mehr. Immerhin gereicht es den christlichen Kirchen zur Ehre, in jüngster Zeit zunehmend die nüchternen Einsichten der modernen Wissenschaft gegen die religiösen Schwärmereien der Gesundheitsreligion in Schutz genommen zu haben. Insbesondere katholische Bischöfe haben dezidiert gegen eine totalitäre Gesundheitsideologie Stellung bezogen. Die Antwort darauf war brillant: Die katholische Kirche, teilte man respektvoll mit, sei durchaus in sich konsequent mit ihren Bedenken. Ende der Durchsage. Im Klartext hieß das: Die katholische Kirche denkt nicht in den Plausibilitäten der Gesundheitsreligion, daher sind ihre Hinweise geradezu notwendigerweise nicht systemkonform und folgerichtig nicht zu verwerten. Das ist souveräne Toleranz einer selbstgewissen und unangefochtenen Staatsreligion gegenüber abweichenden, exotischen religiösen Traditionen.

4. Die Abschaffung des Menschen zugunsten der Gesundheit – der Bilderkult

Inzwischen strebt die Gesundheitsreligion ihrem absoluten Triumph zu, nämlich der Abschaffung des Menschen zugunsten der Gesundheit. Die Rede ist von der Hirntransplantation. Auf den ersten Blick geht es einfach um das Übliche. Lebende Hirnsubstanz von abgetriebenen Kindern wird verwendet, um zum Beispiel Parkinson-Patienten bei ihrer schweren Erkrankung zu helfen. Die Erfolge sind zwar bisher spärlich, zum Teil gab es schon katastrophale Nebenwirkungen, aber der Gedanke erscheint ausgesprochen nahe liegend: Einige Gehirnzellen von Parkinson-Kranken, die wichtige Stoffe produzieren, sind definitiv ausgefallen. Embryonale Hirnzellen können diese Substanzen aber bereitstellen, also werden sie in das kranke Gehirn verbracht. Dass das nur geht, weil andere Menschen, Embryonen, getötet werden, ist mit den üblichen Strategien der „Ethik des Heilens" (s.o.) vergessen zu machen. Aber ein anderes, ganz unheimliches Problem wird sicherheitshalber gar nicht recht diskutiert. Wir wissen heute, dass alle Zellen des Gehirns vielfach verschaltet sind und es daher keine streng abgegrenzte Parkinson-Region gibt. Auch die Zellen dieses anderen Menschen werden so mitverschaltet. Nicht die Frage: „Was passiert hier?" – Heilung eines Parkinson-Kranken – ist unheimlich, sondern die Frage: „Wer ist das nach der Operation?" Man könnte sich für den Personalausweis pragmatisch darauf verständigen, dass der Name dessen gewählt wird, der am meisten Hirnsubstanz beisteuert. Das ist jedenfalls bei der Parkinson-Behandlung der Parkinson-Kranke. Das Problem ist damit aber nicht gelöst, denn für die Identität ist die Quantität nicht von Belang. Im Gehirn existiert ein Zentrum, das für das Lächeln zuständig ist. Es gibt Krankheiten, bei denen das Lächeln verloren geht. Theoretisch wäre das eines Tages durch Hirntransplantation zu beheben. Großartig! Oder vielleicht doch nicht? Hier ist nicht bloß der Mensch, sondern die Identität des Menschen verändert. Der Hirnforscher Detlev B. Linke hat es auf die Frage gebracht: „Wer lächelt dann hier eigentlich?"

Lächeln Sie eigentlich im Moment, lieber Leser? In der Tat, wir sind gerade bei den Aspekten der Gesundheitsreligion unter dem Stichwort: Schluss mit lustig! Die ganz offensichtlich unaufhaltsame Entwicklung der Hirntransplantation zeigt es: Die Gesundheitsreligion frisst ihre Kinder. Der zu heilende Mensch wird weggeheilt. Nach der Operation gibt es ihn nicht mehr. Da ist nun ein anderer, ein gesunder.

Dennoch geschehen solche Operationen bereits – allerdings noch mit äußerst geringer Hirnmasse – und sie haben sicher Zukunft. Grund dafür ist, dass die Gesundheitsreligion eine Religion der heiligen Bilder ist. Die Ikonen des Gesundheitskults sind Filme mit einem Bildvergleich vorher/nachher. Sollte eines Tages durch Transplantation von Hirngewebe die parkinsonsche Erkrankung erheblich gebessert werden und ein Film die frappanten Besserungen zeigen – vor der Operation erstarrte Patienten, danach lockere Menschen, die sich anschicken, ihr Leben zu genießen –, wird jede kritische Nachfrage bezüglich der Identität dieser lockeren Menschen nur noch abwegig bis zynisch wirken. Identität hat keine Bilder, ein Embryo übrigens auch nicht. Es ist nicht wie bei der Kernenergie, wo die Risiken Bilder haben – Tschernobyl zum Beispiel –, aber die Erfolge nicht. Elektrischen Strom kann man nicht zeigen. In der Medizin haben vor allem die Erfolge Bilder. Auf diese Weise werden sich auch andere Probleme in Bilder auflösen. Die Debatte über das Klonen von Menschen wird mutmaßlich dann beendet sein, wenn ein Bild des ersten geklonten Babys durch die Medien geht. Wer angesichts des Bildes eines pausbackigen, süßen kleinen Menschenkinds noch die Frage diskutieren will, ob es dieses Kind eigentlich hätte geben dürfen, wird bestenfalls als lebensfremd, schlechtestenfalls als menschenverachtend dastehen. Das Bild wird de facto die Debatte beenden. Die Herstellbarkeit der Gesundheit und die Herstellbarkeit des Menschen im Bild festgehalten, das ist die Monstranz der Gesundheitsreligion, das Gestalt gewordene Allerheiligste.

IV. Der Arzt als Totengott

Die Hohepriester des Gesundheitskults, die der staunenden, anbetenden Welt diese Bilder zeigen, sind die Ärzte. Sie kamen bisher eher als Objekte der Gesundheitsreligion vor. Wie es ihnen persönlich bei dem ganzen Trubel geht, war noch kein Thema. Und sie sind auch eher Getriebene als Treibende. Es wäre eine geradezu rührende gesundheitsfromme Überschätzung der Ärzteschaft, wollte man annehmen, sie steckte hinter alledem. Als wenn die Priester die Religion machen würden! Das ist ein atheistisches respektive klerikalistisches Ammenmärchen. Die Ärzte sind, wie wir schon sahen, die Projektionsgestalten einer gewaltigen, gesundheitsreligiösen Heilssehnsucht und diese Rolle ist gefährlich. Denn was immer sie tun, sie können diese Erwartungen letztlich nur enttäuschen.Und bei Nichterfüllung – Klage.

1. „Ich leide unter chronischer Differenzialdiagnose"

Schon die Einweisung ins Krankenhaus ist für den Arzt eine schwierige Entscheidung, denn eine solche Einweisung ist ein nebenwirkungsreicher Vorgang. Heilung ist hier nie gewiss, das Heil unmöglich, sicher aber ist, dass jeder Krankenhausaufenthalt Leid verursacht. Damit sind nicht nur die Infektionen gemeint, die man sich im Krankenhaus zuziehen kann. Die Krankenhaussoziologie weiß, dass allein der Tagesablauf in vielen Krankenhäusern ungewöhnlich lästig ist. Institutionelle Zwänge führen dazu, dass Krankenhauspatienten etwa auf den Stand von Zwölfjährigen zurückgeworfen werden: Morgens pünktlich aufstehen („Wie haben wir denn geschlafen?"), immer alles aufessen („Sie müssen mehr essen, Herr Müller!"), abends pünktlich ins Bett gehen (um etwa 21 Uhr die freundliche, aber gebieterische Bemerkung der Nachtschwester: „Brauchen Sie noch etwas? Schlafen Sie gut!"). Versuchen Sie es mal mit der Bemerkung: „Ich geh' noch mal eben in die Disco!" (Für Zwölfjährige undenkbar, und dazu noch mitten in der Woche, wo doch Schule ist.) In diesem Fall werden Sie eine Ausnahme der sonst so humorlosen Gesundheitsreligion erleben. Man wird das sofort als Scherz erkennen, etwas gequält lachen und die Tür noch bestimmter schließen als sonst. Niemand würde sich andernorts im Ernst herausnehmen, dem jungen, aufstrebenden, Krawatte tragenden Bankmanager einen Discobesuch zu verwehren, und für die Untersuchungen am nächsten Tag wäre das überhaupt nicht störend. Trotzdem – undenkbar!

Erhebliche Einschränkungen der Lebenslust verordnet der ins Krankenhaus einweisende Arzt also in jedem Fall. Dennoch erscheint die Einweisung in vielen Fällen unumgänglich. Nicht unbedingt, weil sie medizinisch notwendig ist. Der erfahrene Hausarzt konnte zumeist sehr wohl abschätzen, ob eine Symptomatik so gefährlich war, dass das eine weitergehende Diagnostik und Therapie erforderlich machte. Er berücksichtigte dabei vor allem, ob solche Maßnahmen Erfolg versprechend waren. Heute stehen immer öfter juristische Überlegungen im Vordergrund. Sicherheitshalber sollte man diese und jene Untersuchung noch machen, „aus forensischen Gründen", wie es dann heißt, also um eventuelle gerichtliche Unbill zu vermeiden. Man erwartet bei der Untersuchung keine auffälligen Ergebnisse, aber wenn man sie nicht macht, kann Ärger drohen. Auch im Krankenhaus, das nach Überweisung die Verantwortung übernimmt, steht der Richter inzwischen im Geiste immer mit im Raum. Ich habe in meiner Ausbildung erlebt, wie ein Patient mit banalen Bauchschmerzen ohne Einweisung vorbeischaute. Eigentlich hätte man ihn ohne weiteres wieder nach Hause schicken können, aber da fragte irgendein Student im Aufnahmeraum laut: „Könnte das nicht vielleicht eine Appendizitis sein?" Die Augen des zuständigen Aufnahmearztes wanderten, begleitet von einem leisen Stöhnen, an die Decke. Eine Appendizitis, also eine „Blinddarmentzündung", konnte man mit völliger Sicherheit durch einfache Untersuchung nicht ausschließen. Alle hatten die „Verdachtsdiagnose" gehört, ein Risiko wollte der Arzt nicht eingehen, also nahm er den Patienten auf. Am nächsten Tag wurde der Patient wieder entlassen. Er hatte halt nur banale Bauchschmerzen gehabt. So etwas ist inzwischen kein seltener Fall mehr. Diese Entwicklung führt zu einer nahezu unbeschränkten Ausschlussmedizin: Bei einem mehr oder weniger gesunden Patienten, der über ein mildes, aber recht diffuses Symptom klagt, werden immer weitere Untersuchungen gemacht. Die hohe Anzahl der Untersuchungen führt irgendwann naturgemäß, wie wir schon sahen, zu einem pathologischen Wert. Dem geht man dann weiter nach. Viel Klarheit wird dadurch nicht gewonnen. Dem Patienten nützt es auch nichts, er ist sogar der eigentlich Leidtragende dieser unsinnigen Diagnostik. Ein Patient soll einmal lapidar festgestellt haben: „Ich leide unter chronischer Differenzialdiagnose." Man braucht mehr Erfahrung und fachliche Sicherheit, eine Untersuchung zu unterlassen als sie vorzunehmen. „Die ärztliche Kunst vollendet sich in der Zurücknahme ihrer selbst und in der Freigabe des anderen", sagt Hans Georg Gadamer. Doch juristisch gesehen ist es allemal besser, wenn man „etwas gemacht" hat als wenn man „nichts gemacht" hat. Auf ganz sicherem Weg ist der Arzt damit aber auch nicht. Eine nicht angebrachte Untersuchung stellt im Grunde eine Körperverletzung dar und kann ebenfalls zu Schadensersatzforderungen führen. Allerdings erheblich seltener.

Natürlich gibt es berechtigte Kunstfehlerprozesse, aber die Zunahme juristischer Auseinandersetzungen hat im Wesentlichen mit der religiösen Aufladung des Gesundheitsbereichs zu tun. Wenn das Heil nicht im Jenseits, sondern im Diesseits erreicht werden soll und wenn Gesundheit das höchste Gut ist, dann ist einerseits jede Bemühung um die Gesundheit dringend geboten, andererseits aber jeder Fehler, der dabei unterläuft, nie wieder gutzumachen und absolut unverzeihlich. In den USA führen Kunstfehlerprozesse zu horrenden Millionenentschädigungen. In Europa wirkt das – noch – befremdlich, aber der Aufstieg der Gesundheit zum höchsten Gut hat in einer Welt, die in Geldwert denkt, naturgemäß höchste Preise zur Folge, wenn der Gesundheit Abbruch getan wird. Im Grunde ist sogar jeder Millionenbetrag ein Kompromiss. Die eigentlich angemessene Entschädigung wäre unendlich hoch. Selbst die Einschränkung der Schönheit bei einer Operation dadurch, dass der Bauchnabel um ein Geringes verlagert wurde, führte in Amerika zu Millionenzahlungen. Man hat schließlich nur ein Leben und nur einen Körper.

Der Arzt gerät damit in eine schwierige Lage. Ihm wird eine völlig unmäßige und in ihrer religiösen Übersteigerung unbegründete Hoffnung, ja Verehrung entgegengebracht – Ärzte gehören immer noch zu den angesehensten Berufsgruppen. Andererseits ist jedes Versagen des „göttlichen" Arztes im Arztbild des Patienten gar nicht vorgesehen, ist daher unentschuldbar und wird mit unerbittlicher Heftigkeit verfolgt. Bei alldem muss erneut festgehalten werden, dass kein Arzt, der noch seine Sinne beieinander hat, selbst diese lebensgefährliche Götterrolle sucht, sie wird Ärzten in der Regel aufgedrängt. Der Widerstand der Ärzte kann allerdings etwas variieren.

Sie müssen nämlich zunehmend Gesichtspunkte berücksichtigen, die ihnen früher eher fremd waren. Ärzte haben Marktwert und es herrscht durch die so genannte Medizinerschwemme ein erheblicher Konkurrenzdruck. Bei aller religiösen Wertschätzung der Halbgötter, es gibt deren inzwischen ziemlich viele. Zwar expandiert der Markt und das Angebot schafft auch Nachfrage, doch sind die Ärzte in der misslichen Lage, dass man in vielen Ländern auf die Idee gekommen ist, ihnen die Verantwortung für die finanzielle Sanierung des auf diese Weise ganz sicher nicht sanierbaren Gesundheitswesens zuzuschanzen. So entsteht bei der höheren Bevölkerungsdichte im ärztlichen Wildgehege und bei gleich bleibendem oder sogar sinkendem Unterhalt eine ungemütliche Atmosphäre. Das traditionelle Prinzip respektvoller ärztlicher Kollegialität gerät immer mehr ins Wanken. Jene noch bisweilen nostalgisch beschworenen kultivierten Idyllen weichen merkbar den rigorosen Üblichkeiten des naturwüchsigen Kampfs ums Überleben. Da kann im kollegialen Gerangel der Widerspruch gegen die eigene Vergöttlichung manchmal auch aus Marktgründen etwas weniger überzeugend ausfallen.

2. Über ärztliche Schlafproduktion

Den Patienten bleiben die Menschlichkeiten im Götterhimmel nicht verborgen. Instinktiv nutzen sie diese Lage. „Sie wissen ja, Herr Doktor, ich schlafe immer so schlecht. Ich hatte Sie mal um ein Schlafmittel gebeten. Das hatte aber nicht den durchschlagenden Erfolg, den ich mir erhofft hatte. Schlaf ist für mich wahnsinnig wichtig. Und da hat nun mein Nachbar von seinem Arzt ein Schlafmittel verschrieben bekommen, mit dem er sofort einschläft." Diese sorgfältig gewählten Bemerkungen sind eine höflich, respektvoll und ungemein freundlich formulierte Erpressung. Sie besagen im Klartext: Wenn Sie mir dieses Mittel nicht verschreiben, dann gehe ich eben zu Ihrem Kollegen. Früher war die Lage klar: Dann soll er doch zum Kollegen gehen! Ich verschreibe ihm kein Mittel mit Abhängigkeitspotential! Heute ist die Situation verwickelter. Zum einen ist es eine erfreuliche Emanzipation der Patienten, auch Alternativen zu suchen. Ärzte müssen sich für ihr Handeln mehr rechtfertigen als früher. Das ist gut so. Aber gerade das genannte Beispiel zeigt zum anderen ein gravierendes Problem: Der Patient tritt an den Arzt heran mit der Grundauffassung der Gesundheitsreligion, Gesundheit sei etwas Herstellbares und gesunder Schlaf daher auch.

Gerade gesunder Schlaf hat aber eine besondere Eigenart: Er entzieht sich der Herstellbarkeit. Im Gegenteil, schon die wirksame Idee, dass es wichtig sein könnte, ihn herzustellen, reicht aus – um ihn zu zerstören. Es ist eine besonders hinterlistige Art, jemandem Böses anzutun, indem man ihm suggeriert, Schlaf sei wichtig. Was nun geschieht, ist absehbar: Dieser Mensch legt sich abends ins Bett mit dem Gedanken: „Schlaf ist wichtig." Naturgemäß ist es ihm nun ein besonderes Anliegen zu beobachten, ob und wann er einschläft. Damit versucht er, etwas zu tun, was nicht möglich ist: Er versucht, mit aufmerksamem Bewusstsein zu beobachten, wie er das Bewusstsein verliert. Nach etwa einer halben Stunde stellt er fest, dass er immer noch nicht eingeschlafen ist. Das beunruhigt ihn, denn „Schlaf ist wichtig", der Blutdruck steigt, der Puls steigt, jetzt kann er erst recht nicht einschlafen. Die Nacht wird grausam. Denn das Nichtschlafenkönnen passiert nicht einfach, es geschieht vielmehr mit dem ständigen, quälenden Kommentar: „Schlaf ist wichtig – und ich kann nicht schlafen." Man hat dagegen die Methode der so genannten paradoxen Intervention angewandt. „Bitte sorgen Sie dafür, dass Sie nach dieser schlaflosen Nacht in der nächsten Nacht nicht schlafen. Legen Sie sich einfach aufs Bett. Dieses Ruhen reicht völlig aus, damit sich der Körper regeneriert. Aber, wie gesagt, schlafen Sie nicht ein, damit der natürliche Schlafrhythmus wiederhergestellt werden kann." Nicht selten schläft der Patient dann tief ein. Bewusst schlafen zu wollen, funktioniert nicht, bewusst wach bleiben – müde, in einem dunklen Zimmer mit nichts, das einen ablenkt – funktioniert auch nicht sehr gut. Und die ultimative Forderung, Schlaf „immer" chemisch herzustellen, ist der sicherste Weg in die Medikamentenabhängigkeit.

Was hier am Beispiel des Schlafs durchgespielt wurde, gilt auch für andere spontan funktionierende Erfreulichkeiten einer lebenslustigen Existenz. Will man sie mit aller Gewalt herstellen, zerstört man sie. Der große österreichisch-amerikanische Psychotherapeut und Kommunikationsforscher Paul Watzlawick nennt das die „Sei-spontan-Paradoxie". Das sind die konkreten, sehr unangenehmen Nebenwirkungen der Gesundheitsreligion. Opfer dieser hemmungslosen Forderung nach der Herstellung von dem, was man für Gesundheit hält, sind im Letzten die Hohepriester dieser Religion selbst, die Ärzte. Denn das Nutzen der Marktgesetze im Gesundheitswesen überträgt zugleich die Risiken der Konsumgesellschaft auf die Gesundheitsgesellschaft. Und so konsumiert man schließlich auch die Ärzte. Das immer schnellere Wandern von einem Arzt zum anderen, das so genannte Krankenhausshopping, das Patienten durch zahllose Krankenhäuser treibt, das Phänomen der Koryphäenkiller, die bewusst oder unbewusst den Heilbringern des Gesundheitskults nachweisen, dass auch sie alle nichts taugen, das sind kostspielige, nervenaufreibende und sogar für die Patienten selbst anstrengende Symptome einer überkochenden Luxusmedizin.

3. Die Galle von Zimmer 5 ist ein Mensch – ganzheitlich in die Sackgasse

Was im Einzelnen die Projektion auf den Arzt als sakrale Gestalt, das ist institutionell die Projektion auf das Krankenhaus als sakrale Einrichtung. Architektonische Aspekte der Kathedralen des 20. Jahrhunderts wurden bereits besprochen. Damit sind aber auch inhaltliche Erwartungen verbunden. Es ist Mode geworden, das „ganzheitliche" Krankenhaus zu fordern. Nicht nur körperliche Leiden solle das Krankenhaus im Blick haben, sondern der ganze Mensch mit Leib und Seele müsse im Mittelpunkt stehen. Es dürfe nicht mehr von der Galle von Zimmer 5 die Rede sein. Es sei Herr Müller von Zimmer 5, mit all seinen Leiden und Nöten und eben auch mit seinem Gallenproblem. Das klingt außerordentlich gut, ist inzwischen festredentauglich und gehört zu den unwidersprochenen Glaubenssätzen der Gesundheitsreligion. Zugleich klagt man über die zunehmende Apparatemedizin, die den menschlichen Aspekt im Krankenhaus immer weiter zurücktreten lasse. Nicht dem Menschen werde gedient, sondern die Apparate würden bedient, nicht die Sorge um den Menschen, sondern die Versorgung von Krankheiten stehe im Vordergrund. Schuld daran seien jedenfalls die anderen. Je nachdem wo die Festrede gehalten wird, sind das die nur aufs Geld schauenden Krankenkassen, die nur auf Interessengruppen starrenden Politiker, die nur auf den technischen Fortschritt achtenden Krankenhausträger o. Ä. Man müsse also diese verhängnisvolle Entwicklung zurückdrehen, den Menschen wieder in den Mittelpunkt stellen, eben das ganzheitliche Krankenhaus schaffen. Klingt alles wunderbar, ist gewiss auch gut gemeint – ist nur leider völlig abwegig. Weiß im Grunde auch jeder, tut nämlich keiner, sagen aber trotzdem alle. Denn hinter dem Wort vom ganzheitlichen Krankenhaus steht letztlich die Vorstellung von der gesundheitsreligiösen Heilsanstalt, die eben nicht nur Heilung von irgendwelchen Krankheiten bewirken, sondern irgendwie so etwas wie das Heil des Menschen produzieren kann. Je pathetischer die Festrede, desto sakraler diese Zielformulierung, desto unerreichbarer, transzendenter das Ziel. Aber dann doch wenigstens Goethe: „Wer immer strebend sich bemüht, den können wir erlösen." Ende, Beifall – von allen: Krankenkassenvertretern, Politikern, Krankenhausträgervertretern etc. Dann Buffet: „Schöne Ansprache ... sehr tief gehend ... sehr bedenkenswert ..." Auffälligerweise aber keine irgendwie kontroverse Diskussion. Denn der Festredner hat eindeutig den gesundheitsreligiösen Bereich betreten. Hier herrscht strenger Blasphemieschutz. Jede kritische Bemerkung zur Festrede hätte die üblichen Reaktionen auf Gotteslästerung zur Folge. Und man weiß, was sich gehört. Allerdings, konkrete Folgen hat die Rede kaum. Das wird auch toleriert. Ermöglicht es doch bei der nächsten Feierstunde wieder ein deutliches, mutiges und klares Wort zum ganzheitlichen Krankenhaus.

Lieblingsobjekt der Kritik sind dabei übrigens die Chirurgen, jene Berufsgruppe, die sich professionell mit der „Galle von Zimmer 5" befasst. Sie stehen im Ruf, die Kommunikation mit anderen weitgehend auf die Methode zu beschränken, die sie souverän beherrschen: mit Messern in bewusstlose Menschen hineinzuschneiden. Wie im Tierreich, so gibt es auch unter Ärzten „natürliche Feinde". Der natürliche Feind des Chirurgen ist der Psychiater, der natürliche Feind des Psychiaters ist der Chirurg. Chirurgen gehen davon aus, dass Psychiater sich von ihren Patienten nur durch den Kittel unterscheiden, und Psychiater wähnen, dass Chirurgen mit der Tätigkeit des Kleinhirns auskommen, denn das Kleinhirn ist für die Koordination der Bewegungen zuständig. Alles Unsinn natürlich. Wenn aber solche Vorurteile einmal vorliegen, bestätigen sie sich immer wieder – im Sinne von sich selbst erfüllenden Prophezeiungen.

Als ich Assistenzarzt in einer psychiatrischen Abteilung war, gab es einen außerordentlich netten und kompetenten chirurgischen Kollegen im Haus, der aber ungewöhnlich einsilbig war. Er war nämlich zusätzlich noch Westfale. Chirurgen sagen wenig, Westfalen fast nichts und daher sind chirurgische Westfalen so gut wie sprachlos. So auch dieser Kollege. Eines Tages rief er mich im Dienst an. Schon das überraschte mich. Ich solle mal schnell kommen, er habe da einen Patienten, mit dem müsse geredet werden. Meine besorgte Nachfrage, ob der Kollege eine Aphasie (Sprachstörung) habe, wurde nicht beantwortet. Im Aufnahmeraum erkannte ich das Problem: Dort saß ein ziemlich betrunkener Rheinländer, der auf die knappe Bemerkung des Kollegen: „Sie müssen operiert werden", „Nein", gelallt hatte. Sofort war der Patient dann aber bereit, sich auf nähere Erklärung hin zur Beruhigung des Chirurgen operieren zu lassen. Rheinländer neigen zur Gutmütigkeit.

An dieser Stelle wäre typischerweise der ganzheitliche Chirurg zu fordern. Doch gerade dies soll hier nicht geschehen. Ich möchte den Kollegen vielmehr verteidigen. Er war nämlich chirurgisch außerordentlich kompetent, ich hätte mich selbst von ihm ohne weiteres operieren lassen. Er redete eben nur wenig. Nehmen wir einmal an, ich würde ins Krankenhaus eingeliefert zu einer Operation der Gallenblase. Am Abend vor der Operation käme der operierende Chirurg. Er würde sich zu mir ans Bett setzen und mir mitteilen, wie sehr er mit mir fühle. Eine Operation sei doch immer ein in jeder Hinsicht einschneidendes Ereignis, man sei ganz auf die Kompetenz anderer Menschen angewiesen, könne selbst gar nichts machen, sei ja in Narkose und auch die Narkose sei bekanntlich nie ganz risikolos ... Man würde gegebenenfalls in der Nacht vor der Operation schlecht oder gar nicht schlafen. Er jedenfalls lege immer Wert darauf, dass seine Patienten wüssten, dass er mit jedem Patienten ein Stück weit mit leide, denn jeder Patient sei für ihn ein unverwechselbares Individuum, ein Mensch mit allen Höhen und Tiefen einer ganz besonderen Lebensgeschichte, der diese Gallenoperation jetzt nur noch einen weiteren Aspekt hinzufüge. So sei auch jene Gallenoperation nicht irgendeine sterile Routine, sondern sie füge sich ein in einen ganz spezifischen, ganzheitlichen lebensgeschichtlichen Kontext etc. etc. etc. Gesetzt den Fall, dieser Chirurg würde noch etwa zwanzig Minuten fortfahren, auf diese Weise mit mir zu reden und dann nach Hause gehen, ich würde sofort meinen Koffer packen und das Krankenhaus verlassen. Ich würde ihm vielleicht noch eine Karte schreiben, in der ich ihm für seine persönliche Mühe danken würde. Aber ich würde mich von diesem Chirurgen wahrscheinlich nicht operieren lassen – ganz einfach, weil ich die Sorge hätte, dieser irgendwie rührende Mediziner würde am nächsten Tag vor lauter Ergriffenheit meine Gallenblase nicht treffen, die bekanntlich ziemlich klein ist. Was die Chirurgie angeht, bin ich sehr gerne „die Galle von Zimmer 5" – dann bin ich wenigstens sicher, dass mir die Kollegen die Gallenblase herausnehmen und nicht, was vorkommen soll, aus Versehen irgendwelche anderen Organe.

    Man darf das Krankenhaus nicht mit Aufgaben betrauen, für die es nicht geeignet ist. Es ist nun einmal keine Heilsanstalt für ganzheitliches Heil. Gerade ein gutes Krankenhaus wird seriöserweise nicht behaupten, so etwas zu sein. Es ist schon viel erreicht, wenn es ein gutes Dienstleistungsunternehmen ist, das die Freiheit der Patienten nicht unnötig einschränkt, einen gewissen Service zur Verfügung stellt und über möglichst nette, vor allem aber kompetente Fachleute verfügt, die auf dem neuesten Stand ihrer Fachgebiete sind. Um Heilung von Krankheiten muss es dem Krankenhaus gehen, nicht um das Heil. Gewiss darf die Apparatemedizin nicht die Herstellbarkeit von Gesundheit suggerieren. Gewiss muss man der unangenehmen Entwicklung begegnen, dass im Krankenhaus jeder nur noch seiner hoch differenzierten Spezialaufgabe nachgeht und das Ganze, den Menschen, um den es geht, aus dem Blick verliert. Man muss demnach zweifellos der psychischen Situation des Patienten und demzufolge der Bedeutung menschlicher Zuwendung und Sorge wieder mehr Aufmerksamkeit schenken. wenn ich aber blutüberströmt auf der Kreuzung liege, dann hoffe ich nicht auf einen gesprächsbereiten Notarzt im Wohnwagen, der mir tiefes Verständnis entgegenbringt nach dem Motto: „Ich verstehe wohl richtig, dass Sie Schmerzen haben." Dann wünsche ich, ja dann verlange ich einen kompetenten Kollegen mit hoch technisiertem Rettungswagen, am besten jenen westfälischen Chirurgen, der nicht viel oder sogar gar nichts sagt und – mich repariert, ja repariert! Ich wünsche da „Apparatemedizin", möchte „an Schläuchen hängen", nötigenfalls „mit Medikamenten ruhig gestellt" werden. Ich vermute, die meisten werden ebenso denken. Im Notfall ist sie dann nämlich plötzlich wieder hoffähig, die viel gescholtene Apparatemedizin. Dennoch: Ganzheitlich ist sie nie. Gesundheit kann sie nicht herstellen. Für religiöse Verklärung ist sie komplett ungeeignet.

4. Überforderte Götter – die Lebenslügen der Gesundheitsgesellschaft und ihre Opfer

Der Arzt ist selbst Teil der Gesundheitsgesellschaft. Der göttliche Anspruch, den die Gesellschaft an ihn stellt – in gewiss abgemilderter Form stellt er einen solchen Anspruch auch selbst an sich, als Verpflichtung. Wie kaum eine andere Berufsgruppe sind Ärzte fortbildungsbeflissen, aber auch fortbildungsfrustriert. Denn die medizinische Wissenschaft verdoppelt ihr Wissen zur Zeit etwa alle fünf Jahre. Niemand kann da ernsthaft mithalten. Das löst einen nicht unerheblichen Druck aus. Immerhin könnte gerade letzte Woche im Ausland eine Methode gefunden worden sein, die diesem schwer leidenden Patienten helfen könnte. Aber man hat noch keine Kenntnis davon erlangt und daher erhält der Patient die mögliche Hilfe nicht. Gerade wer als Arzt die gewaltigen Hoffnungen der Patienten erlebt, wird an so einem Gedanken umso mehr leiden. Und selbst wenn er alle Therapieleitlinien kennen würde, bringt es die Eigenart des Arztberufs mit sich, dass der Arzt seine Verantwortung nicht an irgendwelche Leitlinien abgeben kann. Jede ärztliche Entscheidung ist individuell und höchst persönlich. Ärzte haben sich für die göttliche Heilsbringer-Rolle nicht beworben. Dennoch haben sie den unbestimmten Eindruck, ihr irgendwie gerecht werden zu müssen. Und sie erleben schmerzlich, dass das nicht geht. Wie in kaum einem anderen Berufsbereich kontrastiert die Erwartung der Hilfesuchenden nach endgültigen, wahren und heilbringenden Maßnahmen mit der beunruhigenden Gewissheit der Helfer, dass ihre Entscheidungen außerordentlich vorläufig, niemals wahr und allenfalls heilend sind.

Hier herrscht also ein ständiges Missverständnis zweier Partner über wesentliche Aspekte ihrer Beziehung. In einer Lebenspartnerschaft würde das zu dauernden komplizierten Verwicklungen führen. Beim Verhältnis zwischen Arzt und Patient ist der Kontakt seltener, daher auch die Verwicklung nicht so dramatisch. Da dieses Missverständnis den Beteiligten nicht ausdrücklich bewusst ist, besteht für den Arzt auch immer wieder die Gefahr, zeitweilig die abwegigen Projektionen der Patienten zu bedienen. So entsteht eine in gewisser Weise stabile pathologische Beziehung. Kollusion hat der Paartherapeut Jürg Willi derartige Partnerschaftsarrangements genannt, bei denen die unbewussten Irrwege beider Seiten so ineinander passen, dass man zwar leidet, aber sich doch irgendwie wechselseitig braucht.

1993 gab es in Deutschland eine Kampagne der Zahnärzte und dann auch der anderen Ärzte, um in der Öffentlichkeit zu erklären, dass die Ärzte zu wenig verdienen. Die Angelegenheit eskalierte. Die Ärzte überzogen ihre Aktion, so dass ihr öffentliches Image bereits Einbußen erlitt. Daher startete man eine Goodwill-Kampagne mit dem Motto: „Auch jetzt lassen wir keinen im Stich." Das war noch ganz nachvollziehbar und wahrscheinlich auch erforderlich. Die unbeabsichtigte Offenbarung war das dafür werbende Foto: Eine große Männerhand hält am kleinen Finger die Hand eines Kleinkinds, für das dieser kleine Finger schon fast zu groß ist. Wer da die Rolle des Arztes hat und wer die Rolle des Patienten, ist sofort klar. Dass so etwas mit einem Dienstleistungsverhältnis zwischen erwachsenen Partnern nichts zu tun hat, ist ebenso evident. Ein atavistisch-patriarchales Klischee hat sich hier Ausdruck verschafft. Papa wird's schon richten. Oder doch besser Gott? Denn es geht ja nicht nur um die väterliche Begleitung durch dieses Leben mit einigen guten Ratschlägen. Die Gesundheitsreligion will mehr, viel mehr. Es geht ihr um das ewige Leben, um den Sieg über den Tod, um Unsterblichkeit.

Und an dieser Stelle richtet sich das Bild des Arztes noch einmal mächtig auf. Es bekommt die Züge von Osiris, dem ägyptischen Totengott. Der Arzt wird zur letzten geheimnisvoll-unheimlichen Instanz vor Leid und Tod. Er ist der Charon der griechischen Mythologie, der die Seelen mit dem funkelnden Blick, den Michelangelo ihm verlieh, vom Diesseits ins Jenseits über den Styx befördert, ins schattenhafte Reich des Vergessens, dem jede Lust und jedes Leben fremd sind. Alle Religionen der Welt kennen diese Letztinstanz vor dem Einzug in die Ewigkeit. Der Gesundheitsreligion, die ihre ganze Dynamik in der Geschäftigkeit des alltäglichen Gesundheitsbetriebs verbraucht, ist nichts Besseres eingefallen, als ihre allzuständigen Götter, die Ärzte, auch an diese Stelle zu setzen. Aber sie sind dafür völlig ungeeignet. Was weiß schon ein junger Assistenzarzt über den Tod und erst recht über das Sterben! Der Tod ist keine Krankheit, er ist eine existenzielle Erfahrung. Da weiß die alte Frau, die das Elend des Kriegs und die Entbehrungen der Nachkriegszeit miterlebt hat und die in diesen Zeiten viele Menschen, auch Menschen, die ihr sehr nahe waren, hat sterben sehen, mehr, unendlich viel mehr. Der Assistenzarzt kennt einige Todeszeichen, Leichenflecken, Leichenstarre und so weiter. Über den Tod selbst sagt das nichts.

In Deutschland gab es, wie schon erwähnt, eine ausführliche Diskussion über die Frage, ob der Hirntod der Tod des Menschen sei. Vor allem die Transplantationschirurgen hatten ein Interesse an klaren Verhältnissen. Sie dekretierten einfach, was der Tod sei, das zu bestimmen sei Sache der Ärzte. Dabei ist die Definition des Todes eine Sache des Menschenbilds. Wenn jemand wie Peter Singer den Menschen über seine aktuellen geistigen Fähigkeiten definiert, dann ist der definitive Ausfall dieser Fähigkeiten konsequenterweise identisch mit dem Tod des Menschen. Damit ist der Hirntod eindeutig der Tod des Menschen. Wenn aber in der christlich-abendländischen Tradition die Seele das Lebensprinzip des Organismus in seiner funktionellen Ganzheit ist, dann ist der Hirntod eben nicht so ohne weiteres mit dem Tod des Menschen identisch. Denn der Organismus des Menschen kann auch nach eingetretenem Hirntod mit geeigneter Unterstützung weiterleben, ist sogar zeugungsfähig und kann noch eine Schwangerschaft austragen. Ob der Hirntod vorliegt, das festzustellen ist Sache des Arztes. Ob der Hirntod der Tod des Menschen ist, dazu hat die Medizin keine Fachkompetenz.

Es sagt viel über die Menschlichkeit einer Religion, wie man in ihr stirbt. Die Gesundheitsreligion lässt ihre Anhänger erbärmlich zugrunde gehen – schnell abgeschoben ins Einzelzimmer oder ins Badezimmer. Es ist fast ein wenig wie beim überhasteten Abzug der Amerikaner aus dem vom Vietkong eroberten Saigon. Jeder weiß, dass das Ende unvermeidlich ist, aber man ist dennoch nicht vorbereitet, man hat es nicht wahrhaben wollen und so wird in kopfloser Hektik improvisiert. Gewiss, die allgemeine Kritik an der Art, wie Menschen in Hospitälern ihre letzten Lebensstunden verbringen müssen, hat zu Änderungen im Krankenhaus geführt. Die liegen aber zumeist bloß an der Oberfläche. Man stattet die Einzelzimmer ein wenig besser aus: solider Abschiedszimmerstil, vielleicht sogar unter Nutzung von Symbolen der Altreligionen. Aber an der Situation des Sterbenden im Krankenhaus ändert das nichts. In den Heiligtümern der Gesundheitsreligion, den stolz aufragenden Krankenhäusern, ist das Sterben letztlich das katastrophale Scheitern des ganzen Projekts, die undankbare Beleidigung für alle rastlosen Bemühungen, die Panne schlechthin. Und man stirbt dort als Panne. Niemand gibt gerne seine Fehlschläge zu, niemand schaut da gerne hin. Und so ist die Aufenthaltsdauer von Pflegekräften im Zimmer eines Sterbenden und die Aufenthaltsdauer von Ärzten am Bett eines Patienten, bei dem man, wie es so entlarvend heißt, „nichts mehr machen" kann, nachweislich erheblich kürzer als bei anderen Patienten. Manchmal beobachtet man sie sogar direkt, die Aggression gegen den Sterbenden, der das eigene „Versagen" dokumentiert. Gewiss gilt das alles nicht in jedem Fall. Es liegt aber an den utopischen Verstiegenheiten der Gesundheitsreligion, an den hemmungslosen Hoffnungen ihrer Anhänger auf ewiges Leben durch herstellbare Gesundheit, an der kultischen Befriedigung dieser Sehnsüchte durch das Gesundheitssystem, dass für die – sichere – Frustration keine Üblichkeiten ausgebildet wurden. Außer einer – letzten: Bei Nichterfüllung – Klage. Gewiss, der Tote kann nicht mehr klagen. Aber die ihm Nahen können diesen letzten Dienst leisten, denn er ist ja im Krankenhaus gestorben und das ist doch für den Kampf gegen den Tod gebaut. Wenn jemand da stirbt, muss etwas schief gegangen sein. Gegenüber den sonstigen Kunstfehlerprozessen, die zumeist noch Lebenswillen im Kampfeswillen ausstrahlen, haben solche Prozesse oft eine makabre Tönung. Da werden etwa haftungsrechtlich die Kosten für die Beerdigungskleidung der Angehörigen geltend gemacht. Das ist dann das Ende, das endgültige Ende: Der Mensch als Akte bei Gericht, die zuletzt irgendwie abgeschlossen wird.

Die Gesundheitsgesellschaften leisten sich eine gigantische spanische Wand, hinter der mit einem gewaltigen finanziellen Aufwand, der inzwischen alle Grenzen sprengt, die Grenzen des Menschen, nämlich Leiden, Sterben und Tod, verborgen gehalten werden. Diese spanische Wand ist – das Gesundheitswesen. Doch dieses riesige Gebilde hat in jenen Grenzsituationen menschlicher Existenz keinerlei Kompetenz. Noch schlimmer, es ist sogar durch seine eigene unausdrückliche Betriebsideologie, die Gesundheitsreligion, denkbar ungeeignet, wenigstens einigermaßen unbefangen mit solchen existenziellen Lebenslagen umzugehen. Es neigt eher dazu, sie aktiv (durch leer laufende Aktivitäten, die nichts bringen) oder passiv (durch Nichtbeachtung) zu verleugnen. Die Sterilität der Krankenhäuser hat nicht nur hygienische, sondern auch psychologische Gründe. Steril abgepackt scheinen die höchst individuellen Tragödien an den Grenzen der menschlichen Existenz, die sich da abspielen, bloß noch ein Fall von so vielen Fällen zu sein. Diese Notlüge erleichtert die Arbeit. Und das ist somit die einzig wahrnehmbare Leistung des Gesundheitswesens bezüglich dieser Grenzsituationen: das umtriebige Verbergen von etwas, das man näher nicht kennt.

Es hat unterschiedliche Formen des Protests gegen die Anmaßung des Gesundheitswesens gegeben, „letztinstanzlich" für den Tod des Menschen zuständig zu sein. Am lautesten waren diejenigen, die mit Heftigkeit den Tod aus der „Leibeigenschaft der Ärzte" befreien wollten und gegen eine Gesundheitsideologie eine Selbsttötungsideologie setzten. Damit blieben sie freilich im System. Gegen die fixe Idee der Herstellbarkeit der Gesundheit die Herstellbarkeit des Todes zu setzen bedeutet nur, mit anderer Absicht in die gleiche Sackgasse zu fahren. Die Gesundheitsreligion hat diese Bewegung inzwischen, wie oben erläutert, reibungslos integriert. Was einmal emanzipatorisch gemeint war, ist jetzt schon – in den Niederlanden – eine günstige Möglichkeit, der Gesundheitsgesellschaft definitiv Ungesundes definitiv aus den Augen zu schaffen.

Man kann es hin und her wenden, wie man will, die Ergebnisse der Gesundheitsreligion sind desaströs. Ihr flächendeckender zerstörerischer Einfluss wirkt auf jede Form der Lebenslust absolut vernichtend. Aber noch nicht einmal für ein lustloses Leben ist sie besonders hilfreich. Die totale Beanspruchung des ganzen Lebens durch gesundheitsfördernde Maßnahmen nimmt sich aussichtslos aus angesichts der Feststellung, dass nur etwa 10% aller Krankheiten überhaupt durch persönliche Lebensführung beeinflussbar sind, während 20% biologisch vorgegeben und 70% im weitesten Sinne umweltbedingt sind. Und was ist mit der Hoffnung, die der Gesundheitsgläubige aus hohlen Augen und mit gebrochener Stimme äußert, dass durch all die höchst mühsamen Segnungen der modernen Medizin doch wenigstens der Lebensaltersdurchschnitt beträchtlich gestiegen sei? Sogar sie entpuppt sich bei genauem Hinsehen als Trugbild. Die bekannte Altersforscherin Ursula Lehr hat darauf hingewiesen, dass die scheinbar gewaltige Zunahme des Lebensaltersdurchschnitts seit dem 19. Jahrhundert darauf zurückzuführen ist, dass man in die Statistik die horrende Kindersterblichkeit vor der Beherrschung der Wochenbettinfektionen mit einberechnet hat. Das ist zwar formal korrekt, vermittelt aber doch einen falschen Eindruck. Lässt man diesen riesigen Effekt der Wochenbetthygiene weg, bleibt als Ergebnis dessen, was man üblicherweise unter moderner Medizin versteht, eine erheblich geringere Steigerung des Lebensaltersdurchschnitts. Auch das verdient Anerkennung. Je mehr akute Krankheiten freilich erfolgreich bekämpft werden, desto mehr chronische tauchen naturgemäß auf. So verlängert sich durch manche Leistungen der modernen Medizin am Ende des Lebens allenfalls der Schatten der Gesundheitsgesellschaft im Pflegeheim.

Und wie steht es schließlich mit dem Projekt der Herstellung von Unsterblichkeit? Die Sehnsucht danach ist ungebrochen. Kampagnen „gegen den Krebs" haben nach wie vor Konjunktur. Unter wissenschaftlichen Gesichtspunkten ist freilich das Ansinnen, eine Gruppe von Krankheiten unter dem Signum „Krebs" zu bekämpfen, unsinnig. Es gibt ganz verschiedene Erkrankungen, die der Volksmund unter „Krebs" zusammenfasst, und ganz verschiedene therapeutische Strategien dagegen. Mancher „Krebs" ist heute bereits gut heilbar, ein anderer ist nach wie vor eine, wie man sagt, tödliche Erkrankung. „Den Krebs" wird man wohl nie völlig besiegen, denn das Phänomen ist eine Weise pathologischen Alterns von Zellen. Aber um derart nüchterne Bestandsaufnahmen geht es bei Kampagnen „gegen den Krebs" auch nicht. Das Pathos, von dem gerade solche Veranstaltungen getragen werden, lebt letztlich von der Anstrengung aller Kräfte zur Bekämpfung des Todes und von der Sehnsucht nach dem Sieg über ihn. Doch aussichtslos ist dieses Unterfangen. Inzwischen hat man die Hoffnung aufs Klonen gerichtet. Freilich lebt kein Mensch auch nur einen Tag länger, wenn sein eineiiger Zwilling – und nichts anderes ist ein Klon – den eigenen Tod überdauert. Der Klon sieht zwar weitgehend genauso aus, ist aber eindeutig jemand anderes. Die letzte verzweifelte Hoffnung knüpft sich daher in jüngster Zeit an Verfahren, die den Alterungsprozess verlangsamen und damit das Leben verlängern können. Ob das der Lebenslust dienen wird, ist eher zweifelhaft. Mutmaßlich würde in einer solchen Zukunftsgesellschaft ein flächendeckendes, vernetztes, weitgehend automatisiertes Pflegeheimsystem von einigen Inseln mit „Selbstpflegern" unterbrochen. Das wäre dann das schauerliche Ergebnis einer Lebensverlängerung um jeden Preis. Die Apokalypse der Gesundheitsreligion zeigt ein heilloses Bild ohne Horizont.

Und am Ende aller vergeblichen Versuche, aller enttäuschten Hoffnungen, aller ernüchterten Schwärmereien der Gesundheitsreligion dringt aus der ratlosen Stille leise der tiefe Satz des dänischen Philosophen Sören Kierkegaard ans Ohr: „Der Spaß, eines Menschen Leben für einige Jahre zu retten, ist nur Spaß. Der Ernst ist selig sterben."

Hinter den gewaltigen seelenlosen Verdrängungsapparaturen des medizinischen Getriebes erscheint das öde und leere Gesicht eines Gesundheitswesens, das zum Eigentlichen des Lebens, zu Heil und Seligkeit, zum Sinn der menschlichen Existenz nichts zu sagen hat, absolut nichts. Kalt und herzlos stehen sie da, die Kultobjekte der Gesundheitsreligion. Die unaufhaltsame Entwicklung hat zu einer medizinischen Überversorgung und einer emotionalen Unterversorgung geführt. Und gesund fühlt sich niemand mehr. Die grenzenlose Heilssehnsucht, die die Menschen im Gesundheitsbereich ausleben, hat zu einer totalen Pathologisierung der Gesundheitsgesellschaft geführt. Und weil die Hilfen, die die moderne Medizin zur Verfügung stellen kann, auch nicht annähernd den religiös überkochenden Sehnsüchten entsprechen, hat das Ergebnis mit Lebenslust nicht das Geringste zu tun. Das Ergebnis ist vielmehr die vollständige Frustration.

B. *Lust zu leben –*
die Rettung der Gesundheit

Das ist nun endgültig die Stelle, an der man die Fanfare des christlichen Sonntagsredners erwartet. Hier bietet sich doch offensichtlich der ideale Ansatz, all den tief gebräunten Markenartikelträgern, die den Sonntag nicht dem Kirchgang, sondern der Wellness widmen, einmal so richtig die Meinung zu sagen – in christlicher Milde natürlich, eine gewisse Schadenfreude züchtig unterdrückend, aber mit dem Brustton desjenigen, der am Schluss eben doch Recht behält. Mit dem Leben im irdischen Jammertal hat man ja wohl auch so seine Schwierigkeiten, aber beim Sterben, da ist man außer Konkurrenz. Und was man dem gesundheitsbetonten Markenartikelträger mit milder Stimme um die Ohren hauen möchte, ist der Satz: „Wer sich nur auf das körperliche Wohlbefinden konzentriert, der muss sich eben nicht wundern, dass er scheitert." Denn der vergängliche Körper sei doch nichts anderes als eine sterbliche Hülle, ein Gefängnis der Seele. Und die Seele, das sei das Eigentliche. Um das Seelenheil solle man sich kümmern, nicht um die Gesundheit. Seelsorge statt Arztbesuch! Und für Seelsorge und Seelenheil, dafür sei man Experte, man sei ja Christ.

I. Das Christentum, die Gesundheit und die Lust

An diesem Punkt, lieber Leser, muss ich Sie auf einen etwas abrupten Perspektivwechsel vorbereiten. Also, bitte schnallen Sie sich an, ziehen Sie die Sicherheitsgurte fest, stellen Sie das Rauchen ein und richten Sie Ihren Sitz senkrecht. Es geht um einen ziemlichen Salto mortale. Was Sie gerade als christliche Sonntagsrede gelesen haben, ist nämlich kompletter Unsinn. Das hat mit dem Christentum nichts zu tun, vielmehr handelt es sich um reinen körperfeindlichen Neuplatonismus. Aus christlicher Sicht ist Gesundheit nämlich wichtig. Zugegeben, ausgerechnet dem Christentum hätte man vielleicht vieles zugetraut, nicht aber eine Rehabilitation der körperlichen Gesundheit. Dennoch kann gar kein Zweifel bestehen, das Christentum besteht auf Gesundheit. Warum das so ist und warum diese christliche Sichtweise sogar außerordentlich spannende Lösungen der drängenden derzeitigen Gesundheitsproblematik bereithält, das soll jetzt erörtert werden.

Dabei wird auch die Lebenslust nicht zu kurz kommen, die bei der Gesundheitsreligion am Ende nur noch bei Knäckebrot und Wasser in den Verliesen schmachtete. Die Altreligionen sind da generell erheblich lebensnäher: Die Juden, die älteren Brüder der Christen, verehren in ihrer Heiligen Schrift, dem Alten Testament, Texte von saftiger bis feinsinniger Erotik, und Goethes sehnsuchtsvolle Ahnungen des Orients im „West-östlichen Divan" sind deutliche Hinweise auf die Fruchtbarkeit auch der Altreligion Islam für so etwas wie Lebenslust. Bezeichnenderweise tauchte die Lebenslust bisher übrigens gerade dann auf, wenn von katholischen Wallfahrten die Rede war, von katholischen Beiträgen zu einer ausgefeilten und genussvollen Esskultur, und ausgerechnet bei der Sexualität, dem Inbegriff von Lebenslust, kam die katholische Variante erstaunlich flott daher. Wir werden also vor allem der katholischen Fährte folgen. Das scheint deswegen besonders aussichtsreich zu sein, weil über den Katholizismus so viele Klischees bestehen, dass er eines der geheimsten religiösen Bekenntnisse der westlichen Welt darstellt. Vielleicht sind aus dieser Ecke daher auch die nützlichsten Überraschungen zu erwarten. Sicher können auch andere christliche Bekenntnisse das Ihre beisteuern. Allerdings muss man zugeben, dass es für kein religiöses Bekenntnis sonderlich schwierig ist, bezüglich Lebenslust einen guten Eindruck zu machen, wenn man es neben die Gesundheitsreligion stellt, die der Lebenslust geradezu mit hartnäckiger Akribie in einer lebenslangen Fasten- und Bußzeit den Garaus macht. Das Schöne an der katholischen Fastenzeit und am muslimischen Ramadan ist – dass das zu Ende geht.

1. Der gute Rat des Sherlock Holmes

Viele Leute haben heute nicht mehr viel mit dem Christentum zu schaffen, nicht weil man irgendwelche Argumente dagegen hat, sondern weil es so hoffnungslos außerhalb des gesundheitsreligiösen Trends liegt. Die heilige Messe ist sogar bei dem ganz modernen Pfarrer, der

„auf die Menschen zugeht", aber eben doch nicht gerade der Renner ist, eine unter sportlichen Gesichtspunkten äußerst dürftige Veranstaltung. Was kann man nicht alles in derselben Zeit an gesundheitsreligiösen Riten vollziehen. Für das ewige Leben und die ewige Glückseligkeit plagt man sich ohnehin in Medizin und Psychotherapie ab, da ist das Christentum ganz aus dem Blick geraten. Für einige Riten der Lebenswenden braucht man ihn noch, den Herrn Pfarrer. Das anrührende, aber immer auch ein wenig unheimliche Gefühl, wenn ein neuer Mensch zur Welt kommt, dafür liefert der Herr Pfarrer den Taufritus. Mannbarkeits- und Fraubarkeitsriten werden bei der ersten heiligen Kommunion ausgelebt, die insofern inzwischen mehr der Jugendweihe des Ostens angepasst ist als umgekehrt. Man wünscht einen Ritus bei der Eheschließung, da ein solches lebenslanges Jawort auch ein bisschen unheimlich ist. Und natürlich bei der Beerdigung, da hat der Herr Pfarrer selbstverständlich seinen Auftritt.

Das Leben und vor allem Lebenslust, so etwas findet nach allgemeiner Überzeugung anderswo statt. Aber wo? Am ehesten wird man da wohl spontan den Bereich nennen, den wir schon ausführlich besichtigt haben: den Wellness-, Fitness-, Schönheits- und Sexbetrieb; das zweidimensionale Leben auf den bunten Seiten der Regenbogenpresse, wo sich die Schönen und die Reichen tummeln. Dreidimensional sieht das freilich, wie wir feststellen mussten, alles ziemlich öde aus. Was da an Leben im öffentlichen Zoo ausgestellt wird, von Salonlöwe bis Papiertiger, von Sexhäschen bis Partymäuschen, ist im Grunde nicht weiter der Rede wert. Es sind angestrengte und anstrengende Kunstprodukte, deren dokumentierter Lebensfilm ein von immer runzligerer Haut umgebenes, mühsames Lächeln ist. Gewiss, auch die Löwen im Zoo erhalten weit mehr zu fressen als der durchschnittliche Zoobesucher. Doch, Hand aufs Herz, lieber Leser, tauschen möchte man dennoch nicht.

Wenn also Lebenslust ausgerechnet da, wo sie alle erwarten, nicht zu finden ist, dann wäre der Gedanke nicht ganz so absurd, sie vielleicht gerade da zu suchen, wo sie eigentlich von niemandem vermutet wird. Es ist das klassische Schatzsucheprinzip, das auch in der Archäologie wichtig ist. Wo alle suchen – ist wahrscheinlich nichts mehr. Wenn da überhaupt je etwas war. Wenn da nämlich noch etwas wäre, würde keiner mehr suchen. Aber alle suchen. Sie suchen allerdings so ziemlich ohne Sinn und Verstand. Je weiter weg, desto besser, möglichst fernstöstlich. Dabei kennen sie offensichtlich nicht die Sherlock-Holmes-Erfindung des optimalen Schatzverstecks. Das ultimative, sicherste und intelligenteste Versteck ist – öffentlich mitten im Raum. Da sucht keiner das Kostbarste und Außergewöhnlichste. Auch die vielleicht sehr ansprechenden Möbel, die man zu Hause besitzt, nimmt man ja nach Jahrzehnten nicht mehr wahr. Sie sind einfach da. Erst wenn ein Stück fehlt, merkt man, dass dieses Stück zur Heimat gehörte, die man selbstverständlich hatte und in die man immer zurückkehren konnte. Das Mobiliar der westlichen Welt ist das Christentum. Selbst wenn man das heimatliche Haus längst verlassen hat, wenn man sich distanziert von allem Christlichen, zum Atheismus bekennt oder seine starke emotionale Bindung noch durch heftige Aggressionen gegen das Christentum öffentlich macht – es irritiert, wenn ein Möbelstück fehlt.

„Wir hören's nicht, wenn Gottes Weise summt, wir hören's erst, wenn sie verstummt", dichtete der Arzt Hans Carossa. Kirchen als Discos, irgendwie irritierend, „mein Mann stirbt am Mittwoch und wird am Samstag begraben", gewöhnungsbedürftig, behinderte Kinder noch kurz vor Eintritt in den Geburtskanal legal totspritzen, befremdlich. Es gibt noch viel mehr gutes Christentum aus dem Bauch, als manche kirchlichen Jammerprediger wahrhaben wollen.

Es geht also nun in gewisser Weise um eine Entdeckung des Christentums nicht nur aus dem Bauch, sondern auch für den Bauch. Es geht um die Frage, inwieweit das Christentum vielleicht über irgendwelche Schätze und außergewöhnlichen Kostbarkeiten verfügt, die für so etwas wie Lebenslust auszubeuten sind. Und es geht um eine Klärung der erstaunlichen Behauptung, das Christentum sei ein Anwalt körperlicher Gesundheit. Solch eine Erklärung kann freilich nicht nur aus dem Bauch kommen, wie so manche plumpen antichristlichen Blähungen, sondern sie fordert auch den Kopf oder, um Missverständnisse zu vermeiden, den Verstand.

2. Eine Religion lästert Gott

Das Christentum glaubt an die Menschwerdung Gottes. Das dürfte bekannt sein. Allerdings so bekannt wie das genannte Möbelstück. Bei genauerer Nachfrage kann man zumeist partout nicht sagen, wie es im Detail aussieht. So auch oft hier. Was da so vertraut klingt, ist nämlich für eine anständige Religion ziemlich ungeheuerlich. Die Grenzen werden verwischt, die das religiöse Weltbild übersichtlich halten. Ganz oben Gott, ganz unten die Menschen, dazwischen höchstens Gebet, Ende. Sogar die Griechen, bei denen die Götter verteufelt menschliche Züge trugen, mit dem ewigen Fremdgänger Zeus und seinem unliebenswürdigen Eheweib Hera, gingen davon aus, dass die Götter gerade dann auf dem Olymp anwesend waren, wenn der Gipfel in Wolken lag. Zwischen Göttern und Menschen nichts als Nebel. Und wenn Zeus, der Vater der Götter und Menschen, seinen Schabernack mit den Menschenkindern trieb, dann verkleidete er sich, selten als Mensch, meist als symbolträchtiges Tier. Aber das waren alles bloß Verkleidungen, ihn selbst sah man nie. Wie sollte man auch. Denn Gott, das war eine geistige Größe, die alle körperlichen Niederungen und Nichtigkeiten der Sterblichen unendlich überragte, so sah das später jedenfalls die mythologiekritische platonische Philosophie. Und dann kam da eine kleine, offensichtlich jüdische Sekte daher und behauptete allen Ernstes, Gott, der ewige Gott, sei Mensch geworden. Nicht zur eigenen Unterhaltung als Mensch verkleidet wie Zeus, der alte Schwerenöter, sondern wirklich Mensch ganz und gar. Das war unerhört, das war der reinste Skandal. Wenn man es ganz ernst nahm, war das nach allem, was man bisher über Gott dachte und sagte, sogar das Schlimmste, was man sich vorstellen konnte: Das war Gotteslästerung! Und man nahm das ganz ernst. Die frühen Christen wurden nicht wegen der Religion und ihrem Glauben an Gott den Löwen zum Fraß vorgeworfen. Der Vorwurf lautete vielmehr: Beleidigung der Religion und Gotteslästerung. Man kann sich das gar nicht konkret genug vorstellen. Der heutige Papst ist Repräsentant einer Gemeinschaft, die groß geworden ist unter dem Ruf der Religionsbeleidigung und Blasphemie. Zugegeben, man merkt das der Kirche heute nicht mehr an, aber mit einem solchen miserablen Image betrat sie die Bühne der Weltgeschichte. Und fast starrsinnig beharrte sie auf diesem ihrem Glauben. Als einige vorschlugen, sich doch ein bisschen dem herrschenden schicken und hochvergeistigten neuplatonischen Zeitgeist zu öffnen und einfach zu glauben, dass der Sohn Gottes bei der Taufe Jesu im Jordan in den menschlichen Körper hineingefahren sei, den er dann wie eine Bekleidung getragen und schließlich am Kreuz schnell wieder verlassen habe, wurden sie aus der Kirche ausgeschlossen.

Die Formulierungen des frühen Christentums machten es noch schlimmer, sie waren von unüberbietbarer Drastik. „Fleisch geworden" sei Gott, so sagte man. Das war eine Provokation. Für einen neuplatonischen Philosophen war das schlicht Ekel erregend. Da war nicht bloß eine Grenze verwischt, da wurden Gott und Mensch geradezu identifiziert. Und in der Tat, das ist der Kern des christlichen Glaubens. Jesus Christus ist vollständig und ohne jede Abstriche Mensch und zugleich ist er ebenso vollständig und ohne jede Abstriche Gott selbst. Das hatte revolutionäre Folgen für die Sicht Gottes und des Menschen. Die christliche Theologie hat mutig diesen Schwindel erregenden Weg durch unwegsames Gebiet beschritten. Das Ergebnis war die so genannte Idiomenkommunikation: Alle göttlichen Attribute kann man auch dem Menschen Jesus zuschreiben und alle menschlichen Attribute auch dem Sohn Gottes. Unglaublich!

Einige letzte Versuche der Abmilderung des Unsäglichen scheiterten ebenfalls. Man war auf die Idee gekommen, der Sohn Gottes sei gar nicht so richtig Gott, er sei sozusagen Gott zweiter Klasse oder vielleicht noch nicht mal das, sondern nur ein außerordentlich vorbildlicher, ja sogar einzigartig, unübertreffbar vorbildlicher – Mensch. Die gerade frisch zu Christen gewordenen römischen Kaiser fanden das einen großartigen Kompromiss bei den heftigen innerchristlichen Streitigkeiten. Damit war doch alles halb so schlimm und übrigens auch besser anschlussfähig, wie man heute sagt, an die gängigen Auffassungen, die alles Körperliche von Gott fern halten wollten. Das konnte man einfach viel besser rüberbringen. Antwort der Kirche: Exkommunikation. Wer das behaupte, sei kein Christ. Punktum. Gott Vater und Gott Sohn seien wesenseins. Christus sei wahrer Gott.

Also doch Idiomenkommunikation. Das bedeutete, man konnte einfach sagen, Gott sei von einer Frau geboren worden. Abenteuerlich, in der Tat, aber christlich. Gottesgebärerin wurde daher Maria genannt. In katholischen Ohren nichts Besonderes, sogar in ehemals katholischen Ohren nicht sehr erstaunlich, aber im Grunde außerordentlich schwer verständlich. Man konnte auch sagen, Gott hat gegessen und getrunken, mit allen Folgen, die das natürlicherweise hat. Man konnte sogar formulieren, Gott sei am Kreuz gestorben. Ein protestantisches Kirchenlied, auf das sich Hegel ausführlich bezieht, lautet: „Oh große Not, Gott selbst liegt tot." Umgekehrt darf man christlich korrekt formulieren, dass Gott vor 2000 Jahren in Palästina als Mensch gelebt hat. Und auch heute begegnet man nach christlichem Glauben Gott nicht bloß geistig, sondern ebenfalls leibhaftig im Nächsten. Man begegnet Gott in Menschen. In jedem Menschen Jesus Christus, also Gott selbst, sehen zu können, in der tief berührenden Begegnung mit Menschen, vor allem in der Liebe, christliche Gotteserfahrung machen zu können, das war ergreifend neu. Man nannte das Offenbarung.

Der christliche Glaube besagt also, dass Gott die Menschen so sehr aufwertet, wie das keine andere Religion behauptet. Die Menschen sind durch die Menschwerdung Gottes Brüder und Schwestern Gottes. Eine ziemlich atemberaubende Vorstellung. Aber christlich. Eine Nebenwirkung dieses Glaubens ist, dass mit einer solchen Stellung des Menschen im Kosmos auch die Angst vor allen anderen Mächten und Gewalten grundsätzlich gebrochen ist. „Mitarbeiter Gottes" nennt der größte theologische Lehrer des Mittelalters, Thomas von Aquin, den Menschen. Mutig erforscht man die Natur und nutzt sie und tapfer erstreitet man die Menschenrechte gegen wen auch immer. Die Kirche war keineswegs stets an der Spitze dieser Entwicklung. Sie hat vieles gefördert, manches auch eher gebremst und gehemmt. Jedenfalls ist auf dem Boden dieser den Menschen hoch erhebenden Religion die moderne Entwicklung von Naturwissenschaft und Technik entstanden und in keinem anderen Kultur- und Religionsbereich. Und auf der christlichen Grundlage dieses geradezu berstenden menschlichen Selbstbewusstseins entstand sogar der Gedanke, dass der Mensch als „maître e possesseur de la nature" (Meister und Besitzer der Natur, Descartes) Gott überhaupt nicht mehr brauche. Der humanistische Atheismus ist im Grunde wild gewordenes Christentum.

3. Jesus und betrunkene Deutsche

Das Christentum ist keine Theorie. Das Christentum ist eine bestimmte Form der zupackenden Wahrnehmung der Wirklichkeit. Gott wird nicht theoretisch Mensch. Man kann nicht theoretisch Mensch werden. Nach christlichem Glauben wird Gott leibhaftig Mensch. Er engagiert sich für die Menschen nicht theoretisch, sondern praktisch bis zur für Menschen denkbar letzten Konsequenz, zum leiblichen Tod, und er wirft den menschlichen Leib auch dann nicht auf den Müll. Die Auferstehung Christi, die die glühende Sehnsucht der Menschen aller Zeiten nach ewigem Leben bestätigt, ist eine leibliche Auferstehung zu ewigem Leben. Es ist ein verklärter Leib, aber ein Leib. Erlösung ist für Christen keine tolle Idee, sondern ein leibhaftiges Ereignis. Sie trifft den Menschen mit Leib und Seele. Es gibt christlich keine Erlösung des Menschen aus dem Leib, sondern nur eine Erlösung mit dem Leib. Daher glauben die Christen auch nicht bloß an eine Unsterblichkeit der Seele. Daran glauben andere Religionen auch. Christen glauben an die „Auferstehung des Fleisches", wie sie in bekannter Drastik formulierten. Damit ist dieser Leib als verklärter Leib für die Ewigkeit bestimmt und kann nicht bloß als Anhängsel des Menschen behandelt werden. Der Leib ist für Christen wichtig, existenziell wichtig.

Lust geht nicht ohne Leib, Gesundheit auch nicht. Vielleicht ist sogar die Gesundheits- und Körperbesessenheit unserer Zeit ohne die Religion der Auferstehung des Fleisches nicht zu erklären. Auch die Gesundheitsreligion – nichts als durchgeknalltes Christentum? Dann wäre aber gerade das Christentum besonders geeignet, mäßigend auf die Auswüchse der Gesundheitsreligion einzuwirken. Der Gedanke liegt jedenfalls nahe, dass eine Religion, der es 2000 Jahre lang verboten war, den Leib zu verachten, auch zur Gesundheit und natürlich zur Lust über interessante Einsichten verfügt. Das ist nicht bloß eine leichtfertige Vermutung, dafür hatten wir bereits einige Hinweise.

Es ging schon früh los mit der Leibfreundlichkeit der Christen. Der Apostel Paulus sakralisiert den Leib geradezu, bezeichnet ihn als „Tempel des Heiligen Geistes" und lässt sich sogar zu der Aufforderung hinreißen: „Verherrlicht also Gott in eurem Leib!" Widerlich fleischlich fand so etwas die intellektuelle Schickeria Athens. Man verachtete den Körper. Doch ohne Körper keine Lust. Das jenseitige Schattenreich der Griechen kannte keine Körper, nur eben Schatten, und Lust war folglich dort völlig unbekannt. Die Stimmung war verheerend, lustloser als in einem englischen Pub nach der Sperrstunde. Dagegen waren Jesu Bilder vom Paradies, das er „Reich Gottes" nennt, von ganz anderem Kaliber. Weinberge, Weinreben, Wein und Gastmäler, wo man hinschaut. Und so ging es auch in den frühen christlichen Gemeinden ziemlich lustvoll zu. Schließlich hatte man eine frohe Botschaft zu verkünden, die leibhaftige Erlösung durch Jesus Christus. Gleich nach der heiligen

Messe setzte man sich zusammen und tafelte, was das Zeug hielt, alkoholische Getränke inklusive. Der Apostel Paulus hatte gegen so etwas gar nichts einzuwenden. Nur als man vor lauter Ungeduld das üppige Tafeln vor die heilige Messe verlegte, so dass die Liturgie durch Betrunkene gestört wurde, mahnte er, doch die Würde der Feier zu wahren. Schon Jesus war dem damaligen Establishment unangenehm aufgefallen, weil er, wie es abschätzig hieß, mit Zöllnern und Sündern zu Tische lag. Das war immerhin das leichtlebige und gewissenlose Gesocks seiner Zeit. Als der berühmte Maler Paolo Veronese Ende des 16. Jahrhunderts ein riesiges und farbenprächtiges „Gastmahl des Levi" schuf, das Jesus inmitten eines üppigen veritablen Gelages zeigte, rief man die Inquisition auf den Plan, da auf diesem Gemälde „betrunkene Deutsche" dargestellt seien. Deutsche hatten damals, was den Alkohol betrifft, einen denkbar üblen Ruf. Der feinsinnige italienische Kardinal Cajetan berichtet vom Augsburger Reichstag maliziös, mit den deutschen Fürsten könne man nur bis gegen Mittag verhandeln, danach seien alle völlig betrunken. Die Inquisition, die zu überprüfen hatte, ob hier dem heiligen Geschehen Unangemessenes hinzugefügt sei, wies die Klage ab. Nach ihrer Auffassung wären also betrunkene Deutsche beim Gastmahl des Levi durchaus denkbar gewesen – wenn es damals schon Deutsche gegeben hätte.

Der heidnische Philosoph Diogenes, der in einer Tonne lebte und im Umgang mit den Bedürfnissen die raffinierte Auffassung vertrat, Frustrationen könne man am ehesten vermeiden, wenn man die Bedürfnisse vermeide, hätte solche Ausflüge in ganz materielle Bedürfnisbefriedigung radikal abgelehnt. Er lebte autonom und stolz in seiner Tonne, wollte von niemandem etwas und behauptete, auf diese Weise glücklich zu sein. Gesundheit war kein Thema für ihn, seinen Körper ließ er verrotten, so dass er erbärmlich stank. Ihn störte das nicht, weil er sich daran gewöhnt hatte. Dass es andere störte, störte ihn auch nicht, da er es sich systematisch abgewöhnt hatte, sich an anderen zu stören. Zwar gab es auch viele christliche Asketen, aber das sah erheblich anders aus. Nicht dem persönlichen Stolz durften ihre Fastenübungen dienen, sondern sie waren Zeichen einer Freiheit, die der Glaube schenkte, in einer Gemeinschaft und für eine Gemeinschaft. Und sie mussten Maß halten, die Asketen, da der Körper nicht geschädigt werden durfte. Mit einem Wort, christliche Askese durfte nie zynisch werden. Diogenes war einer der Erfinder des Kynismus, des philosophischen Zynismus, der die Freiheit durch Gleichgültigkeit gegenüber allem lehrte. Für die Christen des frühen Mittelalters war sie dagegen die größte Sünde, die Gleichgültigkeit, die acedia. Selbst der Mord geschieht ja letztlich aus Gleichgültigkeit gegenüber dem Leben eines Menschen. Gleichgültigkeit ist die Abwesenheit der Gottes- und Nächstenliebe, des höchsten Gebotes der Christen. Wem alles gleichgültig ist, der wird aber auch nie erfahren, was eigentlich Lebenslust ist.

II. Die Erfindung gesunder Ganzheitlichkeit

Der Mensch gewordene Sohn Gottes, der, wie die Christen glauben, „Fleisch angenommen hat aus der Jungfrau Maria", hat keine reinen Geistwunder gewirkt oder bloß innere Einsichten vermittelt. Nicht nur, dass er sogar körperlich mit seinem Leben für seine Botschaft eintrat, die Botschaft selbst war immer auch körperlich. Die zentrale Botschaft der Bergpredigt – „liebet eure Feinde, tut Gutes denen, die euch hassen…" – steht in engem Zusammenhang mit der wunderbaren Brotvermehrung. Mit Worten und mit leiblicher Nahrung sollen die Menschen gesättigt werden. Auch die Heilungswunder Jesu waren keine mirakulösen Zauberkunststücke. Sie standen immer im Dienst einer Botschaft oder sogar noch mehr. Die Heilungswunder Jesu waren eine Botschaft: dass die Erlösung, von der Jesus immer wieder sprach, ganzheitlich war und also auch den Leib betraf. Erst sagt Jesus zu dem Gelähmten: „Deine Sünden sind dir vergeben!" und dann: „Steh auf, nimm dein Bett und geh!" Das wirklich ganzheitliche Heil isoliert also im christlichen Sinne weder den Geist noch den Leib, es umfasst beides. Und sogar die Mission, zu der Jesus seine Apostel aussendet, ist ganzheitlich: „Er sandte sie aus, die Herrschaft Gottes zu verkünden und die Kranken zu heilen" (Lukas 9,2). Mission bedeutete nicht, geschwätzig durch die Lande zu ziehen, Mission war ein Ereignis.

Dabei ist jedem Missverständnis als magische Manipulation von vornherein der Riegel vorgeschoben. Die Wunder schließen nämlich immer die bereitwillige Aktivität des Kranken ein: „Dein Glaube hat dich gesund gemacht" (Markus 5,34). Nicht nur die innere Bereitschaft, sozusagen eine Glaubenshaltung, war dazu nötig, sondern eine zum Teil sogar ziemlich ausgeprägte körperliche Glaubensdynamik bis fast zur Nötigung Jesu. Der blinde Bartimäus brüllt aus Leibeskräften die ganze Straße zusammen, damit Jesus ihn hört. Als man ihm bedeutet, das gehöre sich nicht, brüllt er noch lauter. Mit Erfolg: „Dein Glaube hat dich gesund gemacht!" Die unter Blutungen leidende Frau wirft sich mit Gewalt ins größte Gedränge, um wenigstens einen Gewandzipfel Jesu zu erhaschen – und wird geheilt. Der Gelähmte schreitet hemmungslos sogar zur Sachbeschädigung. Er spornt seine Träger an, wegen der verstopften Tür aufs Dach zu steigen, das Dach abzudecken und ihn dann vor Jesu Füße herunterzulassen. Nach dieser extremen und riskanten sportlichen Leistung, die allerdings für einen ziemlich unbändigen Glauben an Jesus spricht, wird er geheilt.

Hier haben wir sie nun alle versammelt: Lebenslust, Fitness, Gesundheit und Seelenheil. Das Christentum scheint da keine Widersprüche zu sehen. Und es funktioniert schon erheblich länger als die Gesundheitsreligion, die demgegenüber eher eine Eintagsfliege ist, allerdings ein schnell wachsender Riesenbrummer. Die ersten christlichen Gemeinden überließen die Gesundheit nicht der Krankenkasse, sondern kümmerten sich selbst darum. Schon der Apostel Paulus erwähnt im ersten Brief an die Gemeinde von Korinth die „Fähigkeit zu heilen" (12,9) als Gabe des Heiligen Geistes, die die Gemeinde hoch schätzen soll. Die altrömische Kirchenordnung des 3. Jahrhunderts kannte das Gemeindeamt des Exorzisten. Das hatte nichts mit dem heutigen Begriff zu tun. Der Exorzist kümmerte sich de facto vor allem um die psychisch Kranken der Gemeinde.

1. Abschied vom Absoluten

Letztlich war man aber immer der Auffassung, dass alle Heilungskräfte aus der Kraft Jesu Christi, also von Gott stammten. „Einer ist der Arzt", sagt schon im 2. Jahrhundert der heilige Ignatius von Antiochien und meint damit Christus. Christus, der Arzt! Dieses Bild der alten Kirchenväter schließt jede christliche Verachtung der Gesundheit aus. Und Ephräm der Syrer formuliert es im 4. Jahrhundert geradezu hymnisch: „Preis der himmlischen Barmherzigkeit, die sich zu den Erdenbewohnern herabließ, damit die kranke Welt durch den Arzt, der auf ihr erschien, geheilt würde."

Damit ist aber zugleich gesagt, dass das Christentum, was seine Bemühungen um die Gesundheit betrifft – und man hat sich in 2000 Jahren bis heute immens um diesen Bereich gekümmert –, immer nur eine Gesellschaft mit beschränkter Haftung war. Alle menschlichen Bemühungen wurden auf die Heilung menschlichen Leidens gerichtet, aber man war sich bewusst, dass es menschliche Bemühungen blieben, die niemals absoluten, sondern nur menschlichen Erfolg haben konnten, Heilungserfolg. Das machte realistisch und bescheiden. Zugleich aber glaubte man, dass all diese Heilungsbemühungen von Gott getragen wurden und dadurch sogar mit dem Heil zu tun hatten. Das machte Hoffnung.

Diese Haltung verhinderte leer laufende Überaktivitäten und gab Gelassenheit, die nicht mit verantwortungsloser Lässigkeit verwechselt werden darf. Nie durfte eine moderne Untersuchung oder Therapie unterlassen werden, wenn der Patient sie wünschte und sie Hilfe versprach. Mit vorschnellen Vertröstungen auf das ewige Leben war da nichts zu machen. In diesem Sinne war eine nicht-fundamentalistische „Ethik des Heilens", die Respekt vor der Würde jedes menschlichen Wesens hatte, immer christliche Maxime. Die gewaltigen Schätze der jüdischen und islamischen Erfahrungsmedizin nahm man schon im Mittelalter ohne irgendwelche Berührungsängste mit großer Wissbegier auf, um sie zugleich mit den philosophischen Einsichten der Griechen zum Wohl der Menschen zu nutzen. Die christliche Medizin strebte nicht nach utopischem absolutem Erfolg und nicht nach ewigem Heil. Sie bemühte sich um eine Perfektion der Vorläufigkeit und um das Menschenmögliche. Sie wusste immer, dass es mehr und Wichtigeres gab als Medizin. Die Gesundheit ist ein hohes Gut, aber nicht das höchste. Damit war in den medizinischen Dampfkessel ein Überdruckventil eingebaut, das das Überkochen verhinderte. So paradox das klingt: Das religiöschristliche Fundament hielt das traditionelle Gesundheitswesen funktionsfähig und verhinderte, dass das Gesundheitswesen selbst religiös wurde und damit alle Grenzen sprengte. Auch heute gilt zweifellos, dass eine seriöse, eigenständige religiöse Grundlage das beste Mittel ist, der machtvollen Gesundheitsreligion nicht auf den Leim zu gehen.

Damit sind wir bei einer Lösung des Gesundheitsproblems angelangt. Risiken und Nebenwirkungen der Gesundheit treten dann ein, wenn die Dosis nicht stimmt. Und dann, erst dann zerstört sie die Lebenslust. Es geht um das Maß. Auch wenn sie zu gering ist, die Dosis, kann das Leben zur Qual werden. Ist sie freilich zu hoch, wird das Leben durch Gesundheit ersetzt. Um das zu vermeiden, ist es vor allem wichtig, dass nicht untergründig sehnsuchtsvolle religiöse Bedürfnisse über das Gesundheitswesen befriedigt werden. Das kann nicht funktionieren. Mit enormer Kraftanstrengung macht man dann nur „mehr von demselben, was nicht funktioniert", wie Paul Watzlawick das genannt hat. Man erlebt das frustrierende Scheitern der Gesundheitsbemühungen und, anstatt die Richtung zu ändern, macht man noch mehr davon, bis schließlich das ganze Leben durch das Kreisen um Gesundheitsfragen aufgesogen wird. Lebenslust wird dann das, was für den Marxisten die Weltrevolution war: Man hoffte, sie zu erreichen, nahm dafür alle Mühsal und alle Entbehrungen auf sich und dennoch musste man erleben, dass das Ziel unerreichbar blieb. Lebenslust als bloße Idee unterscheidet sich aber von Lebenslust als lustvolle Praxis wie der Schweinebraten auf der Speisekarte vom Schweinebraten auf dem Teller. Um der Lebenslust auf die Spur zu kommen, ist es nützlicher, den Scheinwerfer der Aufmerksamkeit darauf zu richten, wo es Menschen schmeckt und wo die Lebenslust ihre Feste feiert, als allzu lang darüber zu sinnieren, wo es den Menschen korrekterweise schmecken sollte. Damit muss auch der utopische Gesundheitsbegriff im Giftschrank verschwinden.

2. Geheime Lösungen

Die lebenslustvernichtende utopische Gesundheitsreligion ist vor allem auf dem Boden ehemals christlich geprägter Gesellschaften entstanden. Durchgeknalltes Christentum haben wir da bereits vermutet. Der Gesundheitskult hat sogar viele seiner Riten und Gebräuche beim Räumungsverkauf des Christentums erstanden. Daher scheint gerade das Christentum besonders dazu geeignet, dem wild gewordenen Gesundheitsgetriebe mit einigen Lösungen zu Hilfe zu eilen. Nicht inhaltliche Angebote hat das Christentum da zu machen. Es gibt keine christliche Fußmassage, keine christlichen Teesorten und auch keine christlichen Medikamente. Es geht vielmehr um die Form, es geht um die Wertigkeit, die solche Maßnahmen im Leben haben. Vor allem geht es darum, in welchem Zusammenhang die Maßnahmen für die Gesundheit mit den anderen wichtigen Tätigkeiten des Lebens stehen. Gerade hier kann das Christentum behilflich sein. Was zu Anfang dieses Buches nämlich an dem lebenslustfeindlichen Gesundheitsgetriebe, zugegeben, lustvoll kritisiert wurde, war nur die lebenslusttötende Form und die totalitäre Wertigkeit, nicht der Inhalt. Selbstverständlich ist Gesundheit wichtig und selbstverständlich ist es human und christlich wichtig, das Leiden der Menschen mit den modernsten medizinischen Methoden zu lindern oder zu heilen. Natürlich ist es sinnvoll, dass sich Menschen, die oft in ganz unnatürlichen Positionen am Schreibtisch oder anderswo ihre Arbeitszeit verbringen, durch Ausgleichssport fit halten. Warum soll man das dann nicht Fitness nennen? Und wer will es einem verbieten, es sich im Whirlpool einer Wellnesseinrichtung gut gehen zu lassen? Niemand, der für die Lebenslust eintritt, wird etwas gegen die Schönheit eines Menschen haben, und ein wenig Kosmetik, diskret aufgetragen, kann erfreuliche Wirkungen haben. Von der vitalen, aber ganzheitlichen Einstellung zur Sexualität in katholischen Gegenden war schon die Rede. Das Problem der herrschenden Gesundheitsreligion sind nicht die Inhalte, das Problem ist die Übertreibung. Dieses Zuviel, dieses wahrhaft grenzenlose Zuviel führt de facto zur Zerstörung der Lust, ja zur Zerstörung eines ganzen Lebens und damit zur Zerstörung der Grundlagen jedweder Lebenslust.

Das Christentum kappt den ungeduldigen, gehetzten Überschwang, der die Gesundheitsreligion prägt. Es hält deren Ziele nicht für belanglos oder verächtlich, aber es hält sie für nicht herstellbar, sondern nur für anstrebbar. Sie gelten im Letzten als Geschenk, als Gnade, wie die alte Theologie das nennt. Man spricht davon, gute Gesundheit sei ein Gottesgeschenk, man spricht von begnadeter Schönheit und Anmut etc. Dennoch tut man etwas dafür, denn Weltverachtung und Fatalismus sind, wie wir sahen, dem Christentum fremd. Allerdings, was man tut, tut man mit Maßen. Nicht alles erhofft man von der Medizin, sondern vieles, nicht alles von der Kosmetik, sondern manches, denn alles erhofft man von Gott. Das vermindert die Hektik. Das steigert die Lebenslust an dem, was man hat und auf diese Weise genießen kann, ohne sich irgendwie durch ein nichterreichtes absolutes Ziel die Stimmung verderben zu lassen.

3. Ganzheitlichkeit als Ereignis

Der katholischen, mehr agrarischen Tradition war das Genießen immer sehr nahe. Wer von den Früchten der Schöpfung Gottes lebt, dem ist nicht das Herstellen von Produkten, sondern das Ernten von Gottesgaben in Fleisch und Blut übergegangen. Der Gründer der modernen Soziologie, Max Weber, beschreibt demgegenüber jenen millionenschweren calvinistischen Industriellen, dem der finanzielle Verdienst nichts als Zeichen seiner Erwählung war und der von seinem Arzt köstliche Austern verschrieben bekam. Er, der sonst nur spartanisch lebte, war erst nach langem Überreden dazu zu bringen, die Austern zu essen – der Gesundheit zuliebe. Ein Jammer für die Austern!

Da lobt man sich doch eine katholische Wallfahrt. Auch dabei geht es um die Gesundheit, aber auf ziemlich lebensfrohe Art. Das Bild einer genussvollen bayerischen Wallfahrt wurde bereits gezeichnet. Die Wallfahrt ist ein wirklich ganzheitliches Ereignis von Körper, Geist und Sinnen. Hier geht es wahrhaftig um Heil und Heilung zugleich, allerdings in einer Ausgewogenheit, die jeden Überschwang vermeidet. Eine Wallfahrt ist zunächst ein intensiver innerer Vorgang, ein geistiger und geistlicher Weg zu Gott. Zugleich ist es ein intensiver körperlicher Vorgang, ein geografischer Weg, auf dem man seinen Körper zu einem bestimmten Ort, dem Wallfahrtsort, schleppt. Viele erwarten körperliche Heilung dort, viele geistige und geistliche Hilfen auf ihrem Weg durch das Leben. Und immer geht es ums Heil, nicht bloß um Heilung, um die Erlösung, nicht bloß um Lösung von Lebensproblemen. Auf diese Weise ist eine Wallfahrt auf geradezu exemplarische Art eine ganzheitliche christliche Veranstaltung, die Leib und Seele zusammenhält, Göttliches und Menschliches, Lebenslast und Lebenslust. Die Heilungswunder in Lourdes, dem meistbesuchten Wallfahrtsort der katholischen Kirche, werden mit ausgesprochener Nüchternheit von der Kirche geprüft. Übertriebener Wundergläubigkeit stand die katholische Kirche immer skeptisch gegenüber. Nur äußerst selten wird ein Wunder wirklich anerkannt und selbst dann muss das kein Katholik glauben. Dass dennoch so viele kommen und erfüllt wieder nach Hause fahren, zeigt, dass es hier um etwas anderes geht als um durch eine Wallfahrt herstellbaren gesundheitlichen Erfolg. Auf einer Wallfahrt wird eben nichts hergestellt. Und deswegen muss es auch nicht vor Ort anwesende Psychoexperten geben, die dann, wenn der „Erfolg" ausbleibt, seelischen Beistand für verzweifelte Wallfahrer leisten müssten. Dennoch geht es auch um die Gesundheit, sogar ganz konkret. Eine solche tätige Gelassenheit, die nichts erzwingen will, weil sie nichts erzwingen muss, und die dennoch bereit ist, alles Menschenmögliche zu tun, wäre eine ausgesprochen heilsame Haltung für das Gesundheitswesen. Um die Haltung, nicht um die Mittel von Lourdes geht es. Selbst in kirchlichen Kreisen wäre niemand jemals auf den Gedanken gekommen, die Hospitäler durch Lourdeswasserbehandlungshäuser zu ersetzen. Die Nutzung aller modernen Methoden der Medizin war immer christliche Maxime.

Aber das war eben nicht alles. Die heilbringende Kraft des Fleisch gewordenen Gottes erbitten Christen im Gedächtnis an die Wunder Jesu auch für die leibliche Gesundheit. Vor lauter Mitmischen im Gesundheitsgetriebe ist das manchmal etwas in Vergessenheit geraten. Der Theologe Eugen Biser warnt: „Die Wunder Jesu sind in die Hände der Ärzte gefallen", und meint damit, dass die Christen selbst sich nicht bloß als eine Seelenheilgemeinschaft missverstehen dürften. Sören Kierkegaard vertiefte die ganzheitliche Sichtweise existenziell: Man müsse Jesus und seine Hilfe „unmittelbar als die heilende Antwort auf die menschliche Existenznot" wieder erlebbar machen. Wer diese ganzheitliche heilende Erfahrung machen will, sollte mal einen herzhaften Griff in die reiche Schatztruhe christlicher Spiritualität tun: Hildegard von Bingen und die Frauenmystik des 13. Jahrhunderts, Birgitta von Schweden und Teresa von Avila, Meister Eckehart und Ignatius von Loyola. Das ist ein Griff ins pralle Leben und nicht ausgedachtes esoterisches Plastikspielzeug.

Schon die alten Kirchenväter dachten ganzheitlich. Sie schrieben den Sakramenten psychosomatische Wirkungen zu. Auch der modernen Medizin ist übrigens der Gedanke der Ganzheitlichkeit nicht mehr fremd. Man erkannte, dass eine Medizin, die nur die körperlichen Aspekte des Menschen sieht, zu kurz greift. Es entstand die Psychosomatik, die die Wechselwirkungen zwischen Seele und Körper diagnostisch und therapeutisch mit berücksichtigt. Dennoch ist der manchmal verwendete emphatische Titel Ganzheitsmedizin für die Psychosomatik irreführend, denn um wirkliche Ganzheitlichkeit handelt es sich natürlich nicht. Die Psychosomatik ist keine Religion, sondern sie hat es mit den durch somatische und psychotherapeutische Methoden manipulierbaren Aspekten von Psyche (Seele) und Soma (Körper) zu tun. Damit bleibt sie letztlich von des Gedankens Blässe beherrscht und immer noch eher an der Oberfläche. Wahrhaft vitale Ganzheitlichkeit berührt den Menschen existenziell, betrifft den Sinn seines ganzen Lebens und nicht nur Heilung, sondern Heil. Das gibt es nicht auf Krankenschein, dann schon eher auf einer Wallfahrt.

Und auf einer Wallfahrt spielt noch ein weiterer Aspekt eine Rolle, der sonst allzu oft ausgeblendet wird. Heilung und Heil haben auch mit Gemeinschaft zu tun. Eine Wallfahrt ist in der Regel eine Gemeinschaftsveranstaltung. Und hier kommt dann doch die in diesem Buch bisher so schlecht behandelte Weltgesundheitsorganisation zu Ehren. Denn natürlich hat sie Recht, auch auf das soziale Wohlbefinden als Gesichtspunkt der Gesundheit aufmerksam zu machen. Wer das nicht berücksichtigt, verengt den Blick nur auf den individuellen Patienten und verkennt viele Leidensphänomene diagnostisch und therapeutisch. Die Gesundheitsreligion privatisiert das Heil. Auch die Esoterik tut das. Wer der Esoterik erliegt, interessiert sich nur noch für seine Sterne, für seine Karten, für seine Zukunft und der Gesundheitsgläubige nur noch für seine Laborwerte, seine Prognose, also seine Gesundheit. Wer auf diese Weise ganz für sich allein Glück sucht oder Lebenslust, für den ist das eine bunt tapezierte Sackgasse. Nebenbei hat eine solche Entwicklung zu immer mehr Egoismus eine verheerende entsolidarisierende Wirkung auf die Gesellschaft. Die Hochreligionen hatten demgegenüber immer einen sozialen Impetus. Gerade die katholische Kirche legt besonderen Wert darauf, dass das Heil nur in einer Gemeinschaft zu erfahren ist, der Kirche. Christ ist man für andere, heißt ein Leitspruch des Alexianer-Ordens.

4. Emanzipation von der Tyrannei

„Aufklärung ist der Ausgang des Menschen aus seiner selbstverschuldeten Unmündigkeit", definiert Kant die bekannteste Befreiungsbewegung der Neuzeit. Der Tyrannei der Gesundheitsreligion muss mit Aufklärung begegnet werden. Das Christentum ist da, wie wir schon sahen, als Emanzipationsbewegung sehr gut geeignet. Wie man gegen die Vergötterung von Ärzten vorgeht, dazu müsste eine Religion, die sich partout weigerte, vor Kaiserbildern zu opfern, einige gute Ratschläge bereithalten. Auf diese Weise kann das Christentum dazu beitragen, den Gesundheitssklaven wieder den aufrechten Gang beizubringen. Freilich kann es da auch lustige Pannen geben. In einer bibeltreuen evangelischen Einrichtung las ich unweit des Arztzimmers den Spruch: „Dein Gott, der Arzt." Auch wenn das ein Zitat aus dem Alten Testament ist und sich auf den hilfreichen Gott Jahwe bezieht: Im Zeitalter der Gesundheitsreligion ist das auf amüsante Weise missverständlich. Der Arzt selbst hat im Alten Testament bisweilen einen eher schweren Stand: „Wer gegen seinen Schöpfer sündigt, gerät dem Arzt in die Finger", heißt es im Buch Jesus Sirach. Aus alldem kann man schließen: So viel Arzt wie nötig, so wenig wie möglich. Das nützt der Lebenslust.

Emanzipation geht aber nicht bloß theoretisch, Emanzipation muss praktisch geschehen. Die vor allem christlich inspirierte Hospizbewegung hat sich erfolgreich darum bemüht, den Tod aus der „Leibeigenschaft der Ärzte" zu befreien. Da Sterben und Tod keine Krankheiten sind, haben sie im Krankenhaus keine Heimat. So hat die Hospizbewegung den Weg hinaus aus den Heiligtümern der Gesundheitsreligion angetreten. Sie sorgt sich um Orte, die der Diktatur der Gesundheitsreligion entzogen sind und wo man in Geborgenheit sterben kann. Diese Emanzipation des Sterbens bedeutet in der Tat eine Revolution in den Machtverhältnissen. Im Krankenhaus bestimmt im Wesentlichen der Arzt. Im Hospiz bestimmt der Sterbende. Wie und wo jemand sterben will, das sollte er, wenn irgend möglich, selbst entscheiden. Wohlgemerkt sterben, nicht getötet werden. Das ist eine konkrete Umsetzung des hehren Gedankens der Menschenwürde. Aber auch im Krankenhaus gilt: Bitte um genaue Information oder der ausdrückliche Verzicht darauf können den Patienten aus der Unmündigkeit befreien. Ebenso kann der Wunsch, man möge weitere Diagnostik und Therapie unterlassen, im Einzelfall ein emanzipatorischer Akt sein. Nicht Lebensverlängerung um jeden Preis ist christliche Maxime. Wer den Sterbenden in Würde und möglichst ohne Schmerzen sterben lässt, vermeidet die Versuchung, dass eine überaktive Medizin auf ihre eigene Überaktivität mit Überaktivität antwortet – mit der Giftspritze. Man sagt, die größere Gelassenheit des mittelalterlichen Menschen gegenüber Leiden, Sterben und Tod hänge damit zusammen, dass er verschwenderischer mit der Zeit umgehen konnte, weil er in seinem subjektiven Erleben erheblich länger gelebt habe als heutige Zeitgenossen, nämlich eigene Lebenszeit plus ewiges Leben. Heute sei das ganze Leben in die eigene Lebenszeit auf dieser Welt zusammengepresst. Danach gebe es für diese Menschen nichts mehr. Das trage dazu bei, dass niemand mehr Zeit habe und im Gesundheitsbereich ein so aufreibender Druck herrsche. Von diesem Druck könnte das Christentum befreien. Denn die Gelassenheit des mittelalterlichen Menschen lag nicht am Mittelalter, sondern am Christentum.

5. Die Frage aller Fragen und die Antwort des Ketzers

Spätestens an dieser Stelle, lieber Leser, werden Sie sich vielleicht skeptisch fragen, ob etwa die Lösung des Gesundheitsproblems darin bestehen soll, dass alle einfach bekennende Christen werden. Ein solcher irgendwie rührender Vorschlag wäre wohl ziemlich abwegig. Hier wurde nur die ein oder andere Haltung, die hilfreich sein könnte, am Beispiel des Christentums durchgespielt. So etwas ist also auch für aufgeschlossene, vorurteilslose Atheisten gedacht – die Atheisten bleiben.

Allerdings ist es für Christen selbst ziemlich schwierig herauszufinden, wer wirklich Atheist ist. Denn es gibt eine Stelle im Neuen Testament, die für Jammerchristen, welche die unchristlichen Zeiten beklagen, außerordentlich ärgerlich ist. Bedauerlicherweise ist die Stelle von zentraler Bedeutung, so dass man sie nicht einfach übergehen kann: Als die unkonventionellen Reden und Taten Jesu das Establishment schon ziemlich aufgemischt hatten, kamen einige böswillige Intellektuelle zu Jesus, stellten ihm Fangfragen und einer ging schnurstracks auf die Frage aller Fragen los: „Was muss ich tun, um das ewige Leben zu erlangen?" Die Lage war gefährlich. Es war die alles entscheidende Frage, zweifellos. Was die political correct Antwort war, war auch klar: Konsequent Jude sein. Aber das sagte Jesus nicht. Fast wie Sokrates, der die Menschen stets bei ihren eigenen Überzeugungen abholte, fragte Jesus zunächst zurück: „Was sagt das jüdische Gesetz dazu?" Der schriftkundige Intellektuelle antwortete wie aus der Pistole geschossen: „Du sollst den Herrn, deinen Gott, lieben mit deinem ganzen Herzen und mit deiner ganzen Seele und mit deiner ganzen Kraft und mit deinem ganzen Denken und deinen Nächsten wie dich selbst." Und Jesus sagte: „Tu das!" Damit war die Kuh vom Eis. Jesus hatte eigentlich nichts gesagt, nur an die Heilige Schrift appelliert. Doch was ein richtiger Intellektueller ist, der merkt so etwas. Und so ergriff er wieder das Wort und jetzt stellte er die Frage, die die Frage aller Fragen schlagartig aus dem theologischen Seminar mitten ins pralle Leben bringt: „Wer ist mein Nächster?" Die Lage war nun ausweglos, Jesus musste antworten, und zwar konkret. Und was er jetzt sagen wird, ist nicht mehr und nicht weniger als seine zentrale Botschaft fürs tägliche Leben. Aber wieder antwortet er nicht direkt. Er erzählt die Geschichte vom barmherzigen Samariter. „Ein Mann ging von Jerusalem hinab nach Jericho und fiel unter die Räuber..." Ein – jüdischer – Priester kam vorbei und half nicht. Ein – ebenso jüdischer – Tempeldiener kam vorbei und half nicht. Und dann wurde die Geschichte Jesu richtig gefährlich. Wer nun vorbeikam, das war für Juden so ziemlich das Letzte: ein Samariter. Das waren Leute, die man normalerweise nicht mit der Kneifzange anfasste, Ungläubige sozusagen, Abgefallene, Ketzer sogar. Und ausgerechnet ein solcher Mensch, der keine Ahnung von der richtigen Religion hat, hilft. Das war eine Provokation. Und dann kam sie, die Antwort Jesu auf die Frage aller Fragen, wie man das ewige Leben erlangen könne: „Handle wie dieser Samariter da." Das sprengte alle Vorstellungen jüdischer Rechtschaffenheit. Kurz gesagt: Nicht aufs Etikett und auf die Form, sondern auf den Inhalt kommt es an. Jude hin, Samariter her, wie christlich jemand war, das entschied sich daran, ob er den Nächsten liebte und ob er auch danach handelte.

Doch schon bald geriet diese Lehre Jesu etwas in Vergessenheit. Einige frühe Christen behaupteten, nur derjenige, der in die Geheimnisse der christlichen Glaubenslehren eingewiesen sei, sei ein wahrer Christ. Mit anderen Worten, wissen müsse man was. Gegen solchen christlichen Unsinn wurde dann noch der 1. Johannesbrief nachgeschoben. Und da heißt es in aller wünschenswerten Klarheit: „Wer liebt ... kennt Gott. Wer nicht liebt (obwohl er vielleicht alle christlichen Lehren auswendig weiß) ... hat Gott nicht erkannt. Denn Gott ist die Liebe." Die unegoistische Liebe ist das Signum wirklicher christlicher Existenz. Am Ende seines Lebens wurde der heilige Augustinus gefragt, was man eigentlich tun müsse, um in den Himmel zu kommen. Er sagte es in aller Kürze: „Liebe, und im Übrigen tu, was du willst!" Na, wenn das nichts mit Lebenslust zu tun hat!

C. *Lust im Leben* – wie man länger Spaß am Leben hat

Damit ist allerdings immer noch die Frage unbeantwortet, „wie man länger Spaß am Leben hat". Die Risiken und Nebenwirkungen der Gesundheit für die Lebenslust wurden ausführlich dargestellt, die Lösung einer maßvollen und nüchternen Sorge um die Gesundheit geschildert, das Christentum als moderate Gesundheitsreligion gedeutet.

Aber das ändert nichts daran, dass man dennoch in seinem begrenzten Leben außerordentlich lange Zeiten nicht „seinen wesentlichen Beschäftigungen nachgehen kann", um die gemäßigte Gesundheitsdefinition von Friedrich Nietzsche aufzugreifen.

I. Erschütternde Bilanz

Am Anfang des Lebens ist jeder Mensch behindert und rund um die Uhr auf Hilfe angewiesen. Das ändert sich nur sehr langsam, so dass man erst vielleicht mit dem 18. Lebensjahr wirklich selbstständig „seinen wesentlichen Beschäftigungen nachgehen kann". Ab dem 65. Lebensjahr wird man zwangsweise daran gehindert, „seinen wesentlichen Beschäftigungen" nachzugehen: Man wird berentet. Das heißt, man ist nun offiziell alt. Zwischen dem 18. und dem 65. Lebensjahr ist man statistisch etwa 6% der Zeit krank. Weit längere, hier gar nicht gerechnete Zeiträume hat man außerdem irgendwo Schmerzen, leidet körperlich, beziehungsweise – häufiger – seelisch oder man stirbt. Wenn man darüber hinaus berücksichtigt, dass Arbeit in der Regel keinen Spaß macht – sonst würde sie nicht bezahlt, sondern wäre vergnügungssteuerpflichtig –, muss man während des Arbeitslebens durchschnittlich etwa 45 von 168 Wochenstunden (einschließlich Hin- und Rückfahrt) von der möglichen Spaßzeit abziehen. Außerdem können die durchschnittlich 56 Stunden Schlaf pro Woche angesichts von allfälligen Alpträumen nicht der Spaßzeit zugeschlagen werden. Von den restlichen 67 Stunden fallen vielleicht 12 noch für ärgerliche private Erledigungen an, 7 Stunden für die Körperpflege und das Umkleiden. Bleiben etwa 48 Wochenstunden, die theoretisch für Spaß zur Verfügung stehen könnten. Davon gehen durchschnittlich etwa 20 Stunden für Fernsehen drauf, was man nach Befragen von fernsehenden Menschen zwar freiwillig tut, aber so recht Spaß macht das auch nicht. Die mit der Gesundheitspflege verbrachte Zeit rechne ich erst gar nicht ein, weil einige sich damit das gesamte Leben lang befassen. Jetzt sind wir also bei 28 spaßfähigen Stunden die Woche.

Bleiben wir dabei, so werden Sie selbst, lieber Leser, den eben aufgeführten spaßlosen Lästigkeiten persönlich noch ohne weiteres die ein oder andere hinzufügen können, so dass die 28 Stunden potientielle Spaßzeit sogar ziemlich wohlwollend gerechnet sind. Aber dennoch: Unter diesen Voraussetzungen beträgt die Zeit ohne Behinderung, Krankheit, Schmerzen, Leiden, Alter und Sterbephase, die für Spaß sehr theoretisch zur Verfügung stehen könnte, bei einer angenommenen Lebenszeit von 75 Jahren – eher geschönt – nur etwa 9,82% der ganzen Lebenszeit. Ein wirklich erschütterndes Ergebnis. Mindestens 90,18% des Lebens sind lebenslustfreie Zone.

Nun haben wir uns bemüht, diese 9,82% der Lebenszeit durch das bisher Gesagte von den lästigen Mühsalen der Gesundheitsreligion zu befreien und damit der Lebenslust wieder mehr Raum zu verschaffen. Wir haben auch schon den Scheinwerfer der Aufmerksamkeit auf Bereiche gerichtet, die der Lebenslust außerordentlich förderlich sind. Aber auf diese Weise kommen wir auch im besten Fall nicht über jenes hässliche Sperrgitter von 9,82%, das jede mögliche Lebenslust auf engstem Raum einzwängt. Hand aufs Herz, wer würde Eintritt für eine Veranstaltung bezahlen, bei der er vorher weiß, dass sie allerhöchstens 9,82% der Zeit Spaß macht?

Es hilft also alles nichts: Wenn das Projekt Lebenslust, um das es hier geht, wirklich weitergebracht werden soll, müssen wir die Einschnürung der Lebenslust auf höchstens 9,82% Lebenszeit sprengen. Und genau darum geht es nun.

Behinderung, Krankheit, Schmerzen, Leiden, Alter und Sterbephase gelten auf je unterschiedliche Weise als lästige Probleme und sind jedenfalls nichts, was ein Mensch anstrebt. Ausgenommen vielleicht das Alter, wird man keines davon irgendeinem Menschen wünschen. Gewöhnlich werden all diese Zustände als Defizite angesehen und üblicherweise haben die westlichen Gesellschaften Mittel und Methoden entwickelt, solche Probleme möglichst überhaupt zu verhindern oder wenigstens diskret irgendwie aus dem Gesichtsfeld zu befördern, wegzumachen oder zu entsorgen. Behinderte lässt man mit den Mitteln guter Sozialunterstützung – das ist einem der Sozialstaat wert – in gut betreuten Behindertenheimen verschwinden. Das ist aber nur die Notfalllösung. Der Normalfall wird bald sein: Verhinderung von Behinderung durch Verhinderung von Behinderten – Tötung mit anderen Worten – nach wissenschaftlich präzisen vorgeburtlichen diagnostischen Maßnahmen wie Präimplantationsdiagnostik oder, später und mühsamer, Pränataldiagnostik: „Wissen Sie, ein behindertes Kind, das muss doch heute nicht mehr sein!" Krankheiten macht man weg mit Antibiotika, Salben, Ärzten und überhaupt dem ganzen horrend teuren Krankheitsapparat. Schmerzen vernichtet man mit Schmerzmedikamenten und anderen ausgefeilten Therapien. Leiden schafft man aus der Welt, indem man es in Kitschpäckchen abgepackt in Soap-Operas auf die Bühne befördert und den Rest über Telefonseelsorge und Selbsthilfegruppe entsorgt, wofür ab und zu staatliche Orden verliehen werden. Alter erhält eine differenzierte und präzise, kontinuierliche Versorgung: Man macht es weg durch Gesichtscreme, Gesichtsschminke und endlich durch Gesichtschirurgie. Wenn das nicht mehr ausreicht, befördert man es rentenunterstützt durch Altersheime aus dem Gesichtsfeld, und wenn das zu teuer wird, eröffnet sich demnächst die niederländische Lösung für alle: Kommissionsunterstützte Entsorgung durch die gute Spritze. Euthanasie, der gute Tod. „Herr Müller wird am Mittwoch sterben und am Samstag beerdigt. Ab Freitag kann das Zimmer wieder belegt werden." Auf diese Weise wird dann gleich das Sterben mit entsorgt. Anständig stirbt man künftig kurz und schmerzlos. Entweder durch Unfall – „so plötzlich, wie beneidenswert!" – oder durch Spritze." Wer ausnahmsweise ein unsolidarisches langsames Sterben wählt, indem er sich für einen unkalkulierbaren Sterbeprozess entscheidet – mit erheblichen Belastungen für das Gesundheitssystem und nicht zuletzt für die Angehörigen – muss sich zusatzversichern. Auf solche Weise scheint man sie also loswerden zu können, die Schattenseiten menschlicher Existenz. Übrig bleibt eine glatte, immer junge, schöne neue Welt ohne jeden Schatten.

Lustig allerdings wäre das alles für den Einzelnen nicht besonders, von Lebenslust ganz zu schweigen. Denn zwar wird so die sichtbare Oberfläche der Gesellschaft als Ganze schattenlos auf Hochglanz gehalten, aber jeder Einzelne muss irgendwann abtauchen in den Schatten, entweder pflichtbewusst freiwillig oder notfalls zwangsweise. Unter immer strengeren Kriterien werden möglicherweise die Zeiten am Licht für jeden immer kürzer werden. Zeitige Euthanasie erniedrigt zwar nach unserer bisherigen Berechnung den Prozentsatz an lebenslustfreier Zone, mehr absolute Lebenslustzeit bringt das aber nicht. Außerdem fördert die immer wieder sich stellende Frage, ob man sich der Gesellschaft noch zumuten kann, auch nicht gerade die Lebenslust. Das Ganze kann eine gewisse Zeit reibungslos so laufen. Soziale Unruhen wären aber auf Dauer wohl kaum zu vermeiden. Auch auf solche Verhältnisse ist ja der rebellische Reim Bert Brechts anwendbar: „Denn die einen sind im Dunkeln und die andern sind im Licht und man sieht nur die im Lichte, die im Dunkeln sieht man nicht." Möglicherweise wollen dann doch einige bald wieder „zur Sonne, zur Freiheit". Die schattenlose Sozialutopie ist im Grunde eine Horrorvision.

Immer wieder ist im Übrigen auch ganz persönlich der Versuch gescheitert, ohne Schatten zu leben. Das gleißende Licht der zudringlichen Öffentlichkeit hat Menschen wie Marilyn Monroe das Leben gekostet. Auch scheinheilige Menschen, die nach außen ein schattenloses Bild bieten, verrotten innerlich und verpassen ihr Leben. Die Romanliteratur hat sich solcher tragischen Schicksale angenommen. Für jeden Einzelnen ist eine Gesellschaft, die den Schatten verachtet, eine persönliche Katastrophe und an Lebenslust ist dabei gar nicht zu denken.

Hinzu kommt, dass er unvermeidbar ist, dieser Schatten. Der Philosoph Karl Jaspers hält gerade solche Situationen wie Behinderung, Krankheit, Schmerzen, Leiden, Alter und Sterbephase für höchst bedeutsam und nennt sie unausweichliche Grenzsituationen menschlicher Existenz. Jeder Mensch erlebt sie irgendwann einmal im Leben als schmerzliche Grenzen seines Daseins, und wie er ihnen begegnet, daran entscheidet sich alles, daran entscheidet sich, ob ein Leben existenziell gelingt oder nicht. Vor diesem Hintergrund wirkt es geradezu lächerlich, nur mit einer Wegmach-Mentalität auf die Grenzsituationen zu reagieren. Man würde buchstäblich vor sich selbst fliehen, wollte man ernsthaft den Versuch machen, den Grenzsituationen zu entkommen. Letztlich kann dieser Versuch niemals gelingen, denn unerbittlich holen diese Situationen den einzelnen Menschen ein. Jede Flucht ist zwecklos. Man kann nur wählen, ob man ihnen vorbereitet oder unvorbereitet begegnet, sich ihnen stellt oder ihnen erliegt und damit das Leben bewältigt oder es verpasst.

II. Lustvoller Perspektivwechsel – die Entdeckung der Wirklichkeit

Wie das Wild den Schatten flieht, so den Grenzsituationen zu entfliehen und ins Licht zu rennen, diesem allgemeinen Trend liegt ein fundamentaler Irrtum zugrunde. Dadurch dass man Behinderung, Krankheit, Schmerzen, Leiden, Alter und Sterben als düsteres, Schrecken erregendes Schicksal fürchtet, schaut man weg davon. Der Scheinwerfer der Aufmerksamkeit ist auf anderes gerichtet. So ist das Dunkel, das über jenen Zuständen lastet, selbst produziert. Was aber würde passieren, wenn wir etwas ganz Ungewöhnliches tun, nämlich diese Schattenseiten unserer Existenz aufklärerisch ins Licht rücken würden? Sind sie wirklich so schwarz, wie es im Schatten den Anschein hatte? Sind sie wirklich nur unbedingt zu vermeidende, kostenträchtige Defizite?

Was wäre denn, wenn es gelänge, die unausweichlichen Zeiten von Behinderung, Krankheit, Schmerzen, Leiden, Alter und Sterben nicht als Einschränkungen eines Lebens zu verbuchen, sondern sogar für die Lebenslust auszubeuten? Das klingt mal wieder fast gesundheitsblasphemisch, aber so etwas ist der Leser ja schon gewohnt. Und schließlich ist das unstreitig die einzige Möglichkeit, um aus jenem 9,82%-Gefängnis auszubrechen, in das die Lebenslust eingesperrt scheint.

Die moderne Psychotherapie hat für einen solchen Perspektivwechsel spannende Methoden entwickelt. Denn lange schon war aufgefallen, dass die Konzentration allein auf die Probleme des Patienten den Hilfe suchenden Menschen oft noch mehr in seine Depression hineinstößt. Dennoch sind die Probleme ja nicht wegzudiskutieren. Wegzuschauen und einfach positiv zu denken hilft dauerhaft auch nicht weiter. Man kann nicht nur mit der rosa Brille durchs Leben gehen. Der berühmteste amerikanische Psychotherapeut des 20. Jahrhunderts, Milton Erickson, hat daher eine ungewöhnliche Methode entwickelt. Er pflegte die Probleme des Patienten nicht zu betrauern und zu beklagen, sondern auf geniale Weise zu nutzen: als Ressource, als Fähigkeit für eine Lösung. Ein Problem utilisieren heißt das wissenschaftlich.

Es kommt also auf einen Versuch an, in den Grenzsituationen menschlicher Existenz mit Paul Watzlawick zumindest „das Gute des Schlechten" zu suchen. Noch spannender könnte es aber werden, wenn es gelänge, auf den Spuren Milton Ericksons diese angeblichen Defizite eines Lebens als Ressource zu utilisieren, also sogar als Chance des Lebens zu nutzen. Damit wäre sie dann tatsächlich gesprengt, die Einzwängung der Lebenslust auf engstem Raum von 9,82% Lebenszeit. Lebenslust könnte zu einem wirklichen Lebensthema werden und nicht bloß zum Hobby für allzu seltene Stunden, die doch unter der Last des unbarmherzig drohenden Schicksals immer etwas Künstliches hätten.

Voraussetzung für einen solchen lustvollen Perspektivwechsel ist die Entdeckung des Lieblingsthemas der Lust, nämlich der Wirklichkeit. Die Lust hat nichts im Sinn mit Abstraktion, Utopie und bloßer Theorie. Pralle Lebenslust scheut die Blässe des Gedankens. Der Gesundheitsreligion fehlt diese Liebe für die Wirklichkeit, das Lebenselixier der Lust. Sie liebt ihre Ziele und die sind abstrakt. Gesundheit ist für sie bloß ein theoretischer Begriff, dem niemand in der Wirklichkeit genügt, und das so ersehnte unendliche Leben ist eine unerfüllbare Utopie. Die Gesundheitsreligion lebt von der Sehnsucht, dass die Dinge so und so sein sollten. Die Lust lebt vor allem davon, was ist. Darüber hinaus spaltet die Gesundheitsreligion Körper und Geist. Lust ist aber ein ganzheitliches Geschehen. Nur so ist zu erklären, warum die Körperbetonung der Fitness-, Wellness-, und Gesundheitsbewegung wider Erwarten keinen Lustgewinn bringt. Die künstliche Fixierung auf nur einen Aspekt des Menschen, den Körper, ist nämlich auch abstrakt und sorgt für die Gefahr geistiger Vertrocknung im Fitnessstudio. Deswegen wirkt der Körperkult geradezu lusttötend. Bekannt ist die Verdammung jeglicher Erotik in der FKK-Bewegung. Bei den gleichen Menschen, die dem Körperkult huldigen, treibt dann aber oft der abgespaltene Geist seine eigenen Kapriolen. Da ist man dann ganz selbstverständlich für Leihmutterschaft. Das heißt, eine Frau lässt sich für die biologische „Arbeit" einer Schwangerschaft von einem Ehepaar, das auf natürlichem Weg keine Kinder bekommen kann, anmieten. Nur der geistige Aspekt zählt hier plötzlich, der – geistige – Wunsch der Eltern nach einem Kind.

Dass der körperliche Vorgang in der Leihmutter seine eigene Würde hat und nicht einfach zu noch so guten geistigen Zwecken ausgenutzt werden darf, das sehen diese sonst so körperbetonten Menschen nicht. Sie können nicht wirklich ganzheitlich denken. Die eine ideologische Einseitigkeit hat die andere ideologische Einseitigkeit zur Folge. Ganzheitliche Lebenslust hat bei solchen maßlosen Abstraktionen und Manipulationen der Wirklichkeit natürlich keine Chance.

Alle Ideologien hatten freilich mit der Lust ein Problem, denn Lust findet nicht am Schreibtisch oder im Philosophieseminar statt, sondern eben da, wo ganz unberechenbar das wirkliche Leben spielt und wo nicht getrennt wird zwischen Körper und Geist. Im wahren Leben geht es nämlich wahrhaft ganzheitlich zu. Die Grenzsituationen menschlicher Existenz haben glücklicherweise diesen intensiven Geschmack ganzheitlicher Wirklichkeit. Behinderung betrifft immer den ganzen Menschen, die körperliche Behinderung betrifft auch die geistige Existenz des Menschen, die geistige Behinderung auch die körperlichen Ausdrucksmöglichkeiten. Krankheit ist immer ein Einschnitt in die gesamte Lebensgeschichte. Wer einmal wirklich starke Schmerzen erlebt hat, weiß, wie der Schmerz ganz von einem Besitz ergreift. Menschen, die leiden, denen schlägt das oft auf den Magen. Das Alter betrifft ebenso selbstverständlich den ganzen Menschen wie Sterben und Tod. Die Grenzsituationen des Menschen liegen unvermeidlich mitten im wirklichen Leben und nur da kann Lebenslust, wenn überhaupt, gesucht und gefunden werden.

Sollte das aber nicht auch ein etwas utopisches Projekt sein? Bei allem Respekt vor den ungewöhnlichen Perspektiven und großen Erfolgen modernster Psychotherapie: Ob ausgerechnet jene verachteten Grenzsituationen als Ressourcen, als Chancen eines Lebens gesehen werden können und ob Lebenslust da noch eine Rolle spielt? Wenn es aber tatsächlich so wäre, dann ergäbe sich eine überraschende Antwort auf die Frage, „wie man länger Spaß am Leben hat". Denn schon rein zeitlich wäre das ein gigantischer Durchbruch.

1. Behinderung als Fähigkeit oder wie man Polizisten glücklich macht

Burkhard ist ein außergewöhnlicher Mensch. Wenn er einen Raum betritt, in dem, sagen wir einmal dreißig depressiv gestimmte Menschen sitzen, gelingt es ihm, in kürzester Zeit eine heitere Atmosphäre herzustellen. Wie er das im Einzelnen macht, kann man nicht genau sagen. Kommunikationstheoretisch könnte man beschreiben, dass er in den starren Kontext plötzlich eine ganze Menge Unterschiede einführt, die einen wirklichen Unterschied machen. Insbesondere überschreitet er souverän und problemlos Distanzen zu anderen Menschen, allerdings immer, ohne diese Menschen zu verletzen. Und er strahlt dabei eine völlig ungekünstelte, ansteckende Herzlichkeit aus. Was ist das Geheimnis des „Phänomens Burkhard"? Nüchtern betrachtet, liegt alldem eine besondere Fähigkeit zugrunde: Burkhard ist behindert, wie man so sagt. Schwer geistig behindert sogar. Er kann keinen Satz grammatisch richtig formulieren, was ihn aber nicht daran hindert, viel zu reden. Und jeder versteht ihn. An dieser Stelle muss man ausdrücklich einem Missverständnis vorbeugen. Es geht mir hier nicht um jenes betuliche Hochjubeln von Behinderten nach dem Motto: „Dass diese armen Menschen so etwas können!" Wenn Behinderte Unsinn machen oder Unbrauchbares herstellen, dann ist das unsinnig und unbrauchbar. Was ich bei Burkhard allerdings in allem Ernst behaupte, ist, dass seine Behinderung eine Fähigkeit ist. Nicht nur die Behinderung. Burkhard ist ein Mensch von ausgesprochener menschlicher Herzlichkeit. Aufgrund seiner Behinderung trägt er diese Herzlichkeit nicht normal verschlossen oder gar neurotisch verklemmt in sich. Burkhard ist nicht hemmungslos, aber unmittelbar. Er gehört zu einer Gruppe behinderter und nicht behinderter junger Menschen ohne professionelle Betreuer in Bonn namens „Brücke-Krücke". Er hat eine zentrale Stellung in dieser Gruppe. Er sorgt für ein hohes Maß an Außenkontakten, da er unproblematisch ziemlich viele Menschen anspricht, und er hat ein wirkliches Talent für Entertainment.

Als die Gruppe bei einer Städtebesichtigung einen großen Platz betritt, steht am Rand ein Polizeiauto mit zwei ziemlich finster dreinschauenden Polizeibeamten. Ein heißer Tag, ein heißes Auto, ein unter polizeilichen Gesichtspunkten langweiliger Platz. Niemand bemerkt sofort, dass sich Burkhard just zu dem Polizeifahrzeug aufgemacht hat. Als man es bemerkt, ist es schon zu spät. Burkhard nähert sich bereits fröhlich ausladenden Schritts dem Fahrzeug der Ordnungshüter. Deren Mienen verfinstern sich noch mehr. Nach kurzer Irritation setzen die Beamten sich in Positur und nehmen eine amtliche Haltung ein, soweit das in einem Auto möglich ist. Burkhard lehnt sich etwas kumpelhaft an das Auto, was den Adrenalinspiegel der Polizisten steigen und ihren Gesichtsausdruck leicht bedrohlich werden lässt. Aber noch ehe sie etwas sagen können, eröffnet Burkhard den Dialog mit dem intensiven Ausruf: „Immer arbeiten!" Dabei schaut er mit vor Anteilnahme schmerzverzerrtem Gesicht in die amtliche Miene des Polizisten, die sich nun etwa 10 Zentimeter vor ihm befindet. Dem bleiben vor Verblüffung die Gesichtszüge stehen. Mit so etwas hat er nun wirklich nicht gerechnet. Mit noch größerem Nachdruck wiederholt Burkhard: „Immer arbeiten!" In seinem Klagegestus spiegelt sich das Seufzen des ganzen Menschengeschlechts unter der Last der Arbeit seit der Vertreibung aus dem Paradies. Der Augenausdruck des Beamten spiegelt eine gewisse Hilflosigkeit. Ein verstohlener Blick geht zum Kollegen. Der weiß aber auch nicht weiter. Inzwischen bleiben einige Leute stehen. Mit einer Aggression dieses Subjekts ist wohl nicht zu rechnen, das hat der Polizist jetzt gemerkt. Aber womöglich liegt der Fall noch schlimmer, womöglich ist dieser Mann verrückt und gibt die Staatsmacht nun der Lächerlichkeit preis. Bevor man aber zu einem Entschluss gelangt ist, irgendetwas zu unternehmen, setzt Burkhard den bisher etwas einseitigen Dialog mit der ebenso intensiv vorgetragenen bohrenden Frage fort: „Warum arbeiten? Warum eigentlich?" Breit lächelnd, aber ganz ernsthaft fragend schaut Burkhard nun von oben in das Polizeiauto. Noch mehr Menschen sind stehen geblieben. Hier gibt es offenbar etwas zu sehen. Der Beamte, vor dem Burkhard gerade seine Zähne entblößt hat, begreift jetzt, dass er etwas sagen muss. Er stottert etwas von Geld und man müsse sich ja auch mal was kaufen und so. Nun gewinnt das Gespräch Fahrt. Auch bezüglich des Kaufens stellt Burkhard hemmungslos die „Warum-Frage". Der Polizist wird lockerer, da Burkhard unverändert von entwaffnender Freundlichkeit ist, und läuft nun seinerseits zur Hochform auf. Es entspinnt sich ein Gespräch über den Sinn des Geldes an sich, die hohen Preise und über die hungrigen Kinder des Beamten. Zwischenzeitlich lässt Burkhard immer wieder die mitfühlende Bemerkung „Immer arbeiten!" einfließen, die jetzt zu einer fast kollegialen Atmosphäre führt und erstaunlich offenherzige Bemerkungen des Staatsdieners über seine Arbeitszufriedenheit im Allgemeinen und den Stress am heutigen Tag im Besonderen zur Folge hat. Inzwischen ist das Polizeiauto von einer Menschentraube umlagert. Das Publikum ist begeistert. Schließlich ruft Burkhard mit großer Geste und heiterster Miene in die Menge: „Polizei, Polizei, alle verhaften!" Allgemeine Heiterkeit, Beifall, Burkhard genießt seinen Auftritt. Jetzt drängen aber die Mitglieder der Gruppe zum Aufbruch. Großes Bedauern allerseits. Herzlichste Verabschiedung von den Polizisten, die mit erheblich fröhlicherer Miene als zuvor zurückbleiben.

So etwas bringt nur Burkhard zustande. Niemand ist stehen geblieben, um einem „armen, behinderten Menschen" ein wenig Aufmerksamkeit zu schenken. Man hat sich vielmehr köstlich unterhalten. Und ganz sicher nicht auf Kosten von Burkhard, sondern auf Betreiben von ihm. Ein wirklich witziger und komödiantischer Behinderter hat selbstverständlich genauso Anspruch auf das herzliche Lachen des Publikums wie ein Nichtbehinderter mit vergleichbaren Fähigkeiten.

An diesem Abend ging die Gruppe in die Oper. Burkhard sorgte nach Beginn der Aufführung durch leise knappe Kommentare des Geschehens zunächst für leichtes Zischen umgebender Opernliebhaber. Die Gruppe war schon etwas besorgt. Doch dann kam der Durchbruch, als Burkhard bei Dunkelheit auf der Bühne plötzlich: „Polizei, Polizei, alle verhaften", in das feine Opernhaus rief. Den Gruppenmitgliedern erstarrte das Blut in den Adern. Das Publikum aber begriff nach einigen Schrecksekunden, was da Ungeheures geschehen war, war höchst amüsiert, änderte auf der Stelle seine Reaktionsweise und stachelte Burkhard nun zu weiteren Kommentaren an, was von den Gruppenmitgliedern mit großer Mühe verhindert werden konnte. In der Pause konnte man jedenfalls Burkhard beobachten, der strahlend auf ein Gruppenmitglied zukam mit dem begeisterten Ausruf: „Ich liiiiiebe Oper!" Er ist übrigens wirklich sehr musikalisch. Bei einem Operettenbesuch befand er sich in der Prozeniumsloge neben der Bühne, die vom gesamten Zuschauerraum aus sichtbar ist. Von dort aus begann er, die heitere Operette mit präzisen, weit ausladenden Gesten zu dirigieren. Dem Publikum entging das nicht und man war ausgesprochen amüsiert. Dem Orchester wiederum fiel auf, dass die Aufmerksamkeit etwas von der Bühne abgezogen wurde, und man schaute hinauf zu den zwei kraftvollen Armen, die den Takt gaben. Als der Dirigent das nun auch merkte, verschränkte er die Arme und zeigte für alles Weitere auf die Proszeniumsloge. Es war ein Segen, dass Dirigenten von Operetten in der Regel über Humor verfügen.

Doch auch im ganz Ernsten kann Burkhards Behinderung eine Fähigkeit sein. Als die Gruppe mit israelischen Austauschgästen das Konzentrationslager Bergen-Belsen besuchte und man von den Gräueltaten an Juden und auch an Behinderten erfuhr, zeigte sich bei allen eine tiefe Erschütterung. Bei den jüdischen Gästen und bei den Behinderten der Gruppe war diese Erschütterung noch tiefer, da sie sich in besonderer Weise mit den Opfern verbunden fühlten. Es entstand zwischen den jüdischen und den behinderten Mitgliedern der Gruppe plötzlich eine intensive emotionale Verbindung, sodass die Nichtbehinderten fast ein wenig abseits standen. Den entscheidenden Anteil an der internationalen Jugendbegegnung mit den Israelis hatte im Übrigen wieder Burkhard. Als die jüdischen Gäste abflogen, konnten sie nach wie vor so gut wie kein Deutsch – aber so gut wie alle Sprüche von Burkhard. Und am Flughafen verabschiedeten sie sich in heiterster und herzlichster Stimmung mit dem Ausruf: „Polizei, Polizei, alle verhaften!"

Burkhard ist ein Ausbund an Lebenslust. Er ist gewiss ein Glücksfall, aber kein Einzelfall. Behinderte sind farbigere und intensivere Menschen als durchschnittliche Normopathen. Das hat damit zu tun, dass Behinderte nicht weggaffen können von den körperlichen oder geistigen Grenzen des Menschen und daher weniger Gefahr laufen, in konturloser, illusionärer Grenzenlosigkeit ihr Leben zu verplempern. Sie spüren ihre Grenzen und den Puls des Lebens, der in jedem Moment an diese Grenzen pocht. Dabei hat jeder Mensch Grenzen. Er sieht schlechter als der Adler, hört schlechter als der Hund und hat einen gröberen Geruchssinn als der Schmetterling. Ein Mängelwesen hat man den Menschen sogar genannt. Doch das allgemeine Bewusstsein verdrängt die Grenzen und sonnt sich in der Illusion grenzenloser Möglichkeiten. Die Wirklichkeit verpasst es damit. In grenzenloser Naivität jubiliert der biedere Famulus: „Wie wir's dann zuletzt so herrlich weit gebracht." „Ja bis zu den Sternen weit!", höhnt ihm Faust entgegen.

Die größere Farbigkeit und Intensität der körperlich und geistig behinderten jungen Menschen ist es wohl vor allem, was die nichtbehinderten jungen Leute an der Gruppe „Brücke-Krücke" reizt. Sie erleben den Umgang mit Behinderten als Bereicherung. Ein Helfersyndrom voller angestrengter und lustloser, verklemmter Betulichkeit hat niemand von ihnen. Dass sie dabei ganz unbeabsichtigt mehr Humanität lernen, ist ihnen wahrscheinlich nicht bewusst. Aber keiner von ihnen wird wohl in seinem künftigen Leben Menschen wegen Normabweichung oder mangelnder Leistung verachten. Niemand wird bestreiten, dass die Behinderung eines Familienmitglieds auch eine Last für die Familie sein kann. Gleichzeitig kann man aber immer wieder feststellen, dass gerade behinderte Menschen Mittelpunkt der Vitalität einer Familie sind und Zentrum der Sorge, die nach dem Philosophen Martin Heidegger eine Eigenschaft ist, die den Menschen geradezu zum humanen Wesen macht.

Das Erlebnis, für einen Menschen zu sorgen, kann sogar solchen Menschen, die nichts zu tun haben mit dem christlichen Glauben, die christliche Haltung, vor allem den Schwachen und Armen zu dienen, unmittelbar plausibel machen. Gewiss, auch für diese Einstellung gilt die Anfrage Max Horkheimers: „Warum soll ich gut sein, wenn es keinen Gott gibt?" Aber das Erlebnis der Sorge hat die Kraft der Wirklichkeit, ist keine theoretische Abstraktion und es hat Menschen gegeben, die aus der unmittelbaren Evidenz der Sorge um einen anderen Menschen den Glauben an Gott gefunden haben. Das Eigentliche der Humanität kann man nicht durch Leistungstests berechnen, aber erleben kann man es in der sorgenden Beziehung zu wirklichen Menschen. Die Betrachtung des Menschen unter Leistungskriterien ist allerdings eine gängige Abstraktion, die sich tagtäglich mit großer Kraft aufdrängt: das ganze Leben als Abfolge von Prüfungen, Tests und Zeugnissen. Dabei gerät dann auf gefährliche Weise aus dem Blick, dass in Wirklichkeit zwischen Bankdirektor und Clochard keinerlei Unterschied besteht im Entscheidenden, nämlich in der Menschenwürde. Wenn der Irrtum, den Menschen über abstrakte Leistung zu definieren, Plausibilität gewinnt, ist das Menschenbild des Peter Singer, dem der findige Schimpanse schützenswerter ist als der schwer behinderte oder demente Mensch, nicht abwegig, sondern konsequent.

Die sichtbare Präsenz von Behinderten in unseren Gesellschaften ist daher die denkbar beste Erinnerung an die Menschenrechte jedes Menschen. Und auch daran, dass die papiernen Erkenntnisse von Tests nichts aussagen über das, was der Mensch als Ganzer bedeutet. Damit wird klar, dass die leichtfertigen Utopien einer unbehinderten Welt Horrorvisionen sind, denen wirkliche Humanität abhanden gekommen ist.

Niemand wird einem einzelnen Menschen eine Behinderung wünschen, aber für die Gesellschaft insgesamt müssen wir hoffen, dass sie immer auch reich an Behinderten ist, die an das Eigentliche erinnern, auf dass die Menschen nicht an ihrer sterilen und kalten Normalität ersticken. Der Gesichtspunkt, dass Behinderung auch eine Fähigkeit sein kann, ist daher so abwegig nicht, wie er im ersten Moment klingt. Jedes menschliche Leben beginnt ja behindert. Der Säugling und das Kind sind in gewisser Weise behindert, denn sie sind rund um die Uhr auf die Sorge anderer Menschen angewiesen. Aber gerade da, wo Kinder sind, füllen Vitalität und Lebenslust den Raum. Vielleicht könnte man diese Fähigkeit der Kinder einmal nutzen, indem man bei Friedensverhandlungen immer zwei Kleinkinder der verfeindeten Parteien zwischen den Delegationen spielen lässt. Möglicherweise würden sie den sachlichen Ablauf etwas stören. Doch der Anblick eines Kindes würde das Wesentliche für Friedensverhandlungen, nämlich das Gebot der Menschenliebe, das im Herzen jedes Menschen verborgen ist, wohl wirksamer lebendig machen als das Gegenüber lediglich eines schlecht gelaunten, schwitzenden, Krawatte tragenden Verhandlungspartners.

Viele Beispiele gibt es für die These „Behinderung als Fähigkeit". Besonders faszinierend sind die alten Darstellungen Homers, des größten Dichters der antiken Welt. Das weise und schöne alte Haupt ist leicht erhoben und schaut eigentümlich und geheimnisvoll in die Ferne. Das Bild des Sehers schlechthin, der sieht, was andere nicht sehen. Was ist das Geheimnis dieses Gesichts? Das Geheimnis der Darstellung des Sehers Homer ist – Homer war blind! Es stellt einen der Höhepunkte der antiken Kunst dar, wie hier mit äußerster Feinsinnigkeit die Blindheit als Fähigkeit dargestellt wird, weiter und tiefer zu sehen.

Demosthenes galt als der größte Redner des antiken Griechenland. Mitreißend und mit allen Mitteln der Rhetorik gelang es ihm, die Athener zu fesseln, was nach den späteren Erfahrungen des heiligen Paulus gar nicht so einfach war. Was befähigte Demosthenes zu seiner Rednerkunst? Eine Behinderung! Und keineswegs eine Behinderung, die für einen Redner belanglos war. Demosthenes hatte eine schwere Sprachbehinderung. Interessant ist, was Demosthenes dagegen unternahm. Er verstärkte die Behinderung, indem er Steine in den Mund nahm und am Strand gegen das Rauschen des Meeres anbrüllte. Damit bewältigte er seine Sprachbehinderung, machte aus dem Sprechen eine Fähigkeit und wurde zum gefeiertsten Redner seiner Zeit.

Die unterschiedlichsten Interpretationen hat das erfahren, was der Apostel Paulus zwar plastisch, aber etwas unklar im 2. Brief an die Korinther seinen „Stachel im Fleisch" nannte. Als dauernde Behinderung jedenfalls hat es der Apostel erlebt, als eine Behinderung allerdings, die ihn im Wortsinne anstachelte zu seinem enormen Engagement für die Verbreitung des christlichen Glaubens.

Es ist gewiss eine besondere Tragödie gewesen, dass Ludwig van Beethoven, einer der genialsten Komponisten, im Alter taub wurde. Dennoch hat er weiter komponiert und einer für ihn verstummenden Welt Klänge vermittelt, die die Menschen bis heute die Ewigkeit ahnen lassen. Gerade die späten Symphonien, die er selbst kaum mehr hören konnte, gehören zu seinen ergreifendsten Schöpfungen. Vielleicht war es die schmerzlich erlebte Grenze seiner Taubheit, die seiner Feder eine Musik entlockte, die das Jenseits aller Grenzen, die Transzendenz, erlebbar macht.

Der heilige Pfarrer von Ars hatte eine massive Lernbehinderung, die ihn beinahe am Studium scheitern ließ, so dass er nur mit Hängen und Würgen Priester werden konnte. Doch er wurde einer der berühmtesten Beichtväter. Auch hier kann man die These vertreten, dass es möglicherweise gerade seine Behinderung war, die ihn zum einzigartigen Seelenführer befähigte. Denn wer Schwierigkeiten hat, sich dauerhaft Dinge einzuprägen, der lebt intensiver in der Gegenwart und in der gegenwärtigen Begegnung mit Menschen. Nicht das theoretische Wissen, sondern die praktische seelsorgliche Zuwendung in der Vermittlung der Gegenwart Gottes im Sakrament prägten den berühmten Pfarrer von Ars.

Der amerikanische Präsident Roosevelt war auch behindert, was aus Diskretion von den Medien allerdings nicht gezeigt wurde. Gerade er, der als Rollstuhlfahrer in seiner Bewegungsfreiheit massiv eingeschränkt war, war Vorkämpfer der Freiheit gegen eine Welt von Tyrannen.

Auch der schon erwähnte berühmteste Psychotherapeut des 20. Jahrhunderts, Milton Erickson, war schwer behindert. Er litt an Kinderlähmung und anderen Einschränkungen, saß im Rollstuhl und war daher darauf angewiesen, Menschen ganz genau zu beobachten, hilfreiche von weniger hilfreichen Situationen zu unterscheiden und immer wieder Lösungen für Probleme zu finden. Lösungen sind für einen bewegungsbehinderten Menschen aber immer schon rein räumlich fern liegend und schwer zu erreichen. Milton Erickson machte aus der Not eine Tugend und nutzte das, was für einen Behinderten am nächsten liegt, für die Lösung. Und was für einen Behinderten am nächsten liegt, ist – sein Problem. Die geniale Methode Milton Ericksons war die Nutzung, die „Utilisierung", des Problems für die Lösung. Bis heute versuchen Psychotherapeuten in aller Welt, es dem genialen Erickson nachzutun. Sie versuchten eine letzte Theorie der „Methode Erickson" zu finden. All diese Bemühungen sind weitgehend gescheitert, denn es gibt sie nicht, die „Methode Erickson", es gibt hundert Methoden, die der Mann aus Phoenix (Arizona, USA) anwandte. Und sie entsprangen nicht einer Theorie, sondern der konkreten Praxis. Wem sich die Welt so konkret aufdrängt wie einem behinderten Menschen, der kann die konkrete Situation vielleicht auch ernster nehmen – und sie dann nutzen, ohne sich durch illusionäre Ziele abzulenken.

Es gibt aber gleichfalls große Theoretiker im Rollstuhl. Stephen Hawking ist der vielleicht faszinierendste theoretische Physiker unserer Zeit. Er sitzt, seines Körpers nicht mehr mächtig, verkrümmt in seinem Rollstuhl und kann sich nur durch einen Apparat mit einer monotonen künstlichen Stimme verständlich machen. Doch souverän beherrscht er von seinem engen fahrbaren Lehrstuhl aus das zeitgenössische physikalische Weltbild. Tag für Tag verspottet bei ihm die fast grenzenlose Beweglichkeit des Geistes die hilflose Unbeweglichkeit des Körpers. Seine Behinderung entzog ihm rigoros die Praxis. Dadurch konzentrierte er alle seine Kräfte auf die Theorie und wurde der Virtuose der theoretischen Physik.

Das sind gewiss spektakuläre Fälle, aber jeder, der wach durchs Leben geht, kann die bemerkenswerten Fähigkeiten der vielen unauffälligen Behinderten in unseren Gesellschaften beobachten. Man muss wohl damit rechnen, dass eine Gesellschaft ohne Behinderte auch weniger leistungsfähig wäre, von Phantasie und Lust am Leben ganz zu schweigen.

Vielen Menschen sind die Perioden ihres Lebens, in denen sie behindert waren, besonders wertvoll. Gerade die Kindheit, in der man an einem autonomen Leben gehindert und auf umfassende Fürsorge angewiesen ist, erscheint vielen in goldenem Glanz. Das hat sicher damit zu tun, dass das Kind noch nicht so eingeengt ist auf Denk- und Verhaltensmuster, die für ein nach allgemeinem Urteil gelingendes Leben notwendig sind. Der intensive Genuss der Gegenwart und das ungehemmte Walten der Phantasie geben der Lebenslust weiten Raum. Umso schmerzlicher sind die Einschränkungen kindlicher Unbekümmertheit und der goldene Glanz der Erinnerung überstrahlt oft die Entbehrungen. Das spätere Auftreten einer Behinderung wird wohl immer als leidvolle Erfahrung erlebt. Aber im Nachhinein berichten viele Menschen, dass sie, plötzlich herausgeworfen aus dem Trott unbehinderten, aber eintönigen Funktionierens, zum ersten Mal seit langem sich wieder selbst gespürt hätten als ein Wesen mit eigenen Zielen, mit einem unverwechselbaren Lebensweg. Über den Sinn dieses Lebens hatten sie sich schon lange keine Gedanken mehr gemacht, weil es auch nicht nötig war. Sie waren Funktionäre des eigenen Lebens geworden. Andere hatten entschieden, wohin die Reise ging. Die Behinderung warf sie aus der vorgezeichneten Lebensbahn. Sie mussten neu entscheiden und vor allem – trotz aller Abhängigkeiten – sie mussten selbst entscheiden.

2. Krankheit als Glücksfall oder wie jemand lernte, die Bombe zu lieben

Damit wären wir bei der Krankheit als Chance. Denn Krankheiten stellen in der Regel keine dauerhafte Beeinträchtigung des Lebens dar wie Behinderungen, sie brechen vielmehr – oft ganz plötzlich – herein ins Leben. Wie also könnte man solche Unfälle des Lebens als Glücksfälle betrachten? Um auch hier gleich Missverständnisse zu vermeiden: Krankheit ist für den einzelnen Menschen zunächst einmal eine Last und man wünscht niemandem eine Krankheit. Ein Leben ohne Krankheit gibt es aber nicht. Und da ist es legitim, der Frage nachzugehen, ob diesem unausweichlichen Schicksal auch Positives abzugewinnen ist.

Die Antike kannte einen „morbus sacer", eine heilige Krankheit. Auf den ersten Blick scheint es völlig absurd, eine Krankheit als heilig zu verehren. Doch die Antike vollzog noch nicht die strengen Unterscheidungen, die uns heute oft den Blick für die Wirklichkeit trüben. Und so war auch die Krankheit zunächst einmal ein außergewöhnlicher Zustand, der sich im Leben eines Menschen ereignete. Der Automatismus, nicht normale Zustände sofort als Defizite abzubuchen, war der Antike fremd. Ein großer epileptischer Anfall ist für den Außenstehenden ein elementares Ereignis. Schlagartig wird ein Mensch aus vollem Bewusstsein davon ergriffen, schlägt auf den Boden, verkrampft sich rhythmisch, bleibt einige Minuten bewusstlos, wacht aus dem Zustand auf und hat danach keinerlei Erinnerung daran, was mit ihm geschehen ist. Die Menschen der Antike nahmen an, dass während dieses Zustands der Kranke in unmittelbarem Kontakt mit der Gottheit stand. Daher die Ehrfurcht. Wer an Epilepsie, der heiligen Krankheit, litt, dem brachte man einen etwas furchtsamen Respekt entgegen. Daher war diese Krankheit fast eine Karrierechance. Gaius Julius Cäsar war Epileptiker.

Auch später wurde das Außergewöhnliche oft als heilig geachtet. Manche Heilige der katholischen Kirche waren ziemlich merkwürdig. Gewiss reichte Merkwürdigkeit nicht aus, um heilig zu werden. Aber es waren oft gerade die außergewöhnlichen Eigenschaften der Heiligen, die sie so volkstümlich machten. Und das nicht nur bei Katholiken. Johann Wolfgang von Goethe, den Katholiken sonst nicht sehr zugetan, reserviert voller Begeisterung zehn Seiten seiner „Italienischen Reise" einem der merkwürdigsten Heiligen der katholischen Kirche, dem heiligen Philippus Neri. Die Auffälligkeiten, die dieser Mann zeigte, würden heutzutage rein formal allemal für eine anständige psychiatrische Diagnose ausreichen. Das spricht allerdings nicht gegen den damaligen heiligen Philipp, sondern eher gegen die heutige Diagnostik. Damals fühlte man sich durch psychische Auffälligkeiten wie die des Philippus Neri weniger gestört als vielmehr angeregt. Niemand wäre auf die Idee gekommen, bei ihm eine krankhafte Störung zu diagnostizieren. Der heilige Philipp wurde als geliebte Bereicherung erlebt. Eine solche gesellschaftliche Einstellung machte das Leben unterhaltsamer und abwechslungsreicher als in unseren ordnungswütigen Zeiten – sowohl für die außergewöhnlichen wie für die gewöhnlichen Menschen.

Die Römer jedenfalls waren ganz vernarrt in ihren heiligen Philipp. Wo Philipp war, war Lebenslust. Er strahlte eine heitere christliche Fröhlichkeit aus. Zu jedem Unsinn war er bereit. Alle Konventionen sprengte er. Zeigte sich irgendwo die päpstliche Schweizergarde, blickten die Römer schon umher, wo denn wohl Philipp sei. Dann trat er auf, bohrte sich mit einer Hellebarde in der Nase oder zog einen Gardisten am Bärtchen. Nichts war normal an diesem Heiligen und mit dieser Eigenartigkeit, gepaart mit einer tiefen Frömmigkeit, begeisterte er vor allem die jungen Leute, die zu Scharen in seinen Orden eintraten. Bald kam er in den „Geruch der Heiligkeit", wie es so schön heißt. Hans-Conrad Zander beschreibt, wie der heilige Philipp dessen gewahr wurde. Eines Abends spricht den Stadtstreicher Gottes unter einer römischen Brücke, wo der Heilige bisweilen zu nächtigen pflegte, tief erschüttert sein Mitclochard, der heilige Felix von Cantalice, an. Etwas Schreckliches habe er gehört, etwas ganz Furchtbares. Besorgt und mitfühlend wendet sich Philipp ihm zu. Es sei etwas, das sie beide betreffe, fährt der heilige Felix von Cantalice fort, es sei entsetzlich, man halte sie für heilig. Nun ist auch Philipp erschüttert. Tief beunruhigt beratschlagen die beiden merkwürdigen Gestalten unter der römischen Brücke, wie man wohl am besten einen solchen Ruf loswerden könne. Am besten durch Rufmord. Noch besser durch Rufselbstmord. Kurz entschlossen betrinken sich beide hemmungslos und ziehen grölend und randalierend eine ganze Nacht durch Rom. Doch wie kaum anders zu erwarten: Die Sache ging schief. Die Römer aber hatten nur eine weitere Geschichte über den heiligen Philipp. Und die erzählen sie alle bis heute. Der heilige Philipp hat die Menschen nicht trotz seiner Merkwürdigkeit und Verrücktheit begeistert, sondern wegen seiner Merkwürdigkeit und Verrücktheit. Die originellen Faxen, die Philippus Neri machte, ließen eine systematische Lehre kaum zu. Dennoch wurde er von seinen Fans gefragt, was er denn tun würde, wenn er ein ganz schwieriges Problem hätte, das er überhaupt nicht lösen könne. Prompt kam die Antwort: „Wenn ich ein ganz schwieriges Problem habe, das ich überhaupt nicht lösen kann, dann überlege ich mir, was in dieser Situation Ignatius von Loyola tun würde – und dann tue ich das Gegenteil." Dass die katholische Kirche ausgerechnet diese beiden am gleichen Tag heilig gesprochen hat, bestätigt, dass sie Humor hat und dass man im Himmel und daher auch auf Erden nicht immer einer Meinung sein muss.

Dem heiligen Ignatius von Loyola, dem hochverehrten Gründer des Jesuitenordens, fehlte die virtuose Leichtigkeit des heiligen Philipp. Sein Leben führte nicht geradlinig in die Gosse, sondern eher aus der inneren Unstetigkeit in die Geradlinigkeit. Insofern war es zwar abwechslungsreicher, aber doch weniger unterhaltsam. Sein eigener Orden hatte in unseren Tagen allerdings den Eindruck, dass er so ganz normal auch nicht gewesen sei, der heilige Ignatius. Einen der bekanntesten deutschen Psychiater, Professor Dr. Kurt Heinrich, beauftragten Jesuiten mit einem Gutachten über den Geisteszustand des Gründers, nicht ohne den leisen Hinweis, es wäre gar nicht schlimm, wenn sich da etwas Krankes zeigte. Es zeigte sich nichts Krankes. Der Psychiater kam für sein Fachgebiet zu dem Schluss, dass Ignatius von Loyola ein außerordentlich genialer Mensch war, krank gewesen sei er aber nicht. Dennoch hatte er einmal im Krankenhaus gelegen. Und in gewisser Weise war das sein Glück. Denn bis zu diesem Zeitpunkt war er nichts als ein arroganter spanischer Offizier und Frauenheld, der im plattesten Genuss der Schickeria seiner Zeit vor sich hin lebte. Eine Kriegsverletzung warf ihn aufs Krankenlager. Nichts konnte er tun, der getriebene Umtriebige, außer zu lesen. Und er las. Mit der gleichen Intensität, die ihn durch die Seichtheiten des Lebens getrieben hatte, las er Bücher, ergreifende Bücher von großer spiritueller Kraft: Ludolf von Sachsen, Thomas a Kempis. Und er ließ sich ergreifen, er machte einen Neuanfang mit seinem Leben, ließ die Waffen liegen und wurde zu einem der großen spirituellen Lehrer des Abendlands. De facto wurde der Jesuitenorden im Krankenhaus gegründet, de jure viel später anderswo. Nicht dass Kriegsverletzungen die heilige Krankheit der Jesuiten seien, aber ohne jene Bombenexplosion auf der Zitadelle von Pamplona am 20. Mai 1521 wäre der Jesuitenorden nicht gegründet worden. Krankheit als Glücksfall, vorausgesetzt man hält den Jesuitenorden für einen Glücksfall.

Krankenhäuser scheinen geradezu Brutstätten neuer geistiger Bewegungen zu sein. Als zu Beginn des 13. Jahrhunderts ein leichtlebiger, verwöhnter Sohn aus betuchtem Hause von schwerer Krankheit gezeichnet in einem mittelitalienischen Krankenhaus lag, da passierte etwas Merkwürdiges. Er wurde nachdenklich, er ließ sich spirituell ergreifen, er änderte sein Leben – und er änderte die Welt bis in unsere Tage. Weit über 50 000 Menschen leben heute ganzheitlich engagiert, radikal arm und in der Freude am christlichen Glauben nach seinem Vorbild. Es war der heilige Franziskus von Assisi. Zu allem Überfluss war er im Gegensatz zum heiligen Ignatius auch noch ziemlich verrückt. Seine Ideen hätten ihn heute sehr schnell in Konflikt mit dem Ordnungsamt gebracht. Aber er lebte nicht in Deutschland, sondern in Italien und er lebte im lebensfrohen Mittelalter und nicht im ordentlichen 21. Jahrhundert. Sinnlich war der Glaube des heiligen Franz, die

Schöpfung liebte er und sah in ihr Gott selbst am Werk. Er sprach mit Vögeln und hielt ihnen sogar Predigten. Machen Sie das einmal am helllichten Tage in einer Kleinstadt in Ostwestfalen. Sie werden in kürzester Zeit liebevolle, aber ziemlich bestimmte „Hilfe" bekommen. Unbändige Lebensfreude strahlte der heilige Franz aus. Ansteckend war das und ist es bis heute. Doch ohne Krankheit kein Franziskanerorden. Im besten Falle hätte das tändelnde „Französchen" (= Franziskus) bei berstender Gesundheit die Tuchproduktion in einem mittelitalienischen Provinznest etwas hochgefahren. Spätestens mit der Pest im 14. Jahrhundert wäre das ganze Unternehmen dann Bankrott gegangen.

Der heilige Franziskus hat Gott sei Dank einen anderen Weg eingeschlagen, er hat die freiwillige Armut gewählt und sozusagen den Bankrott zum System gemacht. Der Franziskanerorden lebt eigentlich aus der heiligen Freude am permanenten lustvollen Bankrott.

Man kommt also nicht umhin festzustellen, dass die katholische Kirche der Krankheit viel zu verdanken hat. Aber auch die Kunst, was wäre sie ohne die ekstatischen Verrücktheiten vieler psychischer Grenzgänger, die das Äußerste Gestalt werden ließen. Michelangelo lässt Gott in einer fast gequälten Körperwindung die Welt erschaffen. Künstlerische Schöpfung kann geradezu schmerzhaft, leidvoll und fast verrückt anmuten, aber gerade dadurch reißt sie den Betrachter aus der Banalität des Normalen. Es ist wohl ein Irrtum, die Kunst von Kranken allzu sehr zu überhöhen. Psychisch kranke Menschen sind nicht per se bessere Künstler als Gesunde. Aber es gibt psychisch Kranke, die besonders ergreifende Werke geschaffen haben. Die äußerste Intensität der Gemälde Vincent van Goghs scheint keineswegs trotz, sondern wegen seiner psychischen Störung so außergewöhnlich einprägsam. Der Marientod des Hugo van der Goes in Brügge erreicht die erschütternde Stimmung resignativer, tiefer, tränenloser Trauer in den Gesichtern der fahlen Gestalten wohl am ehesten aufgrund der schweren Depression, unter der der Künstler litt. Auch bei manchem Dichter zeigte sich die psychische Krankheit als besondere kreative Fähigkeit, die das leidvolle Leben an der Grenze schenkt.

Doch auch für ganz normale Menschen wird der Einbruch der Krankheit ins Leben oft zum Aufbruch ins dichtere, ins plastischere, ins bewusstere Leben. Ein Patient berichtete mir neulich, dass er einige Wochen zuvor plötzlich mit einer schweren Krankheit konfrontiert wurde.

Er sei erschüttert gewesen, aber schlagartig seien ihm seine sonstigen Beschwerden völlig aus dem Blick geraten, er habe intensiver gelebt, sich für existenziell wichtige Fragen, insbesondere für Fragen des Glaubens wirklich interessiert. Als dann alles glücklich vorbei gewesen sei, habe ihn der Alltagstrott schnell wieder eingeholt. So eigenartig das klinge, er bedaure das eigentlich und sehne sich nach jenem intensiveren Zustand zurück. Manch ein Manager in den so genannten besten Jahren kann schon von einer mehr oder weniger banalen Krankheit aus der Bahn geworfen werden. Alles war bisher für ihn berechenbar, alles hatte zu funktionieren. Und nun erlebt er vielleicht zum ersten Mal in seinem Leben, dass er selbst nicht mehr funktioniert, dass er für sich selbst unberechenbar geworden ist. Auch das kann eine Chance sein, wenigstens ganz kurz herauszutreten aus all den Funktionen, die jeder Mensch mit der Zeit übernimmt. Und Voraussetzung für echte Lebenslust ist, dass man nicht bloß Funktionär des eigenen Lebens, sondern in der Lage ist, persönlich zu leben. Das wirkt sich dann auf die ganze Familie aus. Ein Kranker in einer Familie kann eine schwere Last sein, aber eben oft zugleich den bergenden und wärmenden Zusammenhalt der Familie für alle besonders erlebbar machen. Das Außergewöhnliche gerade einer psychischen Erkrankung kann für den Menschen selbst, aber auch für seine Umgebung als Aufruf erlebt werden, das Eigentliche des Lebens in den Blick zu nehmen.

Krankheit gehört zum Leben dazu, sie bringt schärfere Kontraste ins tägliche Einerlei der dahinlaufenden Zeit. Friedrich Nietzsche nennt sie sogar „ein Stimulanz zum Leben, zum Mehrerleben". Niemand wird Krankheit idealisieren. Ärzte haben die Pflicht, Krankheiten zu heilen, zu lindern oder erträglich zu machen. Wer die Krankheit aber bloß als bedauerliches Defizit wahrnimmt, der bleibt an der Oberfläche und dem entgeht die Tiefe und der volle Geschmack des Lebens.

3. Schmerz als Hilfe oder warum das Zahnweh gepriesen wurde

Der körperliche Schmerz ist vor allem ein wichtiges Zeichen für eine Krankheit. Der junge ärztliche Kollege, der einem Patienten mit Schmerzen zunächst einmal geschäftig ein Schmerzmittel spritzt und dann, im Krankenhaus angekommen, triumphierend auf das Lob des chirurgischen Oberarztes wartet, wird bitter enttäuscht werden. Eine Gardinenpredigt wird er sich anhören müssen. Denn mit dem Schmerz hat er das wichtigste Hinweissignal für die vorliegende Störung beseitigt. Schmerz ist also in vielen Fällen zunächst einmal ein Glücksfall, ein diagnostischer Glücksfall. Aber dennoch wird man natürlich niemandem Schmerzen wünschen. Und was um Gottes Willen soll Schmerz mit Lebenslust zu tun haben? Wer den Schmerz lustvoll sucht, gilt zu Recht als nicht normal, als masochistisch gestört. Doch das Schwarzweißdenken bei der Beurteilung des Schmerzes – positives Diagnostikum oder negativer Masochismus – wird dem Phänomen nicht gerecht.

Natürlich ist der Hospizbewegung zuzustimmen, die darauf hinweist, dass der Schmerz in der Sterbephase jeden Sinn verloren hat und daher professionell bekämpft und ausgeschaltet werden muss. Die moderne Schmerztherapie hat da beeindruckende Ergebnisse erzielt, so dass man in der Regel sagen kann, dass Tumor-Schmerzen bei fachlich korrekter Behandlung heute nicht mehr sein müssen. Aber man darf da nicht ideologisch werden. Rainer Maria Rilke hat vor seinem Tod in völliger Freiheit ausdrücklich auf Schmerzmittel verzichtet. Er wollte diese so wichtige Phase in seinem Leben ganz intensiv erleben. Niemand wird da Masochismus am Werk sehen. Friedrich Nietzsche sagt sogar: „Erst der große Schmerz ist der letzte Befreier des Geistes." Sigmund Freud hat in seinen späten Jahren beeindruckende Werke geschaffen – unter schlimmen Schmerzen seines Lippenkarzinoms. Das wird man nicht idealisieren, schließlich hat Freud sich am Ende umgebracht, aber dass die tiefere Sicht seiner späteren Schriften mit dem kaum erträglichen Schmerz zu tun hatte, wird man kaum bestreiten können.

Die christliche Bewältigung von Schmerzen kann man wohl am besten bei Therese von Lisieux (1873–1897) studieren. Diese junge Frau gehört zu den modernsten Heiligengestalten. Als man ihre Tagebücher las, war man in ihrem Orden so schockiert, dass man die Schriften nur geschönt der Öffentlichkeit präsentieren wollte. Das kitschige Bild der „kleinen Therese", das zu Beginn des 20. Jahrhunderts vorherrschte, hatte mit dieser Korrektur zu tun. Dann entdeckte man das Original. Es war viel eindrucksvoller als das harmonisierte Kunstprodukt. Daraus wurde deutlich, dass die junge Frau – sie starb mit nur 24 Jahren an einer Tuberkulose – in ihren schlimmen Knochenschmerzen, die man damals nicht recht behandeln konnte, tiefe Düsternisse der Gottesferne erlitt. Aber gerade der durch die Qualen hindurch errungene, erneuerte, tiefe Glaube der heiligen Therese zeigt sie als früh gereiften, modernen Menschen, dem der Glaube nicht mehr selbstverständlich zufällt, sondern existenziell an den schmerzlichen Grenzen des Lebens persönlich erfahrbar begegnet. Durch den Schmerz hindurch strahlt Therese schließlich eine gelassene Heiterkeit aus. Und die speiste sich aus einer christlichen Lebenslust, die im intensiv erlebten Moment ewiges Leben spürbar werden lässt. Die Naivität von Thereses frühen Jahren weicht einer Weisheit, die gewiss nicht zuletzt der Erfahrung des körperlichen Schmerzes zu verdanken ist. Die Heiligsprechung Thereses und die jüngst erfolgte Ernennung zur „Kirchenlehrerin" fanden übrigens in Kenntnis der Originaltagebücher statt.

Es ist heute bekannt, dass das Schmerzerleben starken psychischen Einflüssen unterliegt. Manch einer nutzt den einen Schmerz, um sich von einem unangenehmeren anderen Schmerz abzulenken. Man kneift sich in den Finger, um den Zahnschmerz nicht mehr so sehr zu spüren. Fakire können sogar auf virtuose Weise das Schmerzerleben fast völlig ausschalten. Wer sich andererseits auf Schmerzen fixiert, dem werden sie schnell unerträglich. Aber es gilt auch umgekehrt, dass der Schmerz den Menschen ganz besonders auf seine körperliche Existenz konzentrieren kann. In allen Kulturen gab es asketische Übungen, die die Provokation des Schmerzes zur intensiveren Selbstwahrnehmung nutzten. „Kneif mich", sagen manche Leute, wenn sie sicher sein wollen, dass etwas wirklich ist. Insofern hat auch die heute vielleicht irritierend anmutende christliche Versenkung in die Schmerzen Mariens oder die Schmerzen des „Schmerzensmannes" Jesus Christus mit Masochismus nichts zu tun. Der Christ bemüht sich dabei, in spiritueller Versenkung die Erlösung durch das schmerzliche Leiden Jesu Christi als ganz konkrete Wirklichkeit zu erleben und dadurch Kraft und Mut für sein Leben zu finden.

Dass man sich über die positiven Aspekte des körperlichen Schmerzes allerdings nicht nur mit gravitätischem Ernst äußern kann, sondern sogar lustig, hat schon Wilhelm Busch bewiesen:

Das Zahnweh, subjektiv genommen,
Ist ohne Zweifel unwillkommen;
Doch hat's die gute Eigenschaft,

Dass sich dabei die Lebenskraft,
Die man nach außen oft verschwendet,
Auf einen Punkt nach innen wendet
Und hier energisch konzentriert.
Kaum wird der erste Stich verspürt,
Kaum fühlt man das bekannte Bohren,
Das Rucken, Zucken und Rumoren –
Und aus ist's mit der Weltgeschichte,
Vergessen sind die Kursberichte,
Die Steuern und das Einmaleins.
Kurz, jede Form gewohnten Seins,
Die sonst real erscheint und wichtig,
Wird plötzlich wesenlos und nichtig.
Ja, selbst die alte Liebe rostet –
Man weiß nicht, was die Butter kostet –
Denn einzig in der engen Höhle
Des Backenzahnes weilt die Seele,
Und unter Tosen und Gebraus
Reift der Entschluss: Er muss heraus!!

Übrigens ließ sich Blaise Pascal von seinem Zahnschmerz sogar zu einer mathematischen Erfindung inspirieren. Dennoch, der Schmerz hat es nicht verdient, als Zahnschmerz zu enden. Dass er nämlich das Leben – bei allem Leid – intensiver machen kann und auf diese Weise sogar zur Lebenslust einen Beitrag leistet, kann kaum bestritten werden. Besonders deutlich wird diese Ambivalenz des Schmerzes bei dem Lebensvorgang schlechthin, der Geburt. Keine Frau wird die Geburtsschmerzen als schlicht und einfach lustvoll beschreiben. Sie können quälend sein. Aber dennoch machen von der Möglichkeit des Kaiserschnitts nur vergleichsweise wenige Frauen Gebrauch. Viele beschreiben, wie die Freude über das Kind durch die vorangehenden Schmerzen zum Äußersten gesteigert wird. Es ist die geradezu körperlich erlebbare Lust am Leben dieses kleinen Kindes, die den Geburtsschmerz in die Nähe der Lebenslust rücken kann. Kann! Auch hier verbietet sich nämlich jede Ideologisierung, als wäre etwa der Geburtsschmerz für die Freude am Kind erforderlich. Das Erleben der Geburt ist sehr individuell und verträgt keine schlichten Klischees.

4. Leiden als Kraft oder warum der liebe Gott seine Glaubwürdigkeit einbüßte

Schmerzhaft ist die Geburt, aber als leidvoll wird sie die Frau wohl nur in den seltensten Fällen beschreiben. Leid nämlich ist umfassender und betrifft den Menschen vor allem seelisch. Mancher Patient mit einer schweren Depression oder einer erschütternden Lebenskrise, zum Beispiel einem Partnerschaftskonflikt, versichert, er wäre bereit, sich bei lebendigem Leib und ohne Schmerzlinderung ein Bein amputieren zu lassen, wenn damit sein schreckliches Leid beendet wäre. Und das versichern auch Menschen, die durchaus wissen, was Schmerzen sind. Noch mehr also als beim Schmerz wird die erste Reaktion auf Leiden sein: Wegmachen, so schnell wie möglich!

Wie sähe sie aber aus, die Welt ohne Leiden? Es wäre eine Welt ohne persönliche Entscheidungen und ohne Entschiedenheit, eine Welt ohne Literatur und ohne Leidenschaft, eine Welt ohne Sinnlichkeit und ohne Lebendigkeit. Mit anderen Worten: Eine Welt ohne Leiden wäre eine kühle, gleichgültige, saft- und kraftlose Veranstaltung ohne Aufregung, aber auch ohne Anregung. Anästhesie als Weltersatz. Für Menschen in einer solchen Welt wäre Lebenslust ein unübersetzbares Wort wie von einem anderen Stern, und wenn ein unbemanntes Raumschiff dort landen würde mit einem Text an Bord über den Spaß, den das Leben machen kann, dann würden die Menschen aus dem Land der Leidlosen blinzeln, sich öde lächelnd ratlos anschauen und allenfalls etwas irritiert wieder an die anstrengungslose Arbeit für alle gehen.

Denn Spaß setzt zumindest voraus, dass man in der Lage ist, den Moment zu genießen. Das geht aber unter keinen Umständen, wenn man unter allen Umständen jegliches Leiden vermeiden will. Immer bedeutet nämlich das lustvolle Erleben eines bestimmten Moments, dass man nicht gleichzeitig alle möglichen anderen Genüsse genießen kann. Das ist ein unvermeidliches Leiden. Da nämlich die Lebenszeit begrenzt ist, kann man alle möglichen Genüsse auch nicht in einer unendlichen Zeit hintereinander reihen. Und das wiederum bedeutet, dass das Erleben des einen Genusses zur Folge hat, dass man gewisse andere Genüsse endgültig verpasst. Es ist ein Leiden an der vitalen Grenze. Grenzsituationen nennt der Philosoph Karl Jaspers derlei unabwendbare

Gegebenheiten des Lebens, wie wir schon hörten. In den meisten Fällen wird man dieses Leiden sogar selbst herstellen. Wenn man sich nämlich für den einen Zeitvertreib entscheidet, entscheidet man sich zugleich gegen einen anderen. Denn wenn sie einmal vertrieben ist, die Zeit, kann man sie nicht ein zweites Mal vertreiben. Das ist logisch. „Choisir, c'est abandonner" (Wählen, das bedeutet etwas aufgeben), sagen die Franzosen. Nicht nur die Lebenslust, auch die Entschiedenheit einer selbstbewussten Lebensführung ist ohne Leiden nicht zu haben. Wer zwischen verschiedenen Gütern entscheidet, entscheidet sich immer gegen ein Gut. Das ist auch logisch, das bedeutet auch Leiden, aber ohne eine solche Entschiedenheit nennt man einen Menschen sogar lebensuntüchtig.

Es gäbe nur eine Möglichkeit, Leiden zu vermeiden, das wäre die Haltung völliger Gleichgültigkeit gegenüber allen denkbaren Zielen und also auch gegenüber den Genüssen, die das Leben so zu bieten hat. Und damit wären wir wieder in der übel riechenden Tonne des Diogenes von Sinope gelandet. Eines freilich ist sicher: Was Spaß und Lebenslust betrifft, war bei Diogenes absolut tote Tonne. Übrigens ist es auch nicht weiter verwunderlich, dass Diogenes mit seiner Tonne nicht ein einziges Mal ins Theater gerollt ist, um sich zu unterhalten. Schon die damalige Theatertheorie gab als Ziel an, die Gefühle des Publikums durch Erregung von Sym-pathie (Mit-Leiden) mit den Protagonisten aufzuregen, um heilsame Erfahrungen zu bewirken. Diogenes konnte so etwas nur für eine unangenehme Störung der selbstzufriedenen Apathie (Leidenslosigkeit) halten.

Wer also Leiden chemisch rein vermeiden will, sollte sofort sein Theaterabonnement kündigen. Und Literatur sollte er ebenfalls sorgfältig meiden, denn jede gute Literatur, da ist der deutsche Literaturpapst Marcel Reich-Ranicki ziemlich dogmatisch, jede gute Literatur hat, so sagt er, mit menschlichem Leiden zu tun. Recht hat er. Da man aber Romane nicht aus Schadenfreude liest, kann Leiden nicht bloß ein Schaden sein. Pathos heißt Leiden und die barocke Leidenschaft der Engel des Gian Lorenzo Bernini auf der Engelsbrücke in Rom, die in ekstatischer Begeisterung und Sinnlichkeit die Leidenswerkzeuge der Passion Christi anbetend zeigen, vereint Leiden mit Schönheit, ohne die allgegenwärtige Grenze zum Kitsch, den es bei diesem Thema natürlich auch gibt, zu überschreiten.

Klar ist also: Opfer der Leidenslosigkeit wäre alles, was irgendwie anregt, aufregt und erregt. „Die Aphrodite würde ich am liebsten erschlagen", sagte der Kyniker Antisthenes. Sinnlichkeit, Sexualität, Vitalität, auf all das muss man verzichten, wenn man jegliches Leid vermeiden will, von Leidenschaft ganz zu schweigen. „Plaisir d'amour ne dure qu'un moment, chagrin d'amour dure toute la vie" (Liebesfreude dauert nur einen Moment, Liebesleid dauert das ganze Leben lang), so lautet der Text eines melancholischen französischen Liebeslieds. Gerade im zärtlich-leidenden Ton dieses berühmten Lieds klingt der Zauber der Liebe besonders ergreifend aus alten Zeiten herüber. Der sprichwörtliche Sinn der Franzosen für Liebe und Erotik kannte keine Rezepte für die Vermeidung von Leid bei der Lust. „Die Jugend irrt nämlich, wenn sie meint, man stürbe an einem gebrochenen Herzen. Davon lebt man meist noch im hohen Alter", bemerkte Maurice Chevalier. Auch im Deutschen sagt man: „Ich mag dich leiden", und meint damit etwas sehr Schönes. Nicht nur die Literatur, die gesamte schöpferische Kultur lebt geradezu vom Leiden. „Ohne Leiden gibt es keine Kultur", sagte Bertrand Russell.

Auch der einzelne Mensch ist er selbst und wird er selbst kaum intensiver als dann, wenn er leidet, nicht zuletzt am eigenen moralischen Ungenügen. Dennoch soll man natürlich nicht auf masochistische Weise das Leiden suchen. In gewisser Weise ist absichtsvoll gesuchtes Leid sogar unechtes Leid, das man eben nicht erleidet. Leiden ist nicht etwas, was das Leben im Angebot führt und was man konsumieren kann oder nicht. Leiden prägt und würzt das Leben unvermeidlich, und wie man es bewältigt oder nicht, wie man daran reift oder nicht, daran zeigt sich, ob ein Leben gelingt oder nicht.

Jede Religion und sogar jeder Atheismus ist eine Antwort auf das Leiden der Menschen. Das Erdbeben von Lissabon im Jahre 1755, bei dem vielen unschuldigen Menschen Leid und Tod zustießen, war nicht nur ein Naturereignis. Es war vor allem die epochale Erschütterung des Glaubens an einen „allmächtigen lieben Gott". Es war der zündende Funke für den modernen Atheismus. Wenn solch entsetzliches Leid zugelassen wurde, dann, so hieß es in den feinen Salons einer leidfern-gelangweilten, überzüchteten Gesellschaft, könne es keinen Gott geben! Immerhin war man so christlich, dass man von vornherein die Möglichkeit ausschloss, Gott könne ein böser Dämon sein, der sich an derlei Grausamkeiten ergötze. Es war der liebe Gott, gegen den man rebellierte. Doch warum war es nicht schon viel früher zu einer solchen Reaktion gekommen? Warum nicht nach der vernichtenden Pest des 14. Jahrhunderts, warum nicht nach den Schrecken des Dreißigjährigen Krieges? Warum also jetzt? Das 18. Jahrhundert hatte aus der Religion eine pädagogische Veranstaltung gemacht. Anständig sollte man sein, ja sogar möglichst gut. Und dazu waren die Religionen ein willkommenes Mittel. Den Heiligengeschichten selbst maß man allenfalls einen lehrreichen Charakter zu. Gott war der Gute und alle sollten danach streben, möglichst gut zu sein. Die Religion wurde zur Bebilderung der Moral. Diese brave Geschichte vom lieben Gott und seinen lieben Kindern zerbarst beim Erdbeben von Lissabon.

Dennoch konnte wenig später das Christentum wieder zu Kräften kommen. Das lag daran, dass der harmlose liebe Gott gar nicht der Gott der Christen war. Was da im 18. Jahrhundert in Vergessenheit geraten war, das war der christliche Glaube, dass das Leiden der Preis der Freiheit ist – und dass die Antwort Gottes auf das Leiden nicht das Wegmachen des Leidens war mit all den oben genannten verheerenden Folgen, sondern im Gegenteil das Annehmen des Leidens. Wenn Gott nach christlicher Auffassung nicht der harmlose „liebe Gott" ist, sondern von sich behauptet, die Liebe selbst zu sein, vor allem die Liebe zu den Menschen, dann kann er nicht unberührt bleiben vom Leid der Menschen. Und seine Antwort auf das Leid, so glauben die Christen, ist nicht rhetorisch, auch nicht manipulativ, sondern sozusagen höchst persönlich und existenziell. Er wird selbst ein schwacher Mensch, leidet selbst und wird getötet ohne Schuld. Liebesbereitschaft ist Leidensbereitschaft. Die Antwort Gottes auf das Erdbeben von Lissabon war aus christlicher Sicht nicht theoretisch oder pädagogisch, die Antwort war das Leiden und der Kreuzestod Jesu Christi, der Gott selbst war. Diese Solidarität mit den Leiden aller Menschen bis zum Letzten gab dem Leiden einen anderen Sinn. Die Offenbarung des Christentums ist, dass das Leiden des Jesus Christus sogar heilbringend ist. Erlösung ist so gesehen kein leichtfertiges Zauberkunststück des Allmächtigen, sondern der wirksame leidvolle Einsatz Gottes für die Menschen. Das Überraschende am Christentum gegenüber anderen Gottesvorstellungen ist, dass Gott selbst so dicht dran ist am Menschen und seinem Leid.

Die theoretische Gottesvorstellung der Griechen kannte nur einen leidenslosen Gott. Auch die Esoterik heute hat keine Antwort auf das

Leiden. Der Gott des christlichen Glaubens leidet selbst und ist dadurch der erlösende Gott. Immer dann, wenn man das vergisst und das Christentum zur billigen Harmlosigkeit von Friede, Freude, Eierkuchen verkommt, dann meldet sie sich wieder, die bohrende Frage nach dem Sinn des Leidens.

Papst Johannes Paul II., in der Nähe von Auschwitz geboren, hat auch als Dichter die erschreckende Tiefe menschlichen Leids gespürt. 1984 hat er ein Schreiben „über den heilbringenden Sinn des Leidens" verfasst. Nicht um Leidensverherrlichung geht es da, sondern um die christliche Antwort auf die beunruhigende Frage nach dem Sinn des Leidens. Als Mensch der Moderne wusste der Papst, dass sich an dieser Frage die Glaubwürdigkeit jeder Religion entscheidet. Recht hat er doch, der Atheist, dem die Religion zum Teufel gehen kann, die an der empörenden Existenz unschuldigen Leidens wortreich vorbeistolpert! Zweifellos ist das Leiden zunächst einmal ein Übel. Es ist der Schatten der Freiheit. Im Leiden erfährt der Mensch, dass er das für ihn bestimmte Gute nicht erreicht. Schon das Alte Testament der Bibel verweigert sich da einfacher Deutungen. Im vielleicht erschütterndsten Teil der vorchristlichen Heiligen Schrift, dem Buch Hiob, begegnet man einem schuldlos leidenden Menschen, der durch alles Leid hindurch, auch im Hadern mit Gott, den Glauben an Gott nicht verliert. Diesem im Leid errungenen Glauben geht jede Gemütlichkeit ab. Das Buch Hiob, das bis zu Goethes „Faust" hin die Gemüter bewegte, bietet keine billige Auflösung der Frage nach dem Sinn des Leidens, das auch hier ein Geheimnis bleibt. Aber es macht deutlich, wie ein Mensch im leidgeprüften Glauben über sich selbst hinauswachsen und sich so ausrichten kann auf das Eigentliche, nämlich auf das Heil, das er nicht herstellen kann, sondern das er von Gott erhofft.

Wer einmal einem zutiefst leidenden Menschen begegnet ist, der wird erlebt haben, wie Menschen in einem solchen Leiden eine ganz besondere Würde ausstrahlen. Der Psychiater Victor Frankl stellte sich inmitten der Unmenschlichkeit des Konzentrationslagers vor, er würde später darüber einen Vortrag in der Wiener Volkshochschule halten. Durch die objektivierende Betrachtung der Leiden, die er selbst und andere erlitten, konnte er die entsetzlichen Erniedrigungen seelisch überleben und sich das Bewusstsein seiner Würde bewahren. Leidende Menschen werden Christus ähnlich, hätten die Mystiker gesagt. Und manch ein Mensch hat im Leiden den Weg zu einem Glauben gefunden, der ihn dann sein Leben lang getragen hat. Die Antwort auf die offene Frage des Hiob ist nach christlichem Glauben nämlich das überraschende Kommen Gottes selbst in diese Welt – als Leidender. Die ganze Geschichte Jesu Christi kann man lesen als eine einzige Aufrichtung und Ermutigung der Leidenden. Dass das Leiden keineswegs ein bloßes Defizit des Lebens ist, sondern sogar eine Kraft, zeigte sich auch praktisch, als Papst Johannes Paul II. 15 Jahre nach seinem Lehrschreiben über den Sinn des Leidens als selbst an der parkinsonschen Krankheit Leidender nach Israel fuhr. Wie er dort in Yad Vashem über das unsägliche Leid, das den Juden im Holocaust angetan wurde, mit brechender Stimme sprach, das berührte Menschen in der ganzen Welt. Leid, hatte der Papst in seinem Lehrschreiben gesagt, drängt uns innezuhalten. Und viele Menschen hielten inne. Ein junger und dynamischer Papst hätte kaum einen so tiefen Eindruck hinterlassen können. Der alte und leidende Mann, Repräsentant der Religion des gekreuzigten Gottes, stellte sich nicht bloß rhetorisch, sondern existenziell dem entsetzlichsten Verbrechen des 20. Jahrhunderts. Nicht der liebe Gott, auch nicht das „höhere Wesen", für das man sich vor dem Abitur interessiert, sondern der leidende Gott des christlichen Glaubens ist die schweigende Antwort auf Auschwitz.

5. Alter als Segen oder was das Leben von einem Lexikonartikel unterscheidet

Wie gut, dass der Papst in Yad Vashem alt und leidend war, hätte man fast gesundheitsblasphemisch anmerken können. Und damit wäre auch das Alter im Blick. Die meiste Zeit des Lebens ist man alt, vor allem „zu alt für". Während der Jungmensch die ersten Lebensjahre ziemlich uneingeschränkt als erfreulichen Fortschritt dahin verbucht, was man „schon kann", schleicht sich später das Bedauern darüber ein, was man „nicht mehr darf". Es beginnt mit den Schaukeln auf dem Spielplatz, der für 14-Jährige verboten ist, und endet mit Abgabe des Führerscheins zu dem Zeitpunkt, da der in die Jahre gekommene Formel-1-Fan das Durchbrechen der Schallmauer altersbedingt nicht mehr hört.

Obwohl man also die meiste Zeit des Lebens alt ist, will man es partout nicht sein. 60-Jährige behaupten von sich, sie seien 60 Jahre jung. Nennt man jemanden „zurückgeblieben", errötet der vor Zorn, und man kann sich auf eine Beleidigungsklage gefasst machen. Nennt man ihn „jung geblieben", errötet der andere auch, aber vor Rührung über ein so erfreuliches Kompliment. Dabei bedeutet beides im Grunde das Gleiche. Ich habe ein Mädchen an seinem 16. Geburtstag erlebt, das um Mitternacht in heftiges Schluchzen ausbrach und auf die besorgte Frage, was um Gottes Willen passiert sei, herauspresste: „Ach ich bin ja jetzt so alt!"

Während meines Philosophiestudiums stellte der Professor im Oberseminar die Frage, was eigentlich eine glückliche Gesellschaft sei: eine Gesellschaft, die die Jugend ehre oder eine Gesellschaft, die das Alter ehre? Es gebe darauf nur eine richtige Antwort. Eigentlich hätte man gerne einen Kompromiss vorgeschlagen nach dem Motto: „Es kommt darauf an ...", aber das war ja ausgeschlossen. In der Tat gelang es dem Professor, eindrucksvoll klarzumachen, dass nur eine Gesellschaft, die das Alter ehre, eine glückliche Gesellschaft sei. Ehre man nämlich die Jugend, dann sei schon für den jungen Menschen der Blick in die Zukunft ein Blick ins Düstere eines unaufhaltsamen Abstiegs und der Blick in die Vergangenheit die Vergegenwärtigung eines unwiederbringlichen Verlusts. Ehre man dagegen das Alter, dann sei das Leben ein Weg hin zu dem erstrebenswerten Ziel, eines Tages wie in antiken Zeiten geachtet und geehrt im Senat (von senex, der Greis) zu sitzen, die grundlegenden Entscheidungen für die Gesellschaft zu fällen und schließlich „alt und lebenssatt", wie das Alte Testament plastisch formuliert, zu sterben. Keine Frage, bei welchem von den beiden Modellen das Projekt „Lebenslust" besser aufgehoben wäre.

Doch von einer Gesellschaft der Alterslust sind wir meilenweit entfernt. Unsere westlichen Gesellschaften scheuen keine Mühen, um das zu werden oder zu bleiben, wovon die Weisen der Antike dringend abgeraten haben, nämlich entschieden und kompromisslos unglückliche Gesellschaften. Was schon als vergebliche Verewigung des Hautbefunds von 18- bis 23-Jährigen beschrieben wurde, ist nur die letzte Absurdität einer längeren Entwicklung. Die Unerbittlichkeit dieses Prozesses hat damit zu tun, dass sich eigentlich niemand dafür verantwortlich fühlt. Vielmehr führte vom strahlenden jugendlichen Helden der Frührenaissance über den morbiden jugendlichen Liebhaber des Rokoko ein direkter Weg zur Sozialgesetzgebung des 19. Jahrhunderts. Was noch heute als Wohltat gepriesen wird – und dies unter einem bestimmten Gesichtspunkt auch ist –, nämlich die Pensionierung nach einem arbeitsreichen Leben mit etwa 65 Jahren, das hat kaum beachtete, aber umso wirksamere Nebeneffekte. In einer Gesellschaft, die Gesundheit mit Arbeitsfähigkeit identifiziert, steht das Alter unausgesprochen unter dem Generalverdacht, eine Krankheit zu sein. Noch schlimmer aber sind die Konsequenzen, die sich aus dem „Geist des Kapitalismus" ergeben, der nach Max Weber die amerikanisierten westlichen Arbeitsgesellschaften prägt. Danach definiert sich der Wert des Menschen aus seiner Arbeitsfähigkeit und ihrem geldwerten Profit. Und für solche Gesellschaften ist ein Mensch, der nicht mehr arbeitet, ganz generell ein Mensch minderen Werts. Niemand wird das direkt sagen, ganz im Gegenteil. Der Appell zur Sorge für Menschen im Alter ist ein Topos aller Politikerreden. Doch das macht es nur noch schlimmer. Alte Menschen, die nur noch Objekt der Sorge und nicht mehr Subjekt der Geschichte sind, sind de facto Menschen zweiter Klasse, jedenfalls wenn wir den ungeschriebenen Wertekanon unserer Gesellschaften voraussetzen. Der Volksmund bewahrt dazu gefährliche Lebensweisheiten: „Wer rastet, der rostet." Man zählt alte Menschen zum „alten Eisen", eine liebenswürdige, etwas altertümelnde Bezeichnung von Schrott.

Simone de Beauvoir beschuldigt das Christentum, mit dem Jugendlichkeitskult begonnen zu haben. Nicht der alte titanische Gott-Vater, sondern Gott-Sohn habe im Christentum den Siegeszug angetreten. In der Tat atmen die jugendlichen Gesichtszüge Christi im Mausoleum der Galla Placidia in Ravenna noch die jugendliche Frische des Ostermorgens. Ein Gott, der mit 33 Jahren sein Erlösungswerk vollendet, vermittelt nicht alte Weisheit, sondern die erstaunliche Offenbarung des Neuen. Dennoch haben die eigenen antichristlichen Vorurteile Simone de Beauvoir die Sicht getrübt. Denn von einem Jugendkult kann beim Christentum ernsthaft nicht die Rede sein. Wer genauer hinschaut, der erkennt, dass das „Alte" im Christentum eben nicht als aufgehoben, sondern als erfüllt gilt. Der steinalte Simeon im Tempel verkündet das göttliche Kind als die Erfüllung seines Alters. Diejenigen Christen, die schon im 2. Jahrhundert dem Missverständnis der Simone de Beauvoir anhingen, die Markioniten, die den alten Gott des Alten Testaments verwarfen und in jugendlichem Leichtsinn nur das Neue gelten lassen wollten, wurden aus der Kirche ausgeschlossen. Die Gemeindeleitung wurde in der alten Kirche unter anderem von den „Presbytern" übernommen, das heißt wörtlich „die Ältesten". Das „Zurück zu den Quellen" prägte immer wieder die Erneuerungsbewegungen des Christentums und von den Quellen kündete die Tradition, die von den Alten überliefert wurde. Niemals aber war der Blick nach hinten gerichtet auf eine verlorene Jugend, sondern stets nach vorne auf das ewige Leben, niemals ruhte die christliche Kunst so wie die heidnische selbstvergessen in der Schönheit, sondern alle Kraft des künstlerischen Genies gestaltete eine Schönheit, die herausriss aus dem bloßen Diesseits und durchsichtig war auf die Ewigkeit. Wer in den kraftvollen Gestalten des Michelangelo Buonarroti Jugendkult vermutet, hat nichts begriffen von der Jenseitshoffnung des tief spirituellen Künstlers aus Caprese, der die Oberflächlichkeiten einer ins Tändeln geratenen Renaissance kraftvoll überwandt. Auf das Christentum kann man sich also nicht berufen bei den Feierstunden des Hautbefunds zwischen 18 und 23.

Und das tut bezeichnenderweise auch niemand. Die Lage ist freilich hinreichend dramatisch. Wenn schon 16-jährige Mädchen ihres Lebens nicht mehr froh zu werden drohen, weil sie sich zu alt wähnen, dann ist jeder Versuch, Lebenslust zu fördern, ohne den Jugendlichkeitswahn erfolgreich zu behandeln, nichts als geschäftstüchtige, pure Hochstapelei. Man muss den Mut haben, der Wahrheit ins ungeschminkte Angesicht zu sehen, und die Wahrheit ist: Das Wichtige im Leben, das kennen alte Menschen viel besser als junge. Denn das Wichtige weiß man nicht, das Wichtige erfährt man. Daher ist in Wirklichkeit das Alter eine Ressource, eine Kraftquelle für das einzelne Leben und für die Gesellschaft. Gewiss, mit der immer schnelleren Entwicklung des technischen Wissens können die Jüngeren eher mithalten als die Alten. Doch all dies Wissen ist zwar nützlich, aber nicht wirklich wichtig im Leben.

Wichtig sind Hoffnung und Verzweiflung, Vertrauen und Enttäuschung, Freude und Trauer, Glaube und Liebe und schließlich und endlich der Sinn des Lebens. Ob ein Leben scheitert oder gelingt, alles entscheidet sich an der Tragfähigkeit dieser Erlebnisse. Unendlich wichtig ist es also, sich auf diese Wirklichkeit verlassen zu können. Doch sie entzieht sich dem herrscherlich kraftvollen Zugriff des Menschen. Je mehr man sie zu begreifen und zu definieren versucht, desto weniger versteht man sie. Jeder weiß, dass man die Liebe nicht versteht, wenn man bloß den Artikel dazu im Lexikon gelesen hat. Was das Wichtige also wirklich ist, darüber erlangt man im Leben nie eine kalkulierbare Sicherheit. Das macht das Leben so unberechenbar, aber auch so erfreulich spannend. Man kann es nicht voraussagen, das Leben, man muss es erleben. Die Alten haben das erlebt. Sie verfügen über einen wahrhaft unermesslichen Schatz an Erfahrung mit dem Wichtigen und das hat auch ihren Charakter geprägt. Alte Leute entwickeln oft mehr Humor. Denn Humor setzt voraus, sich selbst in Frage stellen zu können und auch allgemeine Trends wie die Gesundheitsreligion. „Jung sterben kann ich nicht mehr!", meinte eine resolute 90-Jährige auf die gravitätischen Bemerkungen ihres jugendlichen Hausarztes, sie solle das Rauchen und den Weißweinkonsum einstellen. Die geringere Dynamik alter Menschen hat oft nicht nur mit nachlassenden Kräften zu tun, sondern auch mit einer liebenswürdigen Altersmilde, die über eine viel größere Weitherzigkeit für alles, was menschlich ist, verfügt. Es gibt Kinder, die ihre Eltern erst im Alter richtig lieben lernen.

Zu den erfolgreichsten Unternehmungen der christlichen Basisgemeinschaft San Egidio für die Armen Roms gehören Urlaubsfahrten, die die jungen Leute mit Jugendlichen unter 18 und mit Alten über 65 unternehmen. Obwohl die Teilnehmer nicht verwandt sind, hat sich herausgestellt, dass das für beide Seiten höchst erlebnisreiche Veranstaltungen sind. Denn Menschen aus diesen beiden Altersklassen verstehen sich untereinander offenbar besser als jeweils mit der Generation, die zwischen ihnen liegt. Junge Menschen stellen auf dem Weg ins Leben ganz grundsätzliche Fragen, die oft von ihren berufs- und karriereorientierten Eltern nicht beantwortet werden können, und alte Menschen haben aus ihren eigenen berufs- und karriereorientierten Jahren das Wesentliche herausdestilliert, für das es sich zu leben wirklich lohnt. Die Alten können ernten und man sollte alles daransetzen, ein wenig von dieser Ernte zu profitieren.

Das gilt übrigens auch für die Alten selbst. Wissenschaftliche Untersuchungen haben ergeben, dass Menschen, die sich ihres Alters freuen, erheblich älter werden als diejenigen, die das allgemein gesellschaftliche Defizitmodell des Alters verinnerlicht haben. Und diese Freude am Alter ist keineswegs bloß eingeredet. Denn Hand aufs Herz, trotz all der nostalgischen Lieder über die Schönheiten der verlorenen Jugend – wer möchte ernsthaft die Qualen der Pubertät noch einmal durchleben!

Der alte Mensch muss nicht alles können und leisten, er kann aber alles genießen. Wie kulturfähig und lustfähig ist dagegen der jugendliche Karrierist wirklich, der das Theaterabonnement nur dazu nutzt, Kräfte für den Beruf zu tanken? Kultur ist daher keine Beschäftigungstherapie für die Alten. Vielmehr sind alte Menschen für den eigentlichen, zweckfreien Kulturgenuss besser disponiert als jene Zwischengeneration.

Bei uns herrscht immer noch die Überzeugung, Menschen bauten im Alter geistig ab. Die Altersforschung hat aber herausgefunden, dass diese undifferenzierte Meinung auf uralten Untersuchungen beruht, die fehlerhaft waren. Es gibt keinen Hinweis auf einen generellen, unaufhaltsamen geistigen Abbau bei alten Menschen. Selbst wenn mancher Alte einiges vergisst: Was ihm da nicht mehr in den Sinn kommt, ist zumeist die für ein glückliches Leben gleichgültige Datenfülle, mit denen sich ein jugendliches Gehirn heute herumschlägt. Sogar das Vergessen der Vergangenheit kann auf diese Weise als Fähigkeit gesehen werden, freier zu sein für die Gegenwart. Selbst im Zustand der Demenz vergisst ein alter Mensch nicht die Liebe seiner Kinder. Dem jungen Manager aber kann es passieren, dass er zwar die Börsenkurse exakt gespeichert hat, doch in allem Getriebe vergaß, dass er eine Frau hat, die ihn liebt. Manche Defizite des Alters werden paradoxerweise durch die übliche Altenbetreuung erst produziert. Eine gut gemeinte perfekte Rundumversorgung im Heim kann die eigene Initiative so weit veröden lassen, dass der Zustand der Hilflosigkeit so erst entsteht. Daher kommt es nicht so sehr darauf an, wie alt man wird, sondern wie man alt wird.

Freilich besteht kein Anlass, in Kontrast zu unserer weit verbreiteten Altersfehlsichtigkeit die Sicht des Alters zu anderen Zeiten und bei anderen Völkern pauschal zu verklären. Niemand wird nämlich wieder auf den Brauch einiger Indianerstämme zurückgreifen wollen, die ihre Alten zum Sterben auf einige Bäume setzten, oder dafür plädieren, die Alten beizeiten einzugraben, wie das in Sibirien vormals Usus war. Auch in der Antike und im Mittelalter gab es bisweilen einen garstigen Umgang mit alten Menschen. Hier geht es bloß um die nüchterne Feststellung, dass man das Alter auch als eine erfreuliche Ressource sehen kann, ein gesegnetes Alter, wie man früher sagte, und dass der zur Zeit herrschende Jugendkult eine erfolgreiche Massenveranstaltung zur Herstellung einer unglücklichen Gesellschaft ist.

Eines ist sicher: Wer richtig gerne alt ist, hat länger Spaß am Leben.

6. Sterben und Tod als Würze des Lebens oder was ein pompejanisches Bordell mit dem heiligen Hieronymus verbindet

Dass oft vor allem die alten Menschen den Gottesdienst besuchen, hat man damit zu erklären versucht, dass alte Menschen dem Tod näher sind und sich daher bemüßigt fühlen, etwas mehr für die Ewigkeit zu tun. Die Vorstellung, die einer solchen Sicht zugrunde liegt, ist wohl, dass alte Menschen sich vom eigentlichen Leben, das in der Mitte des Lebens stattzufinden hat, so weit entfernt haben, dass sie am Rande des Lebens etwas kopfscheu werden. Auf diese Weise meint man zu verstehen, warum der steinalte Ernst Jünger noch kurz vor seinem Tod katholisch wurde und warum François Mitterrand, der alte Sozialist, sich am Ende noch die katholischen Sterbesakramente geben ließ. Diese Sichtweise des Alters ist freilich ein Teil der Lebenslüge der ewig jungen Gesundheitsgesellschaft. Wer sich da zu viel mit dem Alter befasst, der steht im Verdacht, die Lust am Leben verloren zu haben und kurz vor dem Überlaufen zum Feind zu stehen. Und der Feind der Gesundheitsgesellschaft steht nicht rechts und steht nicht links, der Feind steht vorne, der Feind heißt Sterben und Tod. Das Alter hat das Pech, allzu penetrant an diese großen Spielverderber des Spiels ohne Grenzen zu erinnern, für das gewisse Leute das Leben halten. Es gibt Illustrierte und Fernsehsender, die treiben diese Todesphobie so weit, dass da alte Menschen einfach nicht mehr vorkommen.

In Zeiten, als man verklemmt mit der Sexualität umging, entstand die Pornografie: Sex am Fließband. Mit vitaler, lustvoller, wirklicher Sexualität hat das bekanntlich nichts zu tun. Der heutige verklemmte Umgang mit dem Tod produziert eine Pornografie des Todes. Ein anständiger James-Bond-Film tut es nicht unter 300 Toten. Da sterben sie hin wie die Fliegen, die Statisten, peng, peng, peng! Doch der wirkliche Tod des Menschen, jenes existenzielle Ereignis, das der Menschheit seit Anbeginn Fragen aufgibt, kommt in einem James-Bond-Film selbstverständlich überhaupt nicht vor, noch nicht einmal andeutungsweise. So ein Krimi soll ja unterhalten. Auch bei Cocktailempfängen kann man über alles reden, sogar über seine Briefmarkensammlung, nur nicht über den Tod. Und das, obwohl nur ein verschwindender Teil der Menschen Briefmarken sammelt, aber alle ausnahmslos sterben. Der Tod steht nämlich unter strengem Tabu einer sonst angeblich tabulosen Gesellschaft. Es herrscht de facto Redeverbot.

Zusätzlich versucht man alles, um den Tod auch irgendwie aus den Augen zu schaffen. Nicht mitten im Leben stirbt der moderne Mensch, umgeben von seinen Lieben, da, wo er gelebt hat, nämlich zu Hause. Er stirbt im Krankenhaus, im Pflegeheim, oft allein. Kindern „mutet man so etwas nicht zu", wie es heißt, so dass viele Menschen Sterben und Tod erstmals bei sich selbst erleben. Und sogar da, so zeigen Befragungen, möchte man am liebsten nicht dabei sein. Die schlimmste Strafe für Staatsfeinde bei den Römern war die „damnatio memoriae", die Auslöschung der Erinnerung an einen Menschen. Selbst die Namen aus den Steininschriften wurden getilgt – freilich unter Hinterlassung sehr auffälliger, hässlicher, sorgfältig ausgemeißelter Lücken. Der gigantische Versuch, die Erinnerung an den Tod auszulöschen, muss ebenso scheitern. Denn die ganze Künstlichkeit in der Vermeidung des Themas, das hektische Getue und angestrengte Wegschauen, Weghören und Weglaufen fällt nicht nur auf, es ist erheblich aufwendiger als das Ausmeißeln des Namens „Geta" am Triumphbogen des Septimius Severus auf dem Forum Romanum.

Und warum das Ganze? Warum läuft man eigentlich geradezu phobisch weg vor etwas, das man im Grunde gar nicht mehr kennt? Wer so fragt, weiß nichts von der Patho-Logik eines Phobikers. Ein Patient mit Fahrstuhlphobie verfügt in der Regel seit Jahren über keinerlei Erfahrung mehr mit dem Fahrstuhlfahren. Gerade das steigert aber die Angst ins geradezu Unermessliche. Die erfolgreichste Therapie bei derlei Störungen, die Verhaltenstherapie, konfrontiert den Patienten wieder mit dem gefürchteten Erlebnis. Das Fehlen der wirklichen Erfahrung mit dem so gefürchteten Sterben und dem Tod lässt auch hier die Angst ins Unendliche wachsen. Am Ende hat diese Angst sogar ihr Objekt vergessen, macht sich selbständig und wird zum Lebensgefühl. Auf diese Weise ist die Angst vor dem Tod schließlich allgegenwärtig. Angststörungen nehmen enorm zu in den westlichen Gesellschaften und das häufigste Gefühl bei Wirtschaftsbossen, denen man gemeinhin jede Möglichkeit zur Lebensfreude zutraut, ist nicht Glück, sondern Angst. Die erfolgreichste Therapie des Mittelalters gegen verleugnete Todesangst kann man auf Freskenzyklen des 14. Jahrhunderts in Italien studieren. Ein Einsiedler führt die mittelalterliche Schickeria zu offenen Särgen, wo sie fein säuberlich die verschiedenen Verwesungsstadien vorgeführt bekommt. Zugegeben, eine etwas heftige Konfrontationstechnik, aber unstreitig der neueste Stand der Psychotherapie. Nun hat man aber nicht immer frische Leichen zur Hand. Auch als Fresken zu Hause und sogar in modernen Kirchen dürfte der mittelalterliche Sinn für Drastik heute irritieren. Beim Tod ist eben eindeutig Schluss mit lustig.

Wer so denkt, hat allerdings keine Ahnung von der Lust und keine Erfahrung mit dem Leben. In Pompeji hat man im örtlichen Bordell gemalte Totenschädel an den Wänden gefunden. In Mexiko schenkt man Totenschädel aus Marzipan zu Ostern, um die Festfreude zu erhöhen. Makaber? Irgendwie ja. Denn die „danses de Macabré" des 15. Jahrhunderts waren Totentänze, die an die Endlichkeit des Lebens erinnern sollten. Wer sagt aber, dass die Erinnerung an den unausweichlichen Tod unbedingt zu Depressionen und Lebensflucht führen muss? Die Pompejaner jedenfalls ließen sich in ihren Bordellen von Totenschädeln dazu auffordern, dass man jeden Tag zu maximalem Lustgewinn nutzen solle. Das war die heidnische Art, nützlich mit dem Tod umzugehen. Allerdings war das Bordell auch für die Pompejaner nicht gerade die Stätte, an der man ein lustvolles Leben dauerhaft verbringen wollte. Das pompejanische Bordell ist verhältnismäßig klein. Die Christen in Mexiko erinnern sich flächendeckend Jahr für Jahr beim Verzehr von wohlschmeckenden Totenschädeln daran, dass das Leben auf Erden zwar begrenzt, aber der Tod durch Jesus Christus besiegt ist. Von diesem Gefühl lebt die lateinamerikanische Lebensfreude. Lust lebt von Spannungen, Lebenslust auch. Die Vitalität Lateinamerikas speist sich vom Kontrast zwischen dem orgiastischen Karneval in Rio und der glutvollen Frömmigkeit am Heiligtum der Madonna von Guadalupe.

Wer über Lebenslust schreibt und nichts zum Tod zu sagen hat, der hätte das Thema verfehlt. Denn ein verdrängter Tod wirft seinen dräuenden Schatten über das ganze Leben. Martin Heidegger hat die menschliche Existenz als ein „Sein zum Tode" charakterisiert, denn der Mensch ist das einzige Wesen, das sich seiner Endlichkeit voll bewusst ist. Und schon Sokrates stellte fest, das Sterben beginne mit der Geburt. So gesehen wäre das schicke Plädoyer für Euthanasie bei Beginn des Sterbeprozesses im Grunde ein Programm zur Menschheitsvernichtung. Die Allgegenwart von Sterben und Tod im Leben des Menschen hat eine logische Konsequenz: Könnte man Sterben und Tod nur negativ sehen, müsste man an dieser Stelle das Buch mit einem flammenden Appell für die Vergesslichkeit beenden. Verdrängt den Tod, ihr Glücklichen! Doch leider klappt das nicht. Verdrängung ist ein anstrengender Prozess, oft, wie wir sahen, mit pathologischen Folgen, und das oben beschriebene Gesundheitsgewusel ist ein Teil davon. Zudem läuft man durch Verdrängung nur der Wirklichkeit davon. Es hilft also alles nichts, man muss sich ihm stellen, dem Tod. Und es erhebt sich die Frage, ob man die kühne These belegen kann, dass auch der Tod vielleicht sogar eine Ressource im Leben ist. Inwiefern also ist der Tod erfreulich? Eine in der Tat etwas ungewöhnliche Frage, aber für unsere Absichten zweifellos unausweichlich. Da wäre zunächst Platon zu nennen, der nichts entsetzlicher fand als das unendliche Leben. Denn in einem solchen Leben wäre alles ausnahmslos völlig gleichgültig. Wenn ich einen Menschen jetzt beleidige, wäre es gleichgültig, denn in fünfhundert Jahren würde ich mich gewiss wieder mit ihm versöhnen. Wenn ich einen Menschen jetzt erfreue, wäre es ebenso gleichgültig, denn in tausend Jahren würde ich ihn gewiss wieder betrüben. Alles wäre gleichgültig und belanglos. Die Griechen hatten sogar ihre liebe Mühe, sich das Leben der unsterblichen Götter einigermaßen erträglich vorzustellen. Zeus sank zur eigenen Unterhaltung auf das banale Niveau ab, das heute nachmittägliche Spielshows im Fernsehen prägt. Platon jedenfalls hielt das unendliche Leben für die Hölle. Erst durch den unausweichlichen Tod wird jeder Moment des menschlichen Lebens bedeutsam und einmalig. Die heutige Videomentalität ist das Opium fürs Fernsehvolk, das sich das Leben abkaufen lässt mit der Lüge, man könne alles wiederholen, man könne es auf Video aufzeichnen, auf Fotos festhalten, auf CDs fixieren. Nichts kann man wiederholen, nichts festhalten, nichts fixieren. Wenn ich heute einen Menschen hätte anlächeln sollen, der es gebraucht hätte, und es nicht getan habe, dann kann ich das in Wirklichkeit niemals wieder gutmachen. Ich könnte ihn morgen anlächeln, aber da braucht er das nicht mehr und es ändert vor allem nichts daran, dass ein unwiederholbarer Tag im Leben dieses Menschen durch meine Schuld für diesen Menschen traurig verlaufen ist. Denn jeder Moment ist unwiederholbar und er ist unermesslich wichtig – weil es den Tod gibt.

Lebenslust erlebt man nur, wenn man bei der Sache ist, wenn man den Moment in seiner Farbigkeit und Intensität spüren und schmecken kann. Und daher gilt: Wer stets den Tod verdrängt, verpasst das Leben. Trotzdem macht es noch einen großen Unterschied, wie man den Tod, den nichtverdrängten, dann sieht. Ist er der unerbittliche Endpunkt, der trostlose Zusammenbruch, vor dem man nur auf stoische Weise irgendwie Haltung bewahren kann oder gegenüber dem man auf existenzialistische Weise irgendwie das Absurde der menschlichen Existenz aushalten muss? Oder ist er so gründlich besiegt, dass man unter dem Bild eines gemarterten Toten im Herrgottswinkel einer beliebigen bayerischen Dorfkneipe lustvoll und mit viel Spaß bis in den frühen Morgen hinein zechen kann? Vielleicht können Menschen, die sich mit dem Christentum nicht so richtig auskennen, in einer solchen bayerischen Dorfkneipe am besten verstehen, dass der gekreuzigte Gott für die Christen kein Zeichen von Resignation und Todesverliebtheit ist, sondern ganz im Gegenteil eine kräftige Aufforderung, es bewusst und intensiv zu leben, das Leben. Zwischen dem Todesbewusstsein im pompejanischen Bordell und dem Todesbewusstsein des heiligen Hieronymus in der Wüste klafft gewiss ein beträchtlicher Unterschied. Vergleichbar ist aber die Intensität des Lebens im Bewusstsein des Todes.

Menschen, denen eine Krebsdiagnose gestellt wurde, berichten, dass sie zwar von dieser Nachricht erschüttert wurden, dass sie seitdem aber das Leben viel intensiver erlebten, die Farben eindringlicher, die Töne deutlicher wahrnähmen und die Unwiederholbarkeit jedes Moments erstmals ganz bewusst erlebten. Fast jeder bedauert, dass er nicht schon vorher so gelebt hat. Ihnen wurde jetzt bewusst, dass jeder Tag endgültig und unwiederholbar ein Tag weniger auf der Rechnung ist. Das ist aber gar nichts Neues. Denn da der Tod für jeden Menschen sicher ist, ist von vornherein auch sicher: Jeder Tag ist für jeden Menschen ein Tag weniger auf der Rechnung, man denkt nur nicht immer daran.

Zwar mag die Verdrängung des Todes Voraussetzung für fröhlich plätschernden Atheismus sein. Doch wirkliche Lebensfreude gewinnt man mit dem Weglaufen vor der Wirklichkeit nicht. Vielmehr gilt das Umgekehrte: Wer näher dran ist am Tod, der alte Mensch, der sterbende Mensch, der weise Mensch, der wirkliche Philosoph, der ist auch näher dran am Leben.

Damit wird klar, warum der plötzliche Tod, der heute allgemein gewünscht wird – „Ich will im Stehen sterben!" –, der Horror früherer Zeiten war. Das hat nicht nur damit zu tun, dass der plötzliche Tod die Sterbesakramente nicht mehr möglich machte, so dass man ohne die Tröstungen der Kirche dahinschied. Die klassische Sterbeszene der antiken Philosophie, der Tod des Sokrates, vollzog sich bei vollem Bewusstsein und beobachtbar langsam. Sokrates beschreibt seinen ihn umgebenden Schülern detailliert, wie der Sterbeprozess voranschreitet. Die aufrechte oder demütige Begegnung mit Sterben und Tod, das wünschte sich der Weise und der Fromme. Das Bittgebet um einen „guten Tod" ist eine Bitte um langsames Sterben.

Nur auf diesem Hintergrund wird verständlich, dass das 14. Jahrhundert eine „Ars moriendi" entwickeln konnte, eine Kunst zu sterben. Das hat rein gar nichts zu tun mit jenen heute marktschreierisch propagierten, zynischen Methoden und nekrophilen Tipps zur gesellschaftsentlastenden Selbstentsorgung von Mitbürgern, die angeblich sich und anderen zur Last werden. Die „Ars moriendi" ist, um genau zu sein, zunächst und vor allem nicht eine Kunst zu sterben, sondern eine Kunst zu leben – im aufrechten Wissen um die Gewissheit des Todes. „Ars moriendi" ist die Kunst, jeden Moment bewusst und mit aller sinnlichen Intensität zu leben bis zum „letzten Stündlein", und das eben ohne die „Heiden-Angst" vor dem Tod, sondern in der christlichen Überzeugung, dass der Tod mit der Erlösung durch Jesus Christus überwunden ist. Aus einer solchen lebenslustigen Haltung heraus konnte Martin Luther sagen: Wenn er sicher sei, morgen zu sterben, dann würde er heute noch ein Apfelbäumchen pflanzen. Die Kunst zu sterben war eine Schule für die Lust am Leben. Wer meint, die Ehrfurcht vor Gott und die Furcht vor dem Tod habe die mittelalterlichen Menschen in entsetzliche Ängste versetzt, der hat nichts begriffen von der Psychodynamik der Angst. Nicht die Furcht vor den farbigen und phantasievollen Ungeheuern des Hieronymus Bosch ist wirklich entsetzlich, sondern die Angst des modernen Menschen vor dem bildlosen Krankenhausbadezimmer, in dem er möglicherweise während der Teamsitzung des Personals zwischen Frühdienst und Spätdienst einsam und hoffnungslos seine Seele aushaucht.

Der lustvollste Kunststil der Weltkunstgeschichte ist wohl der Barockstil. Die Freude am nackten menschlichen Körper, an üppigen Gelagen, an rauschenden Festen, die den Moment in seiner höchsten Intensität feierten und für die die größten Künstler phantasievolle Staffagen schufen, die danach einfach zerrissen wurden, diese unbändige Freude hat wohl keine Zeit so exzessiv ausgelebt wie das 17. und 18. Jahrhundert. Doch die bis zur äußersten Feinheit hochgezüchtete Lust am prallen Leben verwandte ein Mittel zur Steigerung sinnlicher Wahrnehmung der Gegenwart, das heutige Menschen überraschen muss: den Tod. Überall taucht er mit aller Drastik auf, als schauerliches Gerippe, das mit dem Stundenglas winkt, wie auf Berninis prachtvollem Grabmal des Papstes Alexander VII. im Petersdom. Schon bei der äußerst festlichen Krönung war dem Papst der Kardinalprotodiakon vorangeschritten, hatte sich an drei Stellen auf dem Weg zum Hochaltar umgewandt, im Angesicht des schweigenden Papstes ein Stück Werg verbrannt und die mahnenden Worte gesprochen: „Sancte pater, sic transit gloria mundi!" (Heiliger Vater, so vergeht der Ruhm der Welt!) Aber auch in weltlichen Zusammenhängen hat Freund Hein in der Barockzeit immer wieder seinen Auftritt. Der gerade in den nicht seltenen Pestzeiten allgegenwärtige Tod, der bei durchgehend hoher Kindersterblichkeit ein alltägliches Phänomen war, wurde ganz entschieden nicht verdrängt, sondern bei den Hörnern gepackt und genutzt zur Steigerung der Lebensfreude. Der Barockzeit ist offensichtlich, wenn man das einmal so ausdrücken darf, die Synthese zwischen den Totenschädeln im pompejanischen Bordell und dem Totenschädel auf den Gemälden des den Freuden der Welt entsagenden heiligen Hieronymus gelungen. Fromme Lebensfreude strahlt das Ganze aus. Keine Resignation vor dem Tod, sondern seine Bewältigung durch einen glutvollen Glauben – und eben vor allem: keine Verdrängung. Ein durchaus prachtgewöhnter römischer Kardinal, Antonio Barberini, befahl, auf seine Grabplatte in der Kirche Santa Maria della Concezione in Rom anstelle seines Namens zu schreiben: „Hic iacet pulvis, cinis et nihil" (Hier liegt Staub, Asche und Nichts). Die Lust im Leben des Barockmenschen pulsierte im Bewusstsein der Vergänglichkeit der irdischen Existenz und erhielt ihr Licht vom ewigen Leben, an das man leidenschaftlich glaubte. Was sich in der Krypta der Kirche Santa Maria della Concezione dann aber abspielt, überschreitet für Nachbarockmenschen vielleicht doch die Grenze des Verstehbaren. Da sieht man aus Menschenknochen verfertigte Girlanden und lustige Muster. Die ehemaligen Besitzer der Knochen wollten das so. Es waren Kapuzinerpatres, denen vor allem die Volksseelsorge anvertraut war. Bei der sprichwörtlichen Kapuzinerpredigt gaben sie ihr Äußerstes, um die Menschen zu einem vertieften christlichen Glauben zu führen. In der Krypta von Santa Maria della Concezione gaben sie sozusagen auch ihr Innerstes, ihre Knochen, um den Menschen die Vergänglichkeit der menschlichen Existenz deutlich zu machen und sie zum Wesentlichen zu rufen. „Mensch werde wesentlich; denn wenn die Welt vergeht, so fällt der Zufall weg, das Wesen, das besteht", dichtete zur gleichen Zeit Angelus Silesius in Schlesien.

Es ist klar, dass es hier nicht um einen morbiden Todeskult geht, wie er heute von den neuheidnischen „Gruftis" betrieben wird. Der Tod bleibt ein Ärgernis für den Menschen. Es geht um einen angemessenen Umgang mit diesem Ärgernis.

Eine solche Haltung der zuversichtlichen Gelassenheit gegenüber dem Tod hat den christlichen Märtyrern die Kraft zu ihrem Zeugnis gegeben. Und das Besondere dieser Märtyrer, so wird man wohl in unseren Zeiten hinzufügen müssen, besteht unter anderem darin, dass sie niemals im Hass gegen einen Feind gestorben sind, sondern unter dem strengen Gebot Christi: „Liebet eure Feinde, tut Gutes denen, die euch hassen", und in Erinnerung an die Worte Christi am Kreuz über seine Peiniger: „Vater, vergib ihnen, denn sie wissen nicht, was sie tun." Sterben für den Glauben und im Sterben den Glauben an die Überwindung des Todes bewahren, das ist das christliche Zeugnis, das Menschen wie Dietrich Bonhoeffer beredt gegeben haben. Das gilt auch von den aufrechten Männern des 20. Juli, die vor dem brüllenden Vorsitzenden des nationalsozialistischen Volksgerichtshofs mit leiser Stimme ihre Würde bewahrten. Ein solches Bekenntnis ist nicht bloß ein festredentaugliches Lippenbekenntnis, sondern ein Lebensbekenntnis im wahrsten Sinne dieses Wortes.

Es soll hier aber nun nicht behauptet werden, dass nur das Christentum ernsthafte Antworten auf Sterben und Tod hat. In den Jahrtausenden der Menschheitsgeschichte hat die Nachdenklichkeit der Menschen diese Fragen immer wieder umkreist, die Religionen der Völker haben diesem Nachsinnen Ausdruck verliehen und unzähligen Menschen in ihrer letzten Stunde Halt gegeben. Nicht dass all diese Antworten gleich-gültig wären. Aber jahrhundertelang durchlebte Antworten haben ein anderes Gewicht als die modischen, bunten esoterischen Papierflugzeuge, die niemanden tragen können und sich höchstens für pubertären Schabernack eignen. Es gibt von den unterhaltsamen Todesfällen in James-Bond-Filmen bis zu der pseudowissenschaftlichen Wichtigtuerei moderner Plastikreligionen zu viel Geschwätz über den Tod. Auf diese Weise wird das ernsthafte Reden über den wirklichen Tod sorgfältig vermieden.

Der verbreitete Unernst im Umgang mit dem Tod zeigt sich auch in der reißerischen Vermarktung von so genannten Nahtoderfahrungen. Gewiss mag es Menschen geben, die dem Tode ganz nahe waren und in diesem Zustand so außergewöhnliche Erlebnisse gehabt haben, dass das ihr Leben existenziell verändert hat. Solche Berichte sind mit allem Respekt als tiefes Lebenszeugnis ernst zu nehmen. Und gewiss gilt auch hier der Satz Shakespeares, dass es mehr Dinge zwischen Himmel und Erde gibt, als unsere Schulweisheit uns träumen lässt. Doch man findet auch Bücher nach dem platten Motto: „Ich war tot und bin wieder am Leben, es war echt super!" Solche Storys arbeiten mit einem so offensichtlichen Missverständnis, dass man sich ernsthaft wundert, warum der Schwindel nicht längst ein für alle Mal aufgeflogen ist.

Der ganze Trubel hat damit zu tun, dass man aus historischen Gründen laienhaft den Herzstillstand immer noch „klinischen Tod" nennt. Denn früher galt man als tot, wenn das Herz stillstand. Heute aber kann man den Menschen nach Herzstillstand wieder „reanimieren", wie es ebenso missverständlich heißt, als könne man ihm sozusagen die Seele wieder einhauchen. In Wirklichkeit hat der „klinische Tod" mit dem Tod gar nichts zu tun, es handelt sich vielmehr schlicht um eine zeitweilige Unterbrechung der Körperdurchblutung, insbesondere der Hirndurchblutung. Das führt zu einem hirnorganischen Psychosyndrom, wie man es auch bei anderen zeitweiligen Hirnbeeinträchtigungen kennt, zum Beispiel vor epileptischen Anfällen. Dostojewski, der Epileptiker war, beschreibt solche Zustände, die er ähnlich lichtvoll, schwebend und euphorisch erlebte wie jene Buchautoren ihren Nahtod. Bewusstseinsveränderungen bei verminderter Hirndurchblutung sind für den Neurologen nicht irgendwie spektakulär. Mit dem Tod haben sie, bei allem Verständnis für die allgemeine Neugierde, wie es wohl nach dem Tod aussieht, leider absolut nichts zu tun.

Die wohl naivste Form der Todesverdrängung ist das Gerede über Reinkarnation. Gewiss gibt es seriöse Religionen, wie zum Beispiel den Buddhismus, die daran glauben. Doch die Reinkarnation ist da keineswegs die spaßige Lösung des Todesproblems nach dem Motto: Es ist ja alles halb so schlimm, man kann ja immer wieder von vorne anfangen. Heile, heile Mausespeck, in hundert Jahr'n ist alles weg. Gegenüber solchem schlichten Buddhismus aus der Dose empfinden die Völker, die seit Jahrtausenden diesem Glauben anhängen, vielmehr die Reinkarnation nicht als lustige Zugabe zu einem aufregenden Theaterstück, sondern als eine Last, von der man bald erlöst sein möchte. Der Glaube an die Reinkarnation, an ein ew'ges Stirb und Werde, führt zu der von Platon so gefürchteten Gleichgültigkeit jedes Moments. Oft ist ein dumpfer Fatalismus die Folge. Wer an Reinkarnation glaubt, für den ist der arme Sterbende in der Gosse von Kalkutta kein Aufruf zur Hilfe, sondern nur ein mehr oder weniger gleichgültiger Hinweis, dass einer von vielen Lebenskreisen sich dort schließt. Für die Christin Mutter Teresa war das anders. Für sie endete dort in allem Ernst ein für alle Mal die Lebenszeit eines unverwechselbaren, unendlich kostbaren Geschöpfs Gottes. Sie barg diesen Menschen, gab ihm eine letzte irdische Heimat in einem Hospiz und den Kopf dieses sterbenden Menschen, den sie liebevoll im Sterben hielt, legte sie nicht auf das nächste Lebensgleis, sondern vertrauensvoll und endgültig zurück in die Hand Gottes.

Sterben ist wie Geburt ein höchst persönlicher, existenzieller Vorgang. Er gehört zum Leben dazu und daher wollen Menschen mit Recht möglichst da sterben, wo sie gelebt haben: zu Hause im Kreise ihrer Angehörigen oder, wenn das organisatorisch nicht geht, vielleicht in einem Hospiz, in der letzten Herberge auf dem Weg in die Ewigkeit, wie der Gründer der Hospizbewegung in Deutschland, der Oratorianerpater Dr. Paul Türks, das nannte. Gute Hospize sind durchaus Orte der Lebenslust und sie unterstützen alles, wodurch man länger Spaß am Leben hat. Sicher wird auch weiterhin im Krankenhaus gestorben und bisweilen ist das zweifellos der richtige Ort, weil hier unersetzliche Hilfen zur Verfügung stehen. Auch bei diesem Thema ist jede Einseitigkeit schädlich. Dennoch sahen wir schon, dass das Sterben im Krankenhaus keine Heimat hat. Vor allem bietet es viele hoch professionalisierte Möglichkeiten, Sterben und Tod zu verdrängen: „Sollten wir nicht doch noch einmal eine Untersuchung machen … Die Laborwerte sind besser geworden … Es wird schon werden …" Bei den meisten von uns wird wohl sogar am Tag vor unserem Tod noch ein EKG abgeleitet und Blut abgenommen. Dennoch werden wir sterben.

Man hat das Sterben als die wichtigste Phase im Leben bezeichnet. Das mag jeder halten, wie er will. Eines ist aber sicher: Wem egal ist, wie er stirbt, kann jedenfalls kein Experte für Lebenslust sein und vor allem nicht dafür, wie man länger Spaß am Leben hat. Es wäre schon nicht so schlecht, wenn man am Tag vor seinem Tod noch ein Apfelbäumchen pflanzen könnte. Sollte man aber die Kräfte nicht mehr haben oder Gartenarbeit immer schon gehasst haben, dann reicht es ja vielleicht, sich am Anblick eines solchen Bäumchens in seinem „letzten Stündlein" zu erfreuen. Luther hatte Recht.

III. Am Ende der Grenzen
oder wie man unvermeidlich glücklich wird

Das Ergebnis unserer Grenzgänge für das Projekt „Lebenslust" ist somit durchaus erfreulich. Die Einschränkung von möglicher Lebenslust auf 9,82% der Lebenszeit ist gesprengt. An den Grenzen unserer Existenz herrscht nicht dunkle Lustlosigkeit, ganz im Gegenteil. Und so bedeutet Lebenskunst, Behinderung, Krankheit, Schmerzen, Leiden, Alter und Sterbephase in einem anderen Licht zu sehen, als das üblich ist, ja sie überhaupt erst ins Licht zu stellen. Dabei ist gerade die Unvermeidlichkeit, mit der sie sich für jeden Menschen ereignen, die große Chance. Denn auch das Heil, das Glück, ereignet sich, man kann es nicht herstellen. Und wenn in unvermeidlichen Ereignissen das Glück gefunden werden kann, dann hat ausnahmslos jeder Mensch die Chance zum Glück. Viele sehen das Schicksal als bedauerliche Ansammlung von allen möglichen Widrigkeiten, die man noch nicht so ganz im Griff hat und denen man wenigstens mit Hilfe der Astrologie und anderer aussichtsloser Neugierigkeiten ein Schnippchen schlagen will. Doch entlarven sich solche Bemühungen nach dem bisher Gesagten nicht nur als Zeitverschwendung, sondern als direkter Weg in ein unglückliches Leben. Vielmehr ist die Akzeptanz einer letzten Unvermeidlichkeit der genannten Grenzsituationen Voraussetzung dafür, sie als ernsthafte und chancenreiche Herausforderung für ein gelingendes Leben zu sehen. Dabei geht es gerade nicht um irgendein „positives Denken", das mit künstlicher Heiterkeit durchs eigene Leben tänzelt. Es geht um den Versuch, die Wirklichkeit wahrzunehmen und nicht bloß Gedanken oder Klischees über die Wirklichkeit. Daher muss man akzeptieren, dass vieles im Leben wirklich tragisch ist, also von auswegloser Belastung geprägt. Aber auch wie man damit umgeht, was an zunächst zweifellos Unerfreulichem eintritt, das macht die Fähigkeit zu einem guten und glücklichen Leben aus.

Schmerzlich an Grenzen zu stoßen und dabei nicht zu scheitern, sondern das Leben gerade da kraftvoll und mit Lustgewinn zu bewältigen, diese Lebenshaltung findet ihren modernen Ausdruck auch in der Kunst. Moderne Kunst lebt nicht von in sich beruhigten Harmonien. Vielmehr speist sich ihre Vitalität aus provozierenden Dissonanzen. Doch eben dadurch vermag sie zu vermitteln, dass an den Grenzen unserer Existenz, das heißt auch an den Gebrochenheiten und Abbrüchen, in der Abwesenheit von Heil, die Sehnsucht nach Heil und die Ahnung des Heils umso intensiver zu spüren sind. Joseph Beuys hat seine eigenen Grenzsituationen im Krieg, wo ihm wärmender Filz und nährende Butter das Leben retteten, zu künstlerischer Gestalt verdichtet – keiner schönen, ruhigen Gestalt, aber zu etwas Ergreifendem, was von echtem Leben, von echter Rettung zeugt und auf seine Weise sogar von einem Weg unruhiger Lebensfahrt hin zu so etwas wie ewigem Leben. In manchen Filmen von Luis Buñuel erlebt man die Abwesenheit der Erlösung so schmerzlich, dass gerade diese Intensität besonders gut vermittelt, was Erlösung sein kann.

Wenn das Heil in dieser Welt gehobener Ansprüche also nicht produzierbar ist, auch nicht auf Krankenschein mit den Mitteln der Medizin, so ist es doch erfahrbar: nämlich als Sehnsucht nach dem Heil, als Ahnung des Heils in den Fragmenten eines Lebens und an den Grenzen der Existenz. In diesem Sinne gibt es auch keine endgültige und ganzheitliche Heilung. Heilung bleibt immer Fragment und als solches offen für das sich ereignende Ganze, für das Heil, und erfährt von dort sogar seinen Sinn. Und das Ganze ist nie bloß individuell. Der Mensch ist ein soziales Wesen und daher bleibt die gängige Vorstellung einer rein individuellen Gesundheit inmitten der Heillosigkeit der Welt immer abstrakt.

Indem der Mensch auf diese Weise bewusster als Mensch lebt, wird er sozusagen mehr Mensch und weniger Maschine, die bloß berechenbar und reparierbar ist, ihm wird klar, was er wirklich ist, nämlich ein unermessliches, undefinierbares, unverfügbares Wesen. Dem muss der Arzt gerecht werden, der mehr sein will als nur kenntnisreicher Mediziner. Er kann das weder als der göttergleiche Philosoph der griechischen Antike noch als der göttliche Macher der Moderne. Vielmehr wird er bescheiden sein müssen und die Fähigkeit benötigen, zwischen der gelassenen Hinnahme des Unvermeidlichen und der entschiedenen heilenden Erreichung des Möglichen zu unterscheiden. Dazu bedarf es mehr als eines Studiums, dazu bedarf es der Weisheit, die die Erfahrung eines Lebens schenkt. Ohne eine solche Weisheit wird die Medizin barbarisch werden.

D. Lust auf Leben –
über psychotherapeutische Virtuosen und Zuhälter

„Über Weisheit", so lautete das Thema des Einleitungsvortrags auf dem größten deutschen Psychotherapeutenkongress in Lindau im Jahre 2001. Und es sprach gar kein Psychotherapeut. Ein bedeutender Naturwissenschaftler, wohl über 80 Jahre alt, schleppte sich mit Gehhilfen aufs Podium. Man erwartete das Übliche „über den Tag hinaus". Doch dann entwickelte sich ein Vortrag, der selbst weise war und der die Zuhörer immer mehr gefangen nahm. Nicht die Sicherheiten des Wissens und der Techniken verkündete der alte Mann, der sein Leben dem Wissen und der Technik gewidmet hatte, sondern er vermittelte ganz unprätentiös die Bescheidenheit, die allen menschlichen Tätigkeiten angemessen sei. Es war mutig, einen solchen Referenten zu einer Psychotherapietagung einzuladen, denn immer noch herrscht die gesellschaftliche Vorstellung von der Herstellbarkeit der ewigen Glückseligkeit durch Psychotherapie. Auch die Zunft der Psychotherapeuten ist bisweilen solchen Avancen nicht abgeneigt. Und prompt verstand man den Festredner falsch: Man wolle nun auch die Weisheit technisch präzise in die Psychotherapie einbauen.

Damit wären wir bei der Vertiefung und Steigerung des Gesundheitskults auf dem Gebiet der Psychotherapie, das wir bei unseren Betrachtungen bisher nur am Rande gestreift hatten. Denn bisher standen die körperlichen Aspekte der Gesundheit und die vor allem körperlichen Grenzen menschlicher Existenz im Vordergrund. Jetzt aber geht es um die Seele. Und die Risiken und Nebenwirkungen der falschen Vorstellungen von seelischer Gesundheit sind mindestens ebenso desaströs wie die schon erwähnten Irrwege im Bereich der körperlichen Gesundheit. Psychotherapie hat mit der Seele zu tun, der „psyche", und damit scheint sie ohnehin schon der Religion mit Seel-Sorgern, Seelen-Führern und Seelen-Heil näher zu stehen als der Chirurg, der das Messer wetzt, um sich kompetent in die Gedärme des Menschen zu vertiefen. Kein Wunder also, dass in einem Moment der Schwäche der Altreligionen Psychotherapeuten noch viel direkter als Ärzte zu den geheimnisvollen Gurus der Gesundheitsgesellschaft aufsteigen. Zwar gibt es sie noch, die Psychoskeptiker. Doch das mystische Funkeln der Psychowelt schlägt die Menschen in ihren Bann. Und die Anbetungsfreude des Publikums ist auf psychotherapeutischem Gebiet noch einmal glutvoller als im Bereich der Medizin. Um welche Psychotherapierichtung es sich handelt, das ist inzwischen eigentlich egal, Hauptsache „Psycho"! Derzeit zählt man mehr als 700 Psychotherapiemethoden und manche behaupten, dass es so viele Psychotherapiemethoden gibt wie Psychotherapeuten. Der Psychoglaube ist das innerste Heiligtum des neuen Kults. Gravitätisch wie in Mozarts „Zauberflöte" schreiten die Eingeweihten Geheimnisse murmelnd einher. Und jede Königin der Nacht, die die Harmonie stören würde, hat Hausverbot. Da ist das Krankenhaus, die Kathedrale des 20. Jahrhunderts, noch eine geradezu läppische weltliche Veranstaltung. Denn in der Tat, die Körpermedizin hat eindeutig ihre Grenzen. Was hat man schon davon, wenn die Laborwerte stimmen, die Haut gebräunt und das Lifting noch unsichtbar ist, man aber dennoch kreuzunglücklich in der Ecke sitzt. Lebenslust jedenfalls nicht.

Fast jeder meint aber heute in unserer Gesellschaft zu wissen, was gegen das Unglück am sichersten hilft und die Lebenslust wieder beflügelt: Psychotherapie. Viele wissen zwar gar nicht, was das wirklich ist, begehren es aber dennoch ultimativ. Da kann es passieren, dass jemand, der bereits psychotherapiert wird, dringend Psychotherapie fordert. Psychotherapie gilt als Allheilmittel. Man hat sich den schlechten Scherz erlaubt, Akademiker in Deutschland zu fragen, was als primäre und ausschließliche Behandlung bei einer schizophrenen Psychose das Beste sei. Mehr als 70% der Befragten nannten „Psychotherapie". Dabei wäre das bei sicher diagnostizierter Schizophrenie schlicht ein verhängnisvoller Kunstfehler, der den Kranken im schlimmsten Falle in den Suizid treiben kann. Aber das schadet dem Mythos Psychotherapie nicht im Geringsten. Während Ärzte eher die Halbgötter fürs Grobe sind, für die Herstellung des ewigen Lebens quantitativ, gelten Psychotherapeuten als die göttlichen Virtuosen der Gesundheitsreligion. Sie geben dem Leben, das durch Medizin, Fitness und Wellness zur unendlichen Geschichte wird, die Tiefe und die Höhe, die Weite und die Größe. Psychotherapeuten backen nicht schlichtes Brot, ohnehin keine kleinen Brötchen, sondern sie verfertigen ausgetüftelte Konditoreileckereien, die dem Leben, dem hoffentlich ewigen, die Süße und die Schönheit verleihen, nach denen alle sich sehnen. Und so stecken viele Menschen ihr sauer verdientes Geld und viel kostbare Zeit in jene Glück verheißenden Wege nach nirgendwo, die schon allein deshalb über die höchsten Weihen verfügen, weil sie „Psycho" sind.

Mit seriöser Psychotherapie hat das alles natürlich nicht das Geringste zu tun. Aber auch hier schert sich die grenzenlose Hoffnung vieler Menschen nicht um die nüchternen Realitäten einer Wissenschaft, die sich inzwischen außerordentlich differenziert hat und sich als Wissenschaft ihrer Grenzen sehr wohl bewusst ist. Und eine solche Grenze liegt genau vor dem Glück. Man kann getrost davon ausgehen, dass eine Psychotherapie, die das Glück verheißt, den Namen nicht verdient, mit dem sie Geschäfte macht. Doch die religiöse Sehnsucht der Menschen nach ewiger Glückseligkeit ist gebieterisch, und was sie fordert, ist Erfüllung. Durch Religion. Gesundheitsreligion. Während im Medizingetriebe die nonverbalen Riten und Verhaltensweisen der Altreligionen Verwendung finden, sucht die Psycho-Sehnsucht ausdrückliche verbale Glaubenslehren für den Weg zum Heil. Von der Psychologie erwartet die Gesundheitsgesellschaft ihre systematische Theologie, ihre Dogmatik und natürlich ihre Spiritualität.

I. Über Ursachen: Sie haben ein Problem? – Da hätt' ich noch eins für Sie!

1. Eine neue Kirche

Man kann allerdings nun wirklich nicht behaupten, die seit etwa hundert Jahren betriebene Psychologie hätte solche absurden Erwartungen mit letzter Entschiedenheit zurückgewiesen. Schon Sigmund Freud hatte eine Vorliebe für kirchliche Üblichkeiten. Er verteilte Ringe an seinen engsten Schülerkreis, wie in der katholischen Kirche Bischofsringe vergeben werden, er exkommunizierte Vertreter gegenläufiger Meinungen, wie seinen Meisterschüler C. G. Jung, er verfasste autoritative Hirtenschreiben und berief Konzilien seiner Anhänger ein, deren Ergebnisse nur bei seiner Zustimmung Gültigkeit erlangten. Und er behauptete zunehmend, nicht nur gewissen psychischen Störungen durch seine Methode Linderung oder Heilung zu verschaffen, sondern er hielt sie für beliebig universalisierbar. In einer vorneuzeitlichen Weise beanspruchte er, mit seiner Glaubenslehre die ganze Welt zu erklären und zu beeinflussen, Politik und Kunst, Wissenschaft und Technik, Religion und Heilkunst. Nur wer als wirklich eingeweiht galt in die Psychoanalyse, der durfte mitreden – und dafür war nach altem Ordensbrauch nicht bloß ein theoretisches Studium ausreichend, es bedurfte einer Noviziatszeit durch praktische Lehranalyse. Oder, wie der heilige Benedikt der modernen Psychotherapie wörtlich formulierte: „... dass niemand das Recht hat, in die Psychoanalyse dreinzureden, wenn er sich nicht bestimmte Erfahrungen erworben hat, die man nur durch eine Analyse an seiner eigenen Person erwerben kann." Die Lehranalyse dauerte ungefähr genauso lang wie das Noviziat im Benediktinerorden. In gewisser Weise erinnert die psychoanalytische Kur übrigens an die katholische Beichte. Rückhaltlose Offenheit war gefordert. Während freilich der Beichtende im Beichtstuhl zwar schuldgebeugt, aber immerhin noch aufrecht kniet, legte Freud seine Gläubigen gleich flach. Der psychoanalytische Beichtstuhl ist die Couch. Man könnte die Parallelen noch weiterführen. Die Psychoanalyse Freuds ist jedenfalls als Religionsersatz denkbar geeignet. Dennoch soll hier nicht bestritten werden, dass die psychoanalytische Sichtweise als Behandlungsform gewisse Erfolge erzielen kann, und es gibt viele seriöse Psychoanalytiker, die sich gerade durch eine gründliche Selbstanalyse die narzisstischen Gefährdungen ihres Berufes bewusst machen und jedes Guruangebot von Patienten zurückweisen.

Manche anderen Psychotherapierichtungen haben da auf dem Weg zur Ersatzreligion noch erheblich weniger Bremsen eingebaut. Gerade in ihren Anfängen treten sie gerne als Wahrheitslehren auf, die mit Alleinvertretungsanspruch alles in den Schatten stellen, was bisher da gewesen ist. Heftige Glaubenskämpfe, Abspaltungen, Sektenbildung, Ketzerverfolgung sind die Konsequenz und all das kennt die Geschichte der modernen Psychotherapie zuhauf. Bei solch erbitterten Kämpfen zwischen verschiedenen Formen der Rechthaberei war vor allem eines ausgeschlossen: Lebenslust. Inzwischen hat sich der Himmel über den Streitparteien geklärt. Kluge Vertreter aller Seiten sind sich darüber im Klaren, dass die unterschiedlichen Richtungen verschiedene mehr oder weniger nützliche Sichtweisen auf psychische Probleme bieten. Vor allem die Wissenschaftstheorie und die Therapieeffizienzforschung haben eine Atmosphäre der Nüchternheit und der respektvollen Kooperation zwischen den Schulen eintreten lassen. Diese Ernüchterung hat das erfreuliche Ergebnis, dass man Psychotherapie in Fachkreisen wieder mehr als eine Technik betrachtet, die manchmal hilft und selten auch schadet. Das ist für eine Behandlungsform, die nicht beansprucht, das Glück des Lebens zu produzieren, gar kein schlechtes Ergebnis. Denn auch hier gilt der alte pharmakologische Grundsatz: Eine Therapie, die keine Nebenwirkungen haben kann, hat mutmaßlich auch keine Wirkungen.

Doch die Öffentlichkeit verweigert sich dieser Entzauberung der Psychowelt und nimmt den Sturz der Götter nicht wahr. So leicht lässt man sie sich nicht nehmen, seine Ikonen des Glücks. Im psychogläubigen Volk herrscht nach wie vor glutvoller Psychokult bis hin zu sektiererischem Fanatismus. Das heißt aber, dass der Psychomarkt immer noch boomt. Und wenn die Kundschaft das will, zögert man nicht, psychologische Handwerkstechniken als Wahrheitslehren zu verkaufen – und das durchaus im wörtlichen Sinne. Denn wo die Nachfrage ungebrochen ist, da stellt sich in einer Marktgesellschaft das Angebot darauf ein. Im Hintergrund der pseudoreligiösen Psycho-Betriebsamkeit reibt sich der alte Karl Marx schadenfroh die Hände, der seine ansonsten obsolete Basis-Überbau-Theorie hier bestätigt findet. Hinter manchem künstlichen Schlachtenlärm zwischen den Therapierichtungen, die vordergründig ergebnislos um die Wahrheit streiten, stehen nämlich oft erhebliche materielle Interessen.

2. Das Genomprojekt des 19. Jahrhunderts

Doch die Häme von Karl Marx, geboren im 19. Jahrhundert in Trier, gegenüber einer Psychologie, die ihre Ursprünge bei Sigmund Freud, geboren im 19. Jahrhundert in Freiberg, hat, wäre ungerecht. Denn im Grunde sind sie in einer bestimmten Hinsicht Geschwister, die beiden. Das 19. Jahrhundert war fasziniert vom Geist des Determinismus: Alles hat Ursachen, so dachte man, und wenn man alle Ursachen kenne und alle Naturgesetze, dann könne man alles genau voraussehen. Es wäre das Ende der Tagesschau vor ihrer Erfindung, denn es gäbe nichts unabsehbar Neues mehr. Dazu müsste man natürlich alle Naturgesetze lückenlos kennen. Am Ende des Jahrhunderts wähnte sich Ernst Haeckel in seinem Buch „Die Welträtsel" mit ungestümem Optimismus kurz vor dem Ziel, vor der Auflösung aller Rätsel. Der Determinismus war das Genomprojekt des 19. Jahrhunderts. Und sogar mehr als das: Es war seine Religion, seine Ersatzreligion.

An seinem Beginn stand ein großer Auftritt. Der weltbekannte Physiker Laplace erklärte dem Kaiser Napoleon das neueste naturwissenschaftliche Weltbild. Als er geendet hatte und voll stolzer Selbstgewissheit auf den Kaiser blickte, kam die Frage des damaligen Herrschers über fast ganz Europa: „Et Dieu?" (Und Gott?) Da baute er sich auf, der Physiker, vor dem Kaiser der Franzosen und erklärte mit großer romanischer Geste: „Dieu? Je n'ai plus besoin de cette hypothese!" (Gott? Ich brauche diese Hypothese nicht mehr!) Allerdings war es zu diesem Zeitpunkt immer noch eine Hypothese, diese „Hypothese" nicht zu brauchen – ganz abgesehen davon, dass die These, der liebe Gott sei der Lückenbüßer für all das, was wir uns nicht erklären können, zu den schlichtesten Irrtümern über den Gottesglauben gehört. Jedenfalls schickte man den lieben Gott in Rente und bastelte sich stattdessen „wissenschaftliche Weltanschauungen". So tönte der laute Marschschritt des wissenschaftlichen Fortschritts mit dem Pathos der Ersatzreligion durch das 19. Jahrhundert.

Es fing schon mit Volldampf an, nämlich mit den ersten Dampfmaschinen, die die Wirtschaft revolutionierten, mit der Eisenbahn, die den wissenschaftlichen Fortschritt mit dem Mittel des technischen Fortschritts für alle geradezu augenfällig machte, und mit dem industriellen Fortschritt, der sich den technischen Fortschritt des Homo faber zunutze machte, jedoch zu unabsehbaren sozialen Spannungen führte. Darauf antworteten Karl Marx und andere, indem sie soziologische und ökonomische Gesetzmäßigkeiten konstruierten, die allerdings vollständig im deterministischen Denken des Jahrhunderts verharrten. Dem Gesetzmäßigkeitsdenken der Physik fügten sie ein Gesetzmäßigkeitsdenken der Klassenkämpfe bis zur Weltrevolution hinzu. „Freiheit ist Einsicht in die Notwendigkeit", schöner hätte es Laplace wahrscheinlich auch nicht formulieren können – und auch nicht Sigmund Freud. Denn die Crux bei allen Gesetzmäßigkeiten war – die Freiheit des Menschen.

3. Die Zukunft einer Illusion

Daher war der Versuch der freudschen Psychoanalyse geradezu der notwendige Schlussstein für das deterministische Projekt des 19. Jahrhunderts. Freud hat sich nicht zuletzt als Neurologe gesehen. Seine Hoffnung war, dass letztlich die körperlichen Ursachen gefunden würden, die den psychischen Phänomenen, mit denen er sich befasste, zugrunde lägen. Lange nach seinem Tod hat ihm dafür Jürgen Habermas ein „szientistisches Selbstmissverständnis" vorgeworfen und die Psychoanalyse mit Recht als hermeneutische Disziplin zu sehen empfohlen, die verstehen kann, aber nicht nach Gesetzen erklären. Doch Habermas war kein Mensch des 19. Jahrhunderts. Wie am Anfang dieses Säkulums Johann Wolfgang von Goethe, so hat an seinem Ende Sigmund Freud die fixe Idee verfolgt, seine geistigen Schöpfungen seien seinen naturwissenschaftlichen Ambitionen unterlegen. In Wirklichkeit war das Gegenteil der Fall.

Der Ersatzreligion des 19. Jahrhunderts, dem Determinismus, war nur ein kurzes Leben beschieden. Dem Zusammenbruch des naturwissenschaftlichen Weltbilds des 19. Jahrhunderts durch die Quantentheorie Max Plancks zu Anfang des 20. Jahrhunderts, die jeden Determinismus ausschloss und keine Notwendigkeiten, sondern bloß noch statistische Wahrscheinlichkeiten übrig ließ, folgte der Zusammenbruch des real existierenden Sozialismus am Ende des Jahrhunderts. Und Gott, den man so pathetisch verabschiedet und durch den Determinismus ersetzt hatte, wurde wieder zum Thema. Max Planck und viele andere moderne Physiker waren wieder religiöse Menschen und die Altreligionen erwiesen sich als entscheidende Kraft bei der Entmachtung der Regime Osteuropas. Doch in einem Bereich hielt sich das große Projekt des 19. Jahrhunderts, der Determinismus: Im Schutze der Gesundheitsreligion schwirrt er absurderweise jetzt nur noch durch die Köpfe von Psychologiegläubigen. Diejenigen, die heute am häufigsten nach „Ursachen" gefragt werden, sind wohl die Psychologen.

Nur kann die Psychologie die Frage nicht beantworten, jedenfalls nicht so, wie man es sich gemeinhin erhofft. Psychologische Einsichten sind keine Wahrheiten, sondern mehr oder weniger nützliche, unterschiedliche Sichtweisen auf eine Realität, der man das letzte Geheimnis nicht entreißen kann. Selbstverständlich deutet jede psychologische Schule psychische Phänomene so, „als ob" es die Freiheit des Menschen nicht geben würde. Andernfalls könnten überhaupt keine Regelhaftigkeiten festgestellt werden und es bliebe nur der individuelle Fall, für den man von keinem anderen Fall irgendetwas lernen könnte. Aber auch wenn man versucht, die psychische Situation eines Menschen aus dem Vergleich mit ähnlichen Fällen und mit den daraus abgeleiteten Regelhaftigkeiten zu verstehen: Man muss sich stets bewusst bleiben, dass die individuelle Freiheit jedes einzelnen Menschen alle Regelhaftigkeiten sprengen kann. Daher ist die Psychoanalyse wie alle Psychotherapieschulen nichts anderes als eine Illusion, die freilich hilfreich sein kann. Ob sie allerdings eine Zukunft hat, um den bekannten Titel von Freud aufzugreifen, steht in Frage. Denn ihre traditionelle Konzentration auf Ursachen, vor allem in der frühen Kindheit, nach dem Motto: „Sie haben ein Problem? Da hätt' ich noch eins für Sie!", hat sich therapeutisch als wenig effizient erwiesen. Und da Psychotherapien nicht nach ihrer „Wahrheit" zu beurteilen sind, sondern nach ihrer Effizienz, ist das eine veritable Krise der Psychoanalyse, wenigstens in ihrer traditionellen Form. Schulübergreifend ist man sich nämlich inzwischen darüber im Klaren, dass für eine effiziente Therapie nicht die Herausarbeitung der Ursachen, sondern die Lösung der geklagten Probleme im Vordergrund zu stehen hat und dass dafür nicht die allfälligen Defizite eines Menschen von vorrangigem Interesse sind, sondern vor allem seine Ressourcen.

II. Über Wirkungen: Was theoretischen Wein von Wein unterscheidet

1. Unfehlbare Utopien über Gott und die Welt

Gerade das aber, was der Psychoanalyse wissenschaftstheoretische Schwierigkeiten bereitet und ihre Entwicklung zu mehr Effizienz behindert, nämlich dass sie als Wahrheitslehre und totale Weltdeutung missverstanden wird, ausgerechnet dafür gibt es einen unbegrenzten Markt. Denn danach sehnen sich die Menschen zur Auffüllung ihres religiösen

Vakuums mit ungestümer Glaubensbereitschaft. Seriöse Psychoanalytiker haben sich solchen Zudringlichkeiten nachdrücklich verweigert. Andere freilich haben den Guruangeboten einer aufgeheizten psychogläubigen Öffentlichkeit nicht standgehalten und verkünden gut verkäufliche „wahre" Psychotheorien über Gott und die Welt. Besonders beliebt ist solcher unwissenschaftlicher Missbrauch bei gewissen Vertretern der Altreligionen, die angesichts der Flaute beim Kirchenbesuch im Psychobereich religiöse Morgenluft wittern. Sie schwingen sich auf zu psycho-theologischer Allkompetenz. Dass die prompt einsetzende Verehrung dann nicht Gott, sondern ihnen persönlich entgegengebracht wird, nehmen sie leidend in Kauf. Besonders windschnittig hat sich Eugen Drewermann diesem Trend an den Hals geworfen. Inzwischen scheint er sogar selbst zu glauben, ein auserwählter und absolut einzigartiger Prophet mit unfehlbarer Einsicht in alle Wahrheit zu sein. Kaum jemand bringt es fertig, so hasserfüllt „Andersgläubige" und vor allem alle seine Kritiker dafür in Grund und Boden zu prügeln, dass sie die Botschaft der Liebe, wie er sie letztgültig verkündet, nicht genug beachten. Hier werden sie gleich gemeinsam missbraucht, die Psychotherapie und die Religion.

Doch große Psychotheorien sind gefragt, die alles und jedes erklären und genau wissen, wie es eigentlich, ursprünglich und wahrhaft sein sollte, wenn es nicht so wäre, wie es bedauerlicherweise ist. Wissenschaftlich kommen diese Elaborate daher, aber wissenschaftlich sind sie nicht. Denn solche Lehren sind nach Karl Popper nicht an der Wirklichkeit falsifizierbar. Damit sind sie übrigens auch als therapeutische Technik nicht mehr entwicklungsfähig, denn Misserfolge werden niemals der Wahrheitslehre selbst zugerechnet, nach dem Motto: „Die Partei hat immer recht." Vielmehr sind bei einem solchen Denken natürlich die Patienten selber an therapeutischen Misserfolgen schuld, die als „nicht ausreichend therapiemotiviert", „nicht hinreichend introspektionsfähig" eingestuft werden, um nur einige gängige Formulierungen aus dem Arsenal der Kundenbeschimpfung zu nennen.

Die Kundschaft freilich ist keineswegs bloß das passive Opfer. Sie ist es, die im Psychobereich nicht nur Heilung von Krankheiten erwartet, sondern das Heil schlechthin. „Ist mein Mann heilbar?" Diese Frage kann bei einer Grippe eindeutig mit „Ja!" beantwortet werden, auch wenn das nicht heißt, dass der Patient nicht irgendwann einmal wieder eine Grippe erleiden könnte. Im Psychobereich bedeutet die Frage nach Heilbarkeit aber so gut wie immer, ob denn sichergestellt werden kann, dass zum Beispiel die schwere phasenhafte Depression im Leben nie mehr auftreten wird. Das kann natürlich niemand sicherstellen. Dennoch geht die Phase so sicher vorbei wie eine Grippe, und der Patient ist in aller Regel danach zunächst einmal gesund. Aber wenn es um Psychisches geht, reicht das nicht. Da meinen Menschen mit „Heil" „ewiges Heil", nicht mehr und nicht weniger.

Solchen utopischen Erwartungen kommen gewisse Fachleute ihrerseits bedenkenlos nach. Und so herrscht im Psychobereich der utopische Gesundheitsbegriff nicht nur in der Praxis wie bei der körperlichen Gesundheit. Vielmehr führen dogmatische Psycho-Theorien ganz ausdrückliche Bilder vom psychisch gesunden Menschen mit sich, die in dieser idealen Form für niemanden wirklich erreichbar sind. Dadurch tritt auch bei Menschen, die mit Nietzsche durchaus in der Lage sind, „ihren wesentlichen Beschäftigungen nachzugehen", bei der Begegnung mit derlei Theorien das unbestimmte Gefühl der Unzulänglichkeit ein. So etwas fördert nicht gerade die Lebenslust. Lesen Sie mal ein beliebiges psychologisches Buch. In den meisten Fällen wird es Ihnen anschließend schlechter gehen. Das wäre alles noch nicht so schlimm, ein bisschen Selbstkritik, Demut und Bescheidenheit hat noch niemandem geschadet. Doch mit der Theorie ist die utopische Versprechung verbunden, man könne diesen prachtvoll ausgemalten Zustand psychischer Gesundheit – psychische Ausgeglichenheit, aber dennoch emotionale Schwingungsfähigkeit, selbstgewisse Bestimmtheit, aber dennoch selbstkritische dynamische Veränderungsbereitschaft, gleichzeitiges In-sich-Gehen und Aus-sich-heraus-Gehen – irgendwann wirklich erreichen.

Die Risiken und Nebenwirkungen eines solchen Gesundheitsbegriffs sind aber außerordentlich schwer wiegend. Denn wenn die utopischen Psycho-Gesundheits-Ziele wirklich geglaubt werden, dann produzieren sie ewige Patienten, die unendliche Therapien absolvieren müssen. Wer eine psychoanalytische Ausbildung hinter sich hat, ist ohne weiteres in der Lage, bei einem beliebigen glücklichen Menschen durch ein kurzes Gespräch über die frühe Kindheit eine kleine Depression herzustellen – egal wie die frühe Kindheit gelaufen ist. Er muss nur alles, was er hört, mit wichtigtuerisch bedenklicher Miene kommentieren. Ein verantwortlicher Psychoanalytiker wird das nicht tun, aber es gibt inzwischen genügend Hobbyanalytiker und manchmal reicht auch ein entsprechender marktschreierischer Zeitungsartikel im Psychojargon. So entstehen Patienten, und Patienten brauchen Therapie. Dass Therapie selbst aber nichts mit Lebenslust zu tun hat, sondern Arbeit ist, bestreiten noch nicht einmal die Gurus des Gewerbes. Damit freilich sind unendliche Therapien der umfassendste Anschlag auf die Lebenslust. Zumal es ein „Nach der Therapie", in dem man vielleicht einmal probeweise leben könnte, dann überhaupt nicht gibt. Solche utopischen Projekte sind ein Missbrauch der Psychotherapie, wie ihn Christian Reimer an eindrucksvollen Beispielen belegt hat. Hier können oft lebenslange Abhängigkeiten entstehen. Denn der abschließende Erfolg des Ideals in der Wirklichkeit ist geradezu definitionsgemäß ausgeschlossen.

Psychotheorien leisten heute angesichts der Kompliziertheit und Unübersichtlichkeit der Welt für viele verunsicherte moderne Menschen die Komplexitätsreduktion, die der Soziologe Niklas Luhmann Institutionen zuweist. Doch Institutionen sind allenthalben in der Krise. Da kommen die Psychoideologien gerade recht. Solche Psychotheorien geben nicht nur Sicherheit, sie entwickeln, wie alle Ideologien, in sich eine gewisse Plausibilität, so dass ihre Vertreter oder Anhänger oft ein Hochgefühl des Einblicks ins Eigentliche gewinnen. Sie wähnen sich in Besitz eines Herrschaftswissens, das alles und jedes zu erklären scheint. Eugen Drewermann schreibt inzwischen mühelos dicke Bücher über alles, über die Mythologie in Ägypten und die Kirche in Ostwestfalen, über die Evolutionstheorie und über den Tierschutz, über den Krieg und natürlich über den Frieden. Die Wirklichkeit wird dabei hemmungslos beschimpft und das verkündete Ideal der Verehrung der Anhänger empfohlen. Denn die Wirklichkeit ist der Feind solcher ideologischer Theorien, so dass sie auch nicht lustfähig sind. Niemand ist in der Lage, einen Wein zu genießen, der auf dem Tisch stehen sollte, aber aus allen möglichen mehr oder weniger interessanten Gründen nun einmal da nicht steht.

2. Kommen Sie mir bloß nicht mit der Wirklichkeit!

So ein Treiben mag noch angehen, solange es um den Tierschutz geht. Aber wenn Menschen im Spiel sind, kann das durchaus einschneidende Risiken und Nebenwirkungen haben. Wenn man die Wirklichkeit der Menschen immer nur als defizient gegenüber dem Ideal beschreibt, dann ist eine solche Einstellung nicht nur eine wortreiche „Anleitung zum Unglücklichsein". Sie nimmt den Menschen in seiner Wirklichkeit nicht ernst und unterstellt, dass der individuelle Mensch mit allen seinen Ecken und Kanten gegenüber dem Ideal die allenfalls zweitbeste Möglichkeit ist. Das ist auf subtile Weise im Wortsinne menschenverachtend. Denn jeder Mensch ist gerade mit seinen Ecken und Kanten einmalig und unwiederholbar. Und eine Diagnose, die den konkreten psychischen Zustand unter einen typisierenden Begriff fasst, ist eine Abstraktion von Wirklichkeit, die ausschließlich den Sinn hat, eine gute Therapie für einen Leidenszustand zu organisieren. Wer Diagnosen in herrscherlicher Manier ohne therapeutische Absicht auf Menschen überträgt, missbraucht dieses wichtige Hilfsmittel, um damit Menschen zu diskriminieren, indem er sie in Schubladen einsperrt.

Inzwischen gibt es auch Typologien für den Hausgebrauch. Das so genannte Enneagramm teilt die ganze Menschheit in neun (griechisch: ennea) Typen ein. Auch manche Christen wissen das überlegene Gefühl zu schätzen, mit Hilfe des Enneagramms endlich die eigenartigen Reaktionen des Nachbarn richtig einschätzen zu können, da der ja ein „Sechser" ist. Was so ganz harmlos daherkommt, ist aber ebenfalls nicht ohne Risiken und Nebenwirkungen. Richard Rohr, ein amerikanischer Franziskaner, der das Enneagramm populär gemacht hat, meint von sich selbst, je länger er sich mit dem Enneagramm befasse, desto mehr weise für ihn darauf hin, dass er ein „Einser" sei. Psychologisch ist das nichts anderes als eine „self fullfilling prophecy", eine sich selbst erfüllende Prophezeiung. Wer auf solche Weise den wissenschaftlichen Rang von Typologien verkennt, der engt seine eigene Freiheit ein, ganz anders zu werden: „Das ist EINS. Ich kann nicht nicht so sein. Ich werde immer eine EINS bleiben." Und er ermöglicht auch seinen Mitmenschen keinen Ausweg mehr aus den Schubladen, in die er sie eilfertig steckt. Wenn jemand zu seiner Ehefrau sagt: „Ich kenne dich ganz genau", ist das ausgesprochen respektlos, denn er billigt ihr keine wirkliche Lebendigkeit mehr zu. Die Achtung vor der Würde eines Menschen beruht nicht zuletzt darauf, in jedem wirklichen Menschen ein letztes Geheimnis zu respektieren. Doch für jene abgehobenen Eingeweihten in Psychowahrheiten gilt: Kommen Sie mir bloß nicht mit der Wirklichkeit!

Auch für andere Ideologien waren wirkliche Menschen eher störend. Eine seriöse wissenschaftliche Theorie ist demgegenüber immer eine sekundäre Reflexion auf die Wirklichkeit: Die Wirklichkeit ist das Erste und die Theorie denkt darüber nach. Wenn die Theorie sich aber selbständig macht und sich an den konkreten Menschen bloß reibt und wenn sie solche Reibungen an der Wirklichkeit nur als vorübergehende Störungen wahrnimmt auf dem Weg zum reibungslos idealen Menschen, dann stellt sie definitiv die Welt auf den Kopf des theoretisierenden Menschen. Kein Wunder, dass Eugen Drewermann 80% der Deutschen als psychotherapiebedürftig beschrieben hat. Das klingt dramatisch und schreit geradezu nach ganz vielen Drewermännern. Bei nüchterner Betrachtung sind solche Zahlen nur möglich, wenn man einen ideologisch verzerrten Begriff von psychischer Gesundheit vertritt. Es gibt ja bekanntlich sogar Menschen, die sich nur alleine für normal und alle anderen für krank halten. Der bekannte Psychiater Klaus Dörner hat die gängigen Prozentzahlen für psychiatrische Diagnosen zusammengerechnet. Danach müssten 210 Prozent der Deutschen psychisch krank sein. Man kann getrost davon ausgehen, dass zumindest jede Prozentzahl, die über 50% behandlungsbedürftiger Mitbürger liegt, einen falschen Normalitätsbegriff unterstellt und unseriös ist. Alle Menschen leiden irgendwann einmal in ihrem Leben. Psychotherapie ist dabei in der Regel nicht hilfreich. Und den Menschen, die wirklich behandlungsbedürftig sind, stiehlt man die erforderliche Therapiezeit, wenn man jeden, der am selbst erfundenen Ideal scheitert, zum Patienten erklärt.

III. Über Fernwirkungen:
Warum wirklicher Striptease besser ist

Doch alle Rufe nach Aufklärung verhallen angesichts der herrschenden Gesundheitsreligion. Und weil auch Psychotherapeuten nur Menschen sind, lassen sich manche von ihnen vom Glamour der Szene blenden, geben noch eine Prise Buddhismus bei und das, was sie zu chinesischer Weisheit erklären, und schreiten zur Menschheitsbeglückung. Dabei rühren sie hemmungslos in Töpfen, für die ihnen die Kompetenz fehlt. Mit beträchtlichen Risiken – freilich nicht für sich selbst.

1. Psycho – Fernsehen

Psychologinnen im Fernsehen schwadronieren bei Anrufen von ihnen ganz unbekannten Menschen drauflos und können sich eines zahlreichen Publikums sicher sein, das sozusagen in wortlosem Erstaunen atemlos durchs Schlüsselloch des Behandlungszimmers in die innersten Geheimnisse der Virtuosen Einblick nimmt – und dabei eigentlich nichts versteht. Denn irgendwie redet die Psychologin immer wieder irgendwie anders, sodass man nicht begreift, was eigentlich der Clou des Ganzen ist. Doch dieser bedauerliche Tatbestand führt nicht zum Abschalten, sondern zur eigentlichen unbegrenzten Verehrung. Unverständlichkeit erhöht nämlich die Autorität der Göttlichen. De facto macht die Psychologin gar nicht sehr viel falsch, aber auch nicht sehr viel richtig. Viele der Anrufer werden das Ganze sogar als Hilfe empfinden. Das hat aber mit der auf Grund der Situation natürlich völlig überhöhten Erwartungshaltung zu tun. Wer im Fernsehen bei einer fernsehbekannten Psychologin auf sein Problem irgendetwas gesagt bekommt, der wird das als Offenbarung erleben. So etwas nennt man Placebo-Effekt. Er tritt auch ein, wenn der oben genannte Chefarzt bei der Chefvisite ein völlig unwirksames Medikament verordnet. Es wird helfen. Es mögen bei der Fernsehpsychologin sogar einige Wirkungen eintreten, die auf professionell gute Interventionen zurückzuführen sind. Dennoch, der wesentliche Effekt würde gewiss auch eintreten, wenn ein selbstbewusster, redseliger Metzger, der zuhören kann, als Fernsehpsychologe vorgestellt würde. Die Risiken und Nebenwirkungen solcher Bemühungen um die psychische Gesundheit sind nicht zu verkennen, kommen aber naturgemäß im Fernsehen nicht vor. Unter dem verzweifelten Druck ihres Problems, für dessen Lösung sie jede Hemmung fallen lassen, exhibitionieren sich hier zum einen oft Menschen vor einer großen Öffentlichkeit mit höchst persönlichen Bekenntnissen. Das kann im Nachhinein traumatische Folgen haben. Zum anderen greift die Psychologin oftmals beherzt mit Ratschlägen in Lebensgeschichten ein. Das ist in sich problematisch und außerdem kennt sie diese Lebensgeschichten überhaupt nicht. Aber so ein Eingreifen erhöht den Unterhaltungswert. Damit werden Menschen in ihren existenziellen Lebensentscheidungen durch die hohe Autorität der Fernsehpsychologin manipuliert. Bedenken freilich gibt es da keine. Psycho ist in. Und niemand wird ja gezwungen anzurufen. Doch das sage man einmal einem wirklich verzweifelten Menschen, der auf die Fernsehpsychologin seine letzte Hoffnung setzt!

Nichtpsychologen imitieren die verehrte Psychologenzunft. Gewisse Talkmaster fragen nach traumatischen ödipalen Konflikten oder rücken den Befragten mit samtener Stimme so nahe auf die Pelle, dass man den Eindruck hat, sie wollten im Sinne von dem, was sie für Empathie halten, das Innerste ihrer Gäste veritabel nach außen kehren. Dem liegt die schlichte, längst widerlegte Laienthese zugrunde, was einmal draußen ist, ist draußen und belastet nicht mehr. Das ist kompletter Unsinn. Was einmal draußen ist, ist hier zunächst einmal drinnen, nämlich im Fernsehen, und Probleme bloß dadurch zu lösen, dass man darüber einfach mal redet, ist Psychologie auf dem Niveau des Psychotherapeutenwitzes: „Wo geht es zum Bahnhof? – Weiß ich nicht, aber schön, dass wir mal darüber geredet haben!"

Wer die Bühne für Veranstaltungen bietet, in denen die Würde des Menschen verletzt wird, dazu auch noch einlädt und daran verdient, kann sich nicht damit herausreden, dass er nicht dafür verantwortlich sei, was erwachsene Menschen auf seiner Bühne treiben. Solcher Seelenstriptease ist gemeinhin erheblich würdeloser als das komplizierte Ausziehen von Unterwäsche – und für den Seelenhaushalt vor allem gefährlicher, wie man inzwischen belegen kann. Das ist kein generelles Verdikt gegen unterhaltsame und informative Talkshows, wohl aber gegen öffentliche Lustbarkeiten, die mit unblutigen Menschenopfern arbeiten.

2. Psycho – Katastrophen

Nicht nur die Psychologie wird überschätzt und missbraucht, auch die Psychologen. Diplompsychologen werden heute für alles und jedes eingesetzt. Bei Katastrophen bekommen die Opfer „psychologische Hilfen", wie es schon routinemäßig in den Nachrichten heißt. Dabei schwingt der Gedanke mit, psychologische Hilfe könne die Belastung an den Grenzen unserer Existenz bei Leid und Tod irgendwie wegmachen. Zweifellos ist in einer schweren existenziellen Erschütterung nicht die Anwendung irgendeiner Methode, sondern echte menschliche Zuwendung gefragt und da können Angehörige, Freunde oder Seelsorger mit Lebenserfahrung mindestens genauso guten Beistand leisten wie junge Psychologen, die eine Ausbildung in Traumabearbeitung absolviert haben. Im Grunde wissen die Menschen das auch. Nach dem entsetzlichen Anschlag vom 11. September 2001 in New York berichtete das amerikanische Nachrichtenmagazin „Time", dass das psychiatrische Krisenzentrum vor Ort erstaunlicherweise unterbeschäftigt war. So erstaunlich war das allerdings nicht. Jedem erfahrenen Psychiater ist bekannt, dass sogar eine schwere Depression sich bei Eintreten einer realen Katastrophe bessern kann. Und es ist ein bekanntes Phänomen, dass im Krieg, der entsetzliches Leid über die Menschen bringt, die Selbsttötungsrate sinkt. Gewiss gibt es Zustände nach schweren seelischen Traumata, bei denen professionelle Hilfe erforderlich und sinnvoll ist, aber dafür muss es eine Indikation geben. Der flächendeckende Einsatz von Psychotherapie in allen Lebensbereichen wäre ein totalitäres Projekt mit dem Ergebnis der radikalen Entfremdung des Menschen von sich selbst. Es wäre eine ruhig gestellte Gesellschaft, die reibungslos funktionieren und in der bei jeder existenziellen Krise der „Seelenklempner" dafür sorgen würde, dass der emotionale Wasserrohrbruch keinen Schaden anrichtet. Wenn dann alles, was für gute Bürger als nicht ganz dicht erscheint, fein säuberlich professionell abgedichtet ist, dann ist die schöne neue Welt nicht nur dermatologisch in Topform, sondern auch psychologisch in einem Zustand, der das Einoperieren des Lächelns in das alternde Gesicht überflüssig macht. Die Leute lächeln dann ganz freiwillig. Auch in einem solchen Land des Lächelns bliebe nur eines: Auswandern!

3. Psycho – Sterben

Aber keine Sorge, die Möglichkeiten der Psychologie sind weit begrenzter als die Hoffnungen, die auf sie gerichtet werden. In der verdienstvollen Hospizbewegung standen zwischenzeitlich so genannte Sterbeseminare hoch im Kurs. Solche Veranstaltungen haben durchaus ihren Sinn. Sie bieten Helfern in Hospizen und in Hausbetreuungsdiensten Beistand. Aber wer da psychologische Methoden erlernen will, um mit Sterbenden möglichst effektiv umzugehen, der geht in die Irre. Stellen

Sie sich vor, lieber Leser, Sie würden im Sterben von jemandem begleitet, bei dem Sie bemerkten, dass er im Gespräch mit Ihnen eine gewisse Methode anwendet: Ich nehme an, dass das nicht die Weise ist, wie Sie in dieser ernsten Situation einem Menschen begegnen wollen. Sie werden sich dafür interessieren, was dieser Mensch wirklich denkt, und nicht, was er denkt, dass er jetzt sagen muss oder nicht sagen darf. Der Gründer der deutschen Hospizbewegung, Dr. Paul Türks, antwortete auf die Frage eines Journalisten, ob die freiwilligen Helfer in seinem Hospiz eine Ausbildung bekämen, es gäbe da ganz gute Sterbeseminare, aber wenn jemand nach einem solchen Seminar ganz genau zu wissen meine, wie man stirbt, „den können wir nicht brauchen". In den wichtigen Momenten des Lebens ist Psychologie nutzlos oder sogar schädlich. Anders bei konkretem psychischem Leiden. Wer unter Waschzwang leidet, wird mit Recht umgekehrt beunruhigt reagieren, wenn der teuer bezahlte psychotherapeutische Fachmann offensichtlich ohne jede Methode nett mit ihm redet und betroffen erzählt, wie auch er selbst schweres psychisches Leid habe ertragen müssen.

IV. Psychotherapie und Religion: Die Gurustory – über Visionäre und Klempner

Der bisherige Ertrag der Überlegungen zur Psychotherapie für unser Thema Lebenslust ist außerordentlich karg ausgefallen. Der Kontrast zwischen den wissenschaftlich erwiesenen, bescheidenen, freilich durchaus nützlichen Wirkungen von Psychotherapie und den bombastischen Erwartungen der Gesundheitsgesellschaft an sie ist hier so krass wie nirgends sonst im Gesundheitsbereich. Damit ist allerdings auch das Ausmaß produzierter Frustration beträchtlich. Und da Frustration wiederum ein psychisches Phänomen ist, eignet sich der Psychobereich bestens zur Selbstversorgung.

Dennoch ist Psychotherapie keineswegs generell bedenklich. Machen wir uns nichts vor: Nicht nur irreale, utopische Hoffnungen, auch reales psychisches Leid stellen erhebliche Beeinträchtigungen von so etwas wie Lebenslust dar. Es wäre somit unverantwortlich, das Kind mit dem Bade auszuschütten und die gesamte Psychotherapie in Grund

und Boden zu verdammen. Schon in den bisherigen Ausführungen wurde deutlich, dass es nicht eigentlich die verschiedenen Psychotherapieschulen selbst sind, die die gefährlichen Risiken und Nebenwirkungen heraufbeschwören, sondern vor allem die utopischen religiösen Erwartungen der nichtprofessionellen Öffentlichkeit, die alle Grenzen sprengen. Daher gibt es nur eine Lösung: Die Grenzen der Psychotherapie aufzuzeigen, um die Psychotherapie zu retten.

1. Hilfreiche Manipulation – eine künstliche Beziehung für Geld

Wenn Psychotherapie der zielgerichtete methodische Einsatz von Kommunikation zur Heilung von Leiden ist, dann hat sie sich auf der einen Seite selbstverständlich abzugrenzen gegenüber einer frei schwebenden Alltagskommunikation. Dies aufzuweisen – oder eben nicht – ist Aufgabe der Therapieeffizienzforschung. Solche Untersuchungen sind damit keine unsittlichen Zumutungen an Psychotherapie, sondern sie sichern der Psychotherapie ihre Eigenart – und übrigens auch das Recht auf Bezahlung, die man für Alltagskommunikation nicht erwarten würde, es sei denn Psychotherapeuten sähen sich nur noch als die zeitvertreibenden Kammerdiener einer versingelten Überflussgesellschaft.

Die Grenze zur anderen Seite hin wird deutlich, wenn man sich mit so genannten Psychosekten befasst. Die Effizienz der dort betriebenen freiheitsberaubenden Methoden steht drastisch vor aller Augen. Die Frage nach der Seriosität stellt sich hier anders: Psychotherapie oder Religion beziehungsweise Weltanschauung? Zwar ist die Frage spontan oft leicht zu beantworten, alles erinnert da zumeist an Sektenstrukturen. Doch wenn man in die Lage kommt, dafür präzise Kriterien angeben zu sollen, wird die Sache schwierig. Die Literatur der verschiedenen Therapieschulen geht an dieser Fragestellung weitgehend vorbei. Schlimmer noch, manche Therapierichtungen fördern unter dem Pathos eines unpräzisen Begriffs der „Ganzheitlichkeit" – in bester Absicht, möglichst gründlich zu helfen – Missverständnisse und Grenzüberschreitungen.

Der Sinn des Lebens, die Liebe eines Menschen und überhaupt das Wichtige im Leben stehen aber nicht in der Kompetenz der Psychotherapie, sie erschließen sich in der freien erschütternden oder beglückenden existenziellen Kommunikation gleichberechtigt von Mensch zu Mensch. Wenn Psychotherapie vielleicht günstigere Rahmenbedingungen für solche Erlebnisse zu schaffen vermag, so darf sie nicht beanspruchen oder auch nur zulassen, mit ihrem Handwerkszeug, nämlich zielgerichteter methodischer Kommunikation, Sinn und Liebe absichtsvoll herzustellen. Heraus kämen dann nur Plastiksinn und Hörigkeit. Sogar Eugen Drewermann warnt mit Recht davor, dass nicht „den Psychokraten das Feld überlassen wird, deren Techniken doch nur bis zu diesem Punkt tragen, wo das Eigentliche beginnt, die aber jenseits davon versagen müssen."

Jede Psychotherapie ist eine zum Zwecke der Heilung von Leiden manipulative und asymmetrische Beziehung eines methodenkundigen Profis zu einem Heilung suchenden Menschen. Gerade deswegen muss sie streng durch Supervision kontrolliert und sowohl inhaltlich wie zeitlich ausdrücklich begrenzt werden. Psychotherapie ist damit – sogar für psychisch Kranke – stets höchstens die zweitbeste Form der Kommunikation. Die beste Form ist das Gespräch mit Angehörigen, Freunden, Nachbarn, Metzgern und sonstigen ganz „normalen" Leuten. Erst wenn das nicht mehr geht, entweder weil die psychische Störung zu ausgeprägt ist oder weil ein solcher Kontext nicht vorliegt, dann tritt Psychotherapie ein, aber auch nur so lange, bis jene beste Form der Kommunikation wieder möglich ist. Daher muss der Grundsatz gelten: So wenig Psychotherapie wie möglich, so viel wie nötig.

Wenn sich etwas Psychotherapie nennt, das eine Beziehung von der Wiege bis zur Bahre anbietet, handelt es sich nicht um Psychotherapie, sondern um Weltanschauung. Weil die psychotherapeutische Beziehung also eine streng begrenzte Beziehung ist, die nur mit dem Ziel der Heilung oder Linderung von Krankheitssymptomen aufgenommen wurde, muss der seriöse Psychotherapeut bemüht sein, sie möglichst kurz zu halten. Je länger er die Therapie laufen lässt, desto wichtiger macht er sich und seine Fähigkeiten und desto weniger Respekt zeigt er vor den eigenen Kräften des Patienten. Bemühung um Kürze von Psychotherapie ist daher nicht etwa Oberflächlichkeit oder ökonomische Sparsamkeit und nicht bloß Signum einer bestimmten Therapierichtung, sie ist nach meiner Überzeugung ein ethisches Gebot für jede Psychotherapie, die Menschen befähigen oder ermutigen will zum eigentlichen Leben. Und das ist nicht die künstliche Beziehung in der

Therapie, sondern wahrhaft echte Beziehung zu anderen Menschen neben und nach der Therapie. Gute Therapie macht nicht Lust auf Therapie, sondern Lust aufs Leben.

Das Herrschaftswissen des Psychotherapeuten vorausgesetzt, ist Psychotherapie eben auch kein herrschaftsfreier Diskurs im Sinne von Jürgen Habermas. Psychotherapie ist eine künstliche Beziehung für Geld. Wer nicht ehrlich zugibt, dass er den Sinn des Lebens und wahre Liebe für Geld nicht bieten kann, betriebe nichts anderes als existenzielle Zuhälterei.

2. Neurotisches Elend und normales Leid – Kunsthandwerker vor der Gretchenfrage

Doch gerade danach scheinen die Menschen zu suchen, wie wir schon sahen. „Ich möchte ganz werden", war das irreduzible Ziel einer Frau, die mich um Psychotherapie anrief. Während noch Freud bescheiden aus neurotischem Elend normales Leid machen wollte, ertrinken Psychotherapeuten heute in einer Inflation der Sinnerwartung, die ungestüm gegen sie heranbrandet. Ein vergiftetes Angebot, denn dies zu bewältigen sind Psychotherapeuten völlig inkompetent. Das Missverständnis von Psychotherapie als Religionsersatz ist möglicherweise die verhängnisvollste Nebenwirkung von Psychotherapie. Daher ist es für einen Psychotherapeuten nützlich, sich eher als päzise und sorgfältig kontrolliert arbeitender Handwerker am psychischen Apparat, wie Freud sagt, zu verstehen, wobei es einige Mitglieder der Zunft zum Kunsthandwerk bringen mögen. Die Nähe zu den Prinzipien der Handwerkskammer mag am besten davor schützen, sich in der gefährlichen Nähe von Visionären und Künstlern, faszinierenden religiösen Genies und Poeten zu sehen, die den Menschen so viel mehr geben können, als Psychotherapeuten geben dürfen.

Es hilft alles nichts: Jede seriöse Psychotherapierichtung hat sich Gretchens Frage: „Wie hast du's mit der Religion?", zu stellen und so präzise wie möglich anzugeben, wo ihre Grenze gegenüber Religion und Weltanschauung liegt. Und sie hat darauf zu achten, dass diese Grenze gewahrt wird, damit über den begrenzten Auftrag der Psychotherapie hinaus der eigene Raum für existenzielle Beziehungen und Erfahrungen gesichert wird – selbst wenn er für einzelne, wie das Allerheiligste des jüdischen Tempels, leer bleibt. Andernfalls würde Psychotherapie letztlich totalitär, denn jeder methodische Zugriff auf den geheimnishaften Kern des Menschen verletzt zutiefst Intimität und Würde des Menschen. Erklärt man das Thema Religion für gleichgültig und reflektiert es daher nicht, treibt es unbemerkt seinen Spuk in der Therapie, da es irgendein „Über-die-Therapie-hinaus" ja ausdrücklich nicht gibt. Holt man es absichtlich in die Therapie hinein, hat man mit den gleichen Gefahren zu kämpfen. Es bleibt der Respekt vor der Grenze.

Es sei allerdings davor gewarnt, solche Überlegungen allzu vordergründig auf verschiedene Therapierichtungen zu übertragen. Das Thema Psychotherapie und Religion hat die Entwicklung moderner Psychotherapie stets begleitet – freilich mehr beiläufig und oft eher pathetisch als begriffsklar. Sagen wir es knapp: Es muss dahingestellt bleiben, ob das jungsche Denken in seinem bis zu esoterischem Überschwang reichenden religiösen Bilderreichtum den existenziellen Erschütterungen Sören Kierkegaards gültigere Antworten gegeben hätte als die diesbezüglich eher abstinente Nüchternheit Freuds, die sich hier „kein Bild macht". Ob sich wiederum Freud in seinem unbestritten antireligiösen Affekt den weltanschaulichen Plattitüden des Urvaters der Verhaltenstherapie Burrhus Frederic Skinner angeschlossen hätte, dem sich die heutige Verhaltenstherapie in dieser Hinsicht auch nicht mehr verbunden weiß, muss sogar ausdrücklich bezweifelt werden.

3. Psychotherapie und Seelsorge – Beethoven und der psychische Apparat

Victor Frankl war ein genialer Erfinder psychotherapeutischer Techniken. Außerdem hat er die einseitig defizitäre Religionssicht Freuds wirksam in Frage gestellt. Dennoch ist seiner Logotherapie die Gratwanderung nicht immer gelungen, den Sinn des Lebens als wichtig zu beschwören und ihn nicht zugleich auch vermitteln zu wollen. Denn die Rollen des Arztes und des Seelsorgers müssen streng getrennt werden. Zwar sollten Ärzte und Psychotherapeuten Ahnung von und Respekt vor der Seelsorge haben und dann, wenn existenzielle Fragen aufkommen, die Professionalität besitzen, an den Seelsorger zu überweisen. Auch Seelsorger sollten sich mit psychopathologischen Phänomenen auskennen, um gegebenenfalls an einen Psycho-Fachmann abzugeben. Aber eine Vermischung beider Rollen wäre eine verhängnisvolle Manipulation und führte schnell zu Guru-Konstellationen. Ein Mensch, dessen tiefe Depression man durch fachlich korrekte Behandlung in vergleichsweise kurzer Zeit beseitigt hat, ist einem Therapeuten verständlicherweise sehr dankbar. Und wenn der Therapeut diesem Menschen dann eine beliebige religiöse Auffassung nahe legt, so wird er geneigt sein, darauf einzugehen. Das aber ist Manipulation im existenziellen Bereich. Die Entscheidung zum Glauben ist eine freie Entscheidung und darf nicht manipuliert werden. Sie kann im Kontakt mit einem guten Seelsorger reifen. Der Arzt darf sie mit seiner Autorität nicht bewirken. Umgekehrt führt die Vermischung von Psychotherapie und Seelsorge zum Beispiel bei einem gewissen Michael Dieterich zu dem höchst fragwürdigen Ergebnis, dass bei dessen „biblisch-therapeutischer Seelsorge" die Methodenwahl vom Heiligen Geist übernommen wird. Eine solche Sichtweise kann verheerende Folgen haben. Denn wer davon wirklich überzeugt ist, kann eigene Fehler verständlicherweise gar nicht mehr wahrnehmen.

Echte Seelsorge ist niemals manipulativ-methodisch. Sie ist viel umfassender und reicht viel tiefer als Psychotherapie. Und es besteht eigentlich überhaupt kein Anlass, dass Seelsorger ihr Selbstwertgefühl von irgendwelchen Wochenendseminaren in Psychotherapie ableiten. Die Freiheit des Menschen kann durch psychische Verknotungen in ihrer Ausübung gehindert sein, aber sie ist dennoch niemals das Produkt der Psychotherapie, sondern liegt ihr stets voraus. Sie ist der heilige Boden, der des fremden Menschen Hand entzogen ist, auf dem Würde und Einmaligkeit, Schuld und Verantwortung, Lust und Freude dem Menschen selbst und keinem Therapeuten letztlich zugänglich sind. Diesem Kern des Menschen begegnet man nicht therapeutisch, sondern im Dialog, so, wie Martin Buber ihn verstanden hat, in der existenziellen, gleichberechtigten Begegnung von Mensch zu Mensch.

Ein seriöser Psychotherapeut macht also aus seinen Grenzen keinen Hehl und er kann Menschen sehr helfen, wenn er ein Ansinnen, das über die Möglichkeiten der Psychotherapie hinausgeht, höflich, aber bestimmt zurückweist. Die durch Psychotherapie erreichbaren Ziele sind stets begrenzt und oft kann der Psychotherapeut nur eine tragische

Entwicklung zeitweilig hilfreich begleiten. Ein guter Psychotherapeut beherrscht seine Technik und überlässt die Ziele dem Patienten. Auf diese Weise enthält er sich jeder weltanschaulichen Präjudizierung. Er kann den Scheinwerfer der Aufmerksamkeit suggestiv auf die Kräfte und Ziele des Patienten lenken und damit Heilung bewirken, ein Heilsexperte jedoch ist er nicht.

So sind die Möglichkeiten der Psychotherapie auch für unser Projekt „Lebenslust" durchaus beschränkt. Selbst im besten Fall kann sie das Glück nicht herstellen, allenfalls das Unglück vermindern – mit dem Risiko, es zu vermehren.

Man mag den seelischen Apparat, für den der Psychotherapeut zuständig ist, mit einer Geige vergleichen. Ohne die Musik Beethovens, Mozarts und der vielen anderen wäre eine Geige nur ein eigenartig geformtes Hindernis für Ameisen. Erst die Musik macht sie so wertvoll. Mit der „Musik" aber, mit all dem Schönen, das der Apparat bewirken kann, hat der Psychotherapeut nichts zu tun. Er hat nur die bescheidene Aufgabe, dafür zu sorgen, dass das eigenartig geformte Instrument wieder Töne hervorbringen kann. Der Melodie eines Lebens aber, die dann wieder erklingt, kann auch er nur staunend lauschen. Auf diese Weise vermag es dem Psychotherapeuten zu gelingen, handwerklich korrekt verklemmte Türen zu öffnen oder verborgene Türen zu beleuchten. Den Schritt hinaus muss der Patient selbst tun. Und wohin ihn dann dieses spannende Leben führt, das geht nur den Patienten an.

E. Lebenslust – ohne Risiken und Nebenwirkungen an den Quellen der Lust

Doch weil dieses Buch nicht von Therapie handelt, sondern vom Leben und der Lust, die es machen kann, dürfen wir den Menschen auf diesem Weg begleiten. Wir werden das bescheiden tun, denn jeder Mensch hat seine eigenen höchst persönlichen Erfahrungen mit der Lebenslust, und darauf zu achten, wo es ihm wirklich zutiefst gut gegangen ist, das ist schon ein wichtiger Schritt zu mehr Lust am Leben. Eigentümlicherweise nennen da viele Menschen Zeiten der äußeren Entbehrungen. Allerdings besteht kein Anlass, die Entbehrung an sich schon für sehr lustig zu erklären. Das meiste, was zu diesem Thema zu sagen ist, ist schon im bisherigen Verlauf des Buches angeklungen oder bereits ausgeführt. Denn ein Buch über Lebenslust zu schreiben und an dessen Anfang eine schwarze, streng lebenslustfreie Zone zu stellen, um dann erst am Schluss einen Ausflug in die fernen Oasen der Lebenslust zu unternehmen, das wäre ein Widerspruch in sich. Es gibt nämlich schon genug lebenslustfreie Zonen in unseren Gesellschaften. Wir sollten sie nicht noch vermehren. Daher war die Lebenslust in den Beschreibungen des Elends der Gesundheitsreligion immer schon gegenwärtig: die Beteiligung an einer lustvollen katholischen Wallfahrt in ein bayerisches Benediktinerkloster und der Besuch des alten Martin Luther beim fröhlichen Pflanzen seines Apfelbäumchens, das Schwelgen in barocker Sinnlichkeit und der Auftritt Burkhards zur Polizeiertüchtigung, das genussvolle Erlebnis des „Palio" in Siena und das Violinkonzert von Beethoven.

Eines ist freilich auch sicher: In den Kathedralen des 20. Jahrhunderts, den Krankenhäusern, ist sie nicht zu haben, die Lebenslust, und auch nicht auf der Couch des Psychotherapeuten. Das muss ja auch gar nicht sein. Beide Einrichtungen haben ihren guten Sinn zur Hilfe bei den seltenen Ausnahmezuständen des Lebens, für die sie dienlich sind. Aber sie belegen nur einen verschwindenden Teil an Fläche in unseren Ländern. Wenn man auf der Suche nach Lebenslust und Lebensglück da mal zufällig über eine Couch oder durch ein Krankenhaus stolpern sollte, wird das statistisch nicht häufig vorkommen und ist dann auch nicht weiter schlimm. Aber wenn man Lebenslust sein Leben lang absichtlich und ausdauernd genau da und sogar nur da sucht, wo sie nachweislich nicht zu finden ist, dann kommt man aus dem Labyrinth des Gesundheitswesens nicht mehr heraus. Und irgendwann sitzt man in Platons Höhle, sieht die Schatten der Wirklichkeit an der Wand, hat vergessen, sich nach dem eigentlich Wichtigen umzusehen und womöglich aus der Höhle herauszusteigen ans wärmende Licht von Lust und Leben.

Daher wurden in diesem Buch einige Warnschilder aufgestellt, dass der Weg zur Lebenslust nicht auf der Hauptstraße der Gesundheitsgesellschaft zu finden ist, auf der derzeit die Massen atemlos und braun gebrannt daherjoggen. Freilich muss man dann auch ein paar Umleitungsstrecken ausschildern, denn sonst ist das Ergebnis bloß ein Verkehrsstau, der bekanntlich nur für „Stausüchtige" fragwürdigen und jedenfalls sehr zeitaufwendigen Lustgewinn bringt. Es handelt sich bei solchen Umleitungen um kleinere Straßen mit schöner Aussicht, die wir nun befahren werden. Und auch da gilt, dass das Buch über Wein keineswegs den Weingenuss ersetzen kann. Außerdem beanspruchen die hier beschriebenen Wege keinesfalls allein selig machende Ausschließlichkeit. Mancher Leser wird lieber im Jeep quer durch die Landschaft fahren und Orte der Lebenslust aufsuchen, von denen er sicher ist, dass niemand sonst dahin kommt. Schlimmstenfalls wird man sich sogar zu Fuß einen eigenen Weg zu verborgenen, ganz persönlichen Stätten des Genusses bahnen. Solche Orte in einem Buch zu verraten wäre indiskret, ja ohnehin unmöglich, denn der höchst individuelle Geschmack ist nicht vermittelbar. Dennoch ist er unbestreitbar die Bedingung wirklicher Lebenslust und jedenfalls oft viel lustträchtiger als das, was man in Büchern beschreiben kann. „Grau, teurer Freund, ist alle Theorie und grün des Lebens goldner Baum", ist ein Rat des Mephistopheles, den man ohne weiteres beherzigen kann.

Doch es gibt aus der Erfahrung der Menschheit auch hilfreiche Hinweise, wie man solche Bäume am besten findet und auf eine Weise mit ihnen umgeht, dass ihnen nicht beizeiten der Lebensodem ausgeht wie beinahe der kleinen Katze, die meine 5-jährige Tochter „sehr lieb" hatte. Angesichts der Kürze und Begrenztheit des Lebens wäre es doch sehr bedauerlich, wenn man erst an seinem Ende selbst auf lebensfreudige Ideen käme, die andere schon längst hatten und mit denen man viel früher viel mehr hätte anfangen können. Nur das berechtigt im Übrigen, ein Buch über Lebenslust zu schreiben. Denn man übernimmt damit auch Verantwortung für die unwiederholbare Zeit, in der der Leser sich durch das Buch „arbeitet", wie es bezeichnenderweise heißt. Arbeit ist aber keine Lust, sondern sogar eher das Gegenteil.

I. Lebenslust braucht Zeit – aber keine Freizeit

Und damit wären wir bereits bei einem entscheidenden Problem der Lebenslust, nämlich der Zeit. Wer hat heute schon Zeit zur Lust! Kennen Sie jemanden? Gewiss, die erfreulichen Erleichterungen der Arbeit durch den technischen Fortschritt haben bewirkt, dass wir mehr freie Zeit haben könnten. Doch die Entwicklung zur „Freizeitgesellschaft" hat den eigenartigen Effekt, dass wir sie dennoch nicht haben, die Zeit.

1. Vertriebene Zeit

Es ist schon ziemlich paradox. Alle Welt klagt darüber, keine Zeit zu haben. Wenn man sie dann aber haben könnte, dann geht man damit um wie mit einem wilden Tier: Man vertreibt sie – das nennt man dann „Zeitvertreib" – oder man schlägt sie gar tot – das nennt man dann „Zeit totschlagen". Die Freizeitgesellschaft hat umfangreiche Instrumente für die Großwildjagt auf die Zeit entwickelt. Überall gibt es „Erlebnisurlaub", wo die Freizeitmenschen unermüdlich von morgens bis abends Tätigkeiten nachgehen, die sinnvoll sein sollen. Dabei sind sie nicht sinnvoll, sondern allenfalls zweckmäßig. Von der Arbeit unterscheiden sie sich vor allem dadurch, dass man sie sich selbst ausgesucht hat und dafür kein Geld bekommt, sondern Geld bezahlt. Bei anderen Urlaubsformen kann man sein Ich bei einem so genannten Animateur abgeben, der einem zwar nicht die Seele einhaucht, wie sein Berufsetikett eigentlich verheißt, aber zuverlässig „Spaß" organisiert, dass einem Hören und Sehen vergeht. Da „vergeht" für weniger anspruchsvolle Gäste „die Zeit wie im Flug". Es soll Menschen geben, die sich bei derlei Kurzweiligkeiten nach der guten alten Langeweile sehnen – sich das aber nicht so recht zu sagen trauen. Außerhalb des Urlaubs findet die Großwildjagd auf freie Zeit zwischen Dienstschluss und Schlafengehen statt. Baumärkte schießen aus dem Boden und kein Reihenhaus kommt ohne Hobbyraum aus, wo der Vater nach getaner Arbeit – weiterarbeitet, nur nennt er das eigenartigerweise nicht so. Der Arbeitsgesellschaft geht nämlich nicht die Arbeit aus, sie verlagert sich bloß – in den Hobbyraum. Hier soll nun gegen solchen Ausgleich gar keine generelle Polemik betrieben werden. Die Arbeit im Hobbyraum ist zweifellos gegenüber der in der Regel fremdbestimmten Erwerbsarbeit ein Unterschied, der einen Unterschied macht, sie ist nämlich selbst bestimmt. Dennoch ist die Zeit weg. Und zwar für Arbeit. Unter dem Tarnbegriff „Freizeit". Und auf solche Weise geht der Freizeitgesellschaft inzwischen ausgerechnet die Zeit aus. Denn eine boomende Freizeitindustrie vertreibt jede Leere, die einen „horror vacui" aufkommen lassen könnte. So ist man rund um die Uhr beschäftigt.

Diese Entwicklung hängt möglicherweise damit zusammen, dass die „Freizeit" nie ein eigenes Selbstbewusstsein entwickeln konnte. Denn sie war immer schon die kleine Schwester der Arbeit. „Freizeit" definiert sich nämlich von der Arbeit her, es ist Zeit, die frei ist von Arbeit. Damit ist die Freizeit eine Zeit zweiter Klasse. Kein Wunder, dass sie sich inzwischen redlich darum bemüht, den Adel der Arbeit zu erwerben. Man darf wohl sagen: Es ist ihr vollauf gelungen. Das ist der eigentliche Triumph der Arbeitsgesellschaft: Alles ist Arbeit, sogar die Freizeit. Der große Soziologe Max Weber hat darauf hingewiesen, dass in vom calvinischen Arbeitsethos geprägten Ländern die Worte für Arbeit einen sakralen Charakter haben. „Beruf" sagt man im Deutschen. Und das kommt von „Berufung". Es klingt etwas übertrieben, dass man zum Leeren einer Mülltonne „berufen" sein soll. Auch Buchhalter ist man in den seltensten Fällen aus „Berufung". Dennoch, beides sind „Berufstätigkeiten". Sogar bei sprachlichen Neubildungen ist die Arbeitsfixierung ungetrübt. Hilfsbedürftigen Menschen wird nicht mehr „Fürsorge", sondern „Sozialarbeit" zuteil, es gibt Angehörigenarbeit, Behindertenarbeit, Jugendarbeit, Altenarbeit, Trauerarbeit. Italiener, denen die deutsche Mentalität bisweilen etwas fremd ist, vermuten heimlich, dass die Deutschen nur mit Bedauern schlafen – und richtig, sogar da arbeiten sie noch. Der Begriff „Traumarbeit" ist eine deutsche Sprachschöpfung.

Noch schlimmer als „Freizeit" ist aber der Begriff „Erholung". Man sollte sich streng weigern, sich zu erholen. Denn wofür erholt man sich eigentlich? Natürlich für die Arbeit. Diese Zeit hat von vornherein einen ausdrücklich vorgeschriebenen Zweck. In Arbeitsverträgen steht auch heute noch die empörende Formulierung, dass der Arbeitnehmer seinen Urlaub zur Wiederherstellung seiner Arbeitsfähigkeit einzusetzen hat. Wo kämen wir denn da hin! Was hat der Arbeitgeber denn, bitte schön, im Urlaub zu suchen? Hier entlarvt sich die Arbeitsgesellschaft sogar als hemmungslos totalitär. Offensichtlich geht man nach wie vor paternalistisch davon aus, dass der Arbeitgeber allzuständig ist für das Leben seiner Lohnabhängigen. Noch nicht einmal die Gewerkschaften protestieren gegen solche verbalen Ausfälle. Eine angemessene, freiheitlich demokratische Formulierung würde lauten: Der Arbeitgeber hat die Arbeit so zu organisieren, dass der Arbeitnehmer seine freie Zeit lustvoll leben kann. Niemand fordert allerdings so etwas und das zeigt, wie unangefochten die Arbeitsgesellschaft auch über die Freizeit herrscht. In ihren Verließen aber schmachtet die Lebenslust.

2. Sinnvolle Muße

Frauenstimme aus der Küche Richtung Wohnzimmer: „Was tust du gerade?" Antwort: „Ich sitze." – „Schaust du gerade Fernsehen?" – „Nein, ich sitze." – „Liest du gerade ein Buch?" – „Nein, ich sitze." – „Willst du nicht mit dem Hund rausgehen?" – „Nein, ich möchte hier sitzen."

Noch viel länger zieht sich dieser von Loriot erfundene Dialog hin, und wenn man ihn mit Ehepaaren sieht, lacht immer nur die Hälfte des Publikums. Denn weder die Rollenverteilung noch das Thema sind selten. Einfach dazusitzen und nichts zu tun, das gilt als nahezu unanständig. Nichts wirkt so provozierend, wie – nichts zu tun. Selbst wenn der Mann etwas ganz Sinnloses machen würde, könnte er den Fragedurst seiner Frau wohl beruhigen. Aber bloß zu sitzen, das ist eben nichts! Schon in der Erziehung hat jeder gelernt: Müßiggang ist aller Laster Anfang.

Da waren die alten Griechen ganz anderer Meinung. Während wir uns erholen, um zu arbeiten, erklärte Aristoteles kategorisch: „Wir arbeiten, um Muße zu haben." Mit Freizeit hatte Muße also nichts zu tun. Bei den Griechen hätte es sicher keinen Arbeitsminister, sondern einen Minister für Muße und zwecklose Tätigkeiten gegeben. Allerdings nur in einer politischen Ordnung, die die Würde des Menschen respektiert. Der Tyrann verhindert die Muße, sagt Aristoteles. Nicht um die Arbeit, um die Muße dreht sich bei den Griechen alles. „Scholia" heißt Muße. Arbeit heißt „Ascholia": Nicht-Muße. Auch die Römer haben das übernommen. „Otium" war bei ihnen die Muße, „Negotium" (Nicht-Muße) war die Arbeit, waren die Geschäfte. Das scheint nun tatsächlich eine verkehrte Welt zu sein. Nicht dass man irgendwo saß und nichts Produktives tat, war da erklärungsbedürftig, sondern dass man arbeitete. Man soll nicht verschweigen, dass Sklaven eine solche Muße-Gesellschaft praktisch möglich machten. Aber das erklärt keineswegs die Wertschätzung der Muße. Ein Erlebnisurlaub, bei dem keine Tätigkeiten angeboten würden, würde heute mutmaßlich zu Regressforderungen führen. „Wir waren im Urlaub und haben nichts erlebt!" Die Griechen hielten dieses „Nichts" selbst für ein Erlebnis, geradezu für das Erlebnis schlechthin. Mit Faulheit ist Muße daher auch nicht richtig übersetzt. Natürlich gibt es einige mutige Zeitgenossen, die im Urlaub faulenzen. Hört man näher hin, hat dieses Faulenzen dann aber entweder doch einen Zweck, nämlich Erholung, Alternativsein, Geldsparen, oder es ist rein passives Die-Zeit-Totschlagen – also die reine Barbarei für die Griechen.

Denn den Griechen ist die Muße unendlich kostbar. Sie ist der Ort für das Erlebnis von Glück, Heil und Sinn des Lebens schlechthin. Wenn ein Volk, das so viel Sinn für Lebenslust entwickelt hat, die Muße so außerordentlich verehrt, dann wird es hier ganz spannend für unser Projekt „Lebenslust". Was also ist Muße?

Die Muße ist zwecklos, aber höchst sinnvoll verbrachte Zeit. Es ist die Zeit, in der wir wir selbst sein können, wo wir keine Rolle spielen müssen, nichts Produktives herstellen müssen und die unwiederholbare Zeit unseres Lebens intensiv erleben können. Muße hat nichts mit Langeweile zu tun, doch bedeutet Fähigkeit zur Muße auch, einmal eine gewisse Langeweile gelassen aushalten zu können. Aber Muße ist keine einfach nur passive Zeit. Vielmehr sind alle Sinne wach und gelassen aufnahmebereit für das Schöne der Welt. Die Gedanken schweifen erfinderisch, aber lustvoll ziellos dahin. Philosophische Gespräche erfreuen den Geist, aber auch gebildete Konversation über Gott und die Welt – ohne jeden Zweck des Bildungsbeweises oder der Weltbeglückung. Solche Mußezeit hat gewiss auch Ergebnisse, aber absichtslose und dadurch vielleicht kreativere. Muße ist die Zeit von Erkenntnis ohne Interesse. In solchen Momenten kann es geschehen, so sagten die Alten, dass das Göttliche den Menschen berührt. Und vor nichts und niemandem muss man sich dafür rechtfertigen, wie man diese Zeit verbracht hat. Mit anderen Worten: Es ist eine Zeit – in der loriotsche Frauenstimmen keine Fragen aus der Küche stellen.

3. Zweckloser Kult

Die Muße ist von niemandem erfunden worden. Der bedeutende Philosoph Josef Pieper hat darauf hingewiesen, dass sie dem Kult entstammt. Der Kult ist wie die Muße zwecklos, aber höchst sinnvoll. Der religiöse Kult ist von seinem Wesen her die Feier des Verhältnisses der Menschen zu Gott. Dieses Verhältnis muss man nicht herstellen, es ist. Und dass es ist, das wird im Kult begangen. Der Mensch, der im Kult vor Gott steht, entledigt sich aller seiner Rollen, die ihn sonst umtreiben. Er ist im Kult nicht Vater seiner Kinder, nicht Sohn seiner Eltern, nicht Mann seiner Frau, nicht Vorgesetzter seiner Untergebenen, nicht Untergebener seiner Vorgesetzten, nicht Nachbar, nicht Freund, nicht Staatsbürger oder wie die vielen Rollen auch heißen mögen, in die man ganz selbstverständlich hineingerät. Im Kult ist der Mensch nur er selbst – vor Gott. Und er verbringt da eine unwiederholbare Zeit seines Lebens vor Gott. Das ist in sich sinnvoll. Alles andere auf der Welt mag zu einem Zweck existieren, der Mensch ist um seiner selbst willen da. Er hat keinen Zweck. Er ist. Und das begeht er, ja das feiert er im Kult.

Daher ist es ein Missverständnis, den Gottesdienst im Wesentlichen nach der Qualität der Predigt, der Perfektion des Gesangs oder dem Abwechslungsreichtum des gebotenen Entertainments zu bewerten. Bildungsergiebigere Vorträge kann man anderweitig hören, für gute Musik muss man sich nicht sonntags morgens aus dem Bett quälen und für kurzweiliges Entertainment ist das Fernsehen besser geeignet. Es mag zwar Gottesdienstleiter geben, die meinen, da in Konkurrenz treten zu müssen. Aber seien Sie versichert, alle Gottesdienste neigen diesbezüglich zur Zweitklassigkeit und intensive Bemühung um Erstklassigkeit ist noch erheblich lästiger als Zweitklassigkeit. Gottesdienste sind nicht unterhaltsam. Der Gottesdienstbesuch nützt in der Regel nicht der Bildung, er schafft keine neuen interessanten Kontakte, er erhöht nicht das Bruttosozialprodukt. In den Gottesdienst geht man keinem dieser Zwecke zuliebe. Im Gottesdienst steht man völlig zwecklos, aber höchst sinnvoll wenigstens diese eine unwiederholbare Stunde von 168 Wochenstunden vor Gott und wird hingerissen aus der Enge alltäglicher Betriebsamkeit in die Mitte der Welt. Schon Platon sagte, „im festlichen Umgang mit den Göttern" gewinne der Mensch seine wahre, aufrechte Gestalt zurück.

Was die Zweckfreiheit betrifft, kann man mit dem Kult allenfalls das Spiel vergleichen. Nicht das Wettspiel, wo es Sieger und Besiegte gibt und das bloß unsere Leistungs- und Konkurrenzgesellschaft abbildet. Vielmehr das Spiel, auf das sich vor allem Kinder verstehen, das keinen Siegeszweck erfüllt, sondern in sich sinnvoll ist. Das Spiel hat auch ganz ursprünglich eine direkte Verbindung mit dem Kult. Die Olympischen Spiele waren Kultveranstaltungen am Ort des Zeus von Olympia. Nicht allein um den Sieg ging es da, sondern die Sterblichen aus ganz Griechenland verbrachten eine gewisse Zeit in Olympia und spielten zweckfrei, aber höchst sinnvoll vor den unsterblichen Göttern am heiligen Hain. Heiliges Spiel hat man übrigens auch die heilige Messe genannt.

Die Olympischen Spiele waren eine sakrale Feier und zugleich ein weltliches Fest. Auch das Fest und die Feier entstammen dem Kult. Ein guter Gottesdienst sollte ein Fest sein und noch heute erinnern deftige Kirchweihfeste an beste Traditionen. Auch richtige Feste und Feiern sind zwecklos, aber höchst sinnvoll. Wer feiert, um sich zu erholen, oder bloß auf ein Fest geht, um wichtige Kontakte zu knüpfen, der kann nicht feiern und stört das Fest. Gewiss sollte man jetzt nicht gleich strenge Regeln für korrektes Festefeiern erlassen. Aber eines ist sicher: Ein richtig schönes Fest erfüllt dann seinen Zweck, wenn es richtig schön zwecklos ist. Sonst ist es eher eine Kommunikationsförderungsveranstaltung mit strenger Kleiderordnung und kurzen Wortbeiträgen, Small Talk genannt. Diplomaten können ein Lied davon singen, wie anstrengend solche „Coctails" sind. Da muss man dann irgendwelche Nationalfeiertage feiern. Allerdings wäre es wohl richtiger zu sagen, man begeht diese Feiertage. Denn man geht hin, geht da ein wenig herum und geht dann wieder weg. Das ist Arbeit. Mit Feiern hat das nichts zu tun. Ganz anders richtiges Festefeiern. Da ist Lebenslust angesagt. Der Sinn des Festes ist die Zustimmung zur Welt. Übrigens

erinnert der schöne Ausdruck Feierabend daran, was man eigentlich in dieser Zeit tun könnte.
Muße und Kult seien Voraussetzung für Kultur überhaupt, sagt Josef Pieper. Alle Kunst ist zwecklos, aber höchst sinnvoll. Und die rechte Haltung, sie wahrzunehmen, ist nicht, irgendwelches Wissen darüber zu speichern – das mag vielleicht ein bisschen hilfreich sein –, sondern sich von ihr ergreifen zu lassen in einer Atmosphäre gelassener Muße.

II. Über die Sinnlichkeit der Ewigkeit

Nehmen wir an, ich könnte Ihnen, lieber Leser, jetzt im Moment sagen, an welchem Tag genau Sie sterben werden. Ich bin sicher, schon morgen würden Sie anders leben. Denn Sie wüssten, morgen wäre unwiderruflich ein unwiederholbarer Tag weniger auf der Lebensrechnung. Nun ist es aber wirklich so, dass es absolut sicher ist, dass Sie sterben und dass daher der morgige Tag unwiderruflich ein unwiederholbarer Tag weniger auf der Lebensrechnung ist. Und damit ist klar, die Zeit ist knapp, auch für Sie, lieber Leser. Da ist die Floskel „Zeit ist Geld" schon eine maßlose Untertreibung. Würden Sie, wenn Sie sicher wüssten, dass Sie in bemessener Zeit sterben werden, für Geld zeitweilig den größten Unsinn tun, lästigen Unsinn, keinen lustigen Unsinn, versteht sich? Zeit ist unendlich viel kostbarer als Geld. Aber was macht man mit ihr, wenn man sie nicht verkauft, nicht vertreibt und nicht totschlägt? Stellen Sie sich vor, es ist Zeit und keiner geht hin!

Die Antwort ist klar: Muße! Die Zeit und das Leben ganz intensiv in der Einzigartigkeit jedes Moments spüren. Das ist Lebenslust in ihrer höchsten Form.

Wer das unternimmt, der begibt sich auf ein Abenteuer, das sogar noch weiter reicht. Im Bewusstsein der Unwiederholbarkeit jedes Augenblicks kann ihm in einer eindringlichen Zeit zweckfreier Muße plötzlich Ewigkeit zustoßen.

1. Erlebte Ewigkeit

Wenn man unverhofft im Autoradio eine wunderschöne Melodie hört, vielleicht von Mozart – und sich nicht gleich fragt, wie die heißt, wie man die auf CD bekommt, wie man die wiederholen kann; wenn man sich auch nicht gleich als Kritiker betätigt, der technische Mängel an der Einspielung herauszuhören versucht; wenn man sich vielmehr ganz intensiv der Unwiederholbarkeit dieses ergreifenden Moments bewusst ist und ihn genießt, sich ergreifen lässt, dann kann man in diesem Moment eine Ahnung von Ewigkeit bekommen – oder noch mehr, dann ereignet sich Ewigkeit, die die Zeit und den Moment sprengt, auch wenn man währenddessen im bekannten Stau auf dem Kölner Autobahnring steht. Nicht nur das Gehör, alle menschlichen Sinne sind ewigkeitsfähig. Wenn man in vergleichbarer Verfassung durch einen Wald geht ohne das Buch „Mein Wald gehört mir" und darauf verzichtet, den Wald auf den Begriff zu bringen, ihn unter Bildungsgesichtspunkten, unter ökologischen, gesundheitlichen oder ökonomischen Aspekten zu betrachten, und auch nicht nur, um anschließend jemandem von dieser Wanderung zu berichten; wenn der Gang durch den Wald also völlig zwecklos ist, man freilich alles ganz intensiv mit allen Sinnen wahrnimmt, dann mag man ein Gespür dafür bekommen, was Schöpfung ist, und auch dieses Erlebnis sprengt die lächerlich kurze Zeit, die man im Wald verbracht hat. Der Zen-Buddhismus vermittelt vergleichbare Erlebnisse bei der Kunst des Bogenschießens, die bekanntlich nicht im Schießen selbst besteht, sondern im intensiv konzentrierten Spannen des Bogens.

Kaum eine Situation ist völlig ungeeignet, um dieses intensive Erleben der Zeit und der Lust am Leben zu ermöglichen. Wir müssen nur für einen Moment aussteigen aus all den Üblichkeiten und der Routine des Lebens und uns der Zeit aussetzen. In unseren Gesellschaften ist man das freilich nicht mehr gewohnt. Sogar Pfarrer berichten, dass Gottesdienstbesucher höchstens etwa eine Minute Schweigen aushalten – dann wird geraschelt, gehüstelt und anderweitig angezeigt, dass es nun genug ist. Man muss auch Muße üben. Daher ein praktischer Vorschlag: Nehmen Sie sich mal wenigstens eine halbe Stunde in der Woche Zeit zum Ausstieg aus allen Zweckmäßigkeiten. Wenn Sie das nicht schon einmal versucht haben, wird es Ihnen anfangs gewiss schwer fallen, aber mit der Zeit werden Sie ein anderes Verhältnis zu Ihrer kostbaren Lebenszeit bekommen und vielleicht sogar die Chance, so etwas wie Ewigkeit zu erleben.

Vor Jahren gab es eine Fernsehdiskussion der beiden großen Philosophen Ernst Bloch und Gabriel Marcel. Beide alten Männer, wohl über 80 Jahre alt, waren in geradezu allem unterschiedlicher Auffassung. Und das war auch zu erwarten. Ernst Bloch als marxistischer Philosoph kam immer wieder auf die Bedeutung der Gesellschaft zu sprechen. Gabriel Marcel, katholischer Existenzphilosoph, beschwor die Tiefe der individuellen Existenz. Der Streit wurde so hitzig, dass Gabriel Marcel heftig und unwillig mit dem mitgeführten Gehstock auf den Boden stieß und sich an einem gewissen Punkt so aufregte, dass er ins Französische wechselte, was den Moderator in arge Bedrängnis brachte. Doch nun geschah das Unerwartete. Der Moderator stellte die Frage, was denn eigentlich das Wesentliche im Leben sei. Da wurden die beiden alten Männer nachdenklich. Ernst Bloch stopfte sich stirnrunzelnd seine Pfeife und sagte nichts. Gabriel Marcel stützte sich im Sitzen auf seinen Stock, sah angestrengt in die Ferne und sagte auch nichts. Und in die Stille hinein fragte der Moderator, ob es denn so etwas wie das Transzendente gäbe, das Jenseitige, und ob man das in diesem Leben schon erleben könne. Da richtete sich der alte Ernst Bloch auf, nahm seine Pfeife zur Seite und sagte mit klarem Blick, ja, das Transzendente gebe es und man könne es auch erleben, nämlich in der Neunten Symphonie von Beethoven. Und Gabriel Marcel, der seinen greisen Altersgenossen bei dieser Antwort genau angeschaut hatte, nickte mit einer Lebendigkeit, die ihn geradezu jung erscheinen ließ. Ja, sagte er, die späten Symphonien von Beethoven, da ereigne sich Ewigkeit. Und die beiden alten Männer lächelten sich an. Ganz unerwartet hatten sie doch noch etwas gefunden, auf das sie sich einigen konnten. Und man hatte in diesem Augenblick das Gefühl, dass die beiden Alten, die bald darauf starben, wussten, dass das, worauf sie sich geeinigt hatten, nichts Nebensächliches, sondern das Wesentliche war, das ihnen bis zu ihrer letzten Stunde Lust am Leben bereitete.

Die Neunte Symphonie von Beethoven dauert weniger als eine Stunde, und wenn sich während einer solchen in Muße erlebten vergleichsweise kurzen Zeitspanne Ewigkeit ereignen kann, dann sind alle unsere Kalkulationen, wie man länger Spaß am Leben hat, überboten. Denn es handelt sich dabei natürlich nicht um eine Stunde Ewigkeit. Die Zeit ist vielmehr gesprengt und wir rühren für Momente bereits in diesem Leben an etwas, das über dieses Leben hinausgeht. Die im Bewusstsein ihrer Unwiederholbarkeit erlebte Enge der Zeit führt auf solche Weise nicht zu bloßer Angst – das Wort Angst kommt etymologisch von Enge –, sondern durch Angst hindurch in die Weite der Ewigkeit. Damit wird klar, warum Ewigkeit etwas ganz anderes ist als die Idee von einem tödlich langweiligen unendlichen Leben in lustloser Gleichgültigkeit. Das Missliche ist nur, dass man der Ewigkeit nicht mit den Instrumenten beikommen kann, die wir gewöhnlich anwenden, um Kostbares zu erwerben. Ewigkeit hat keinen Preis, Ewigkeit ist nicht herstellbar, Ewigkeit ist nicht konkret fassbar und begreifbar. Ewigkeit ereignet sich, und was uns dabei *er*greift, das *be*greifen wir nicht auf übliche Weise.

2. Gelebte Liebe

Damit rührt das sinnliche Erleben von Ewigkeit an das, was wir schon als das Wichtige im Leben genannt haben und was unabdingbar ist für so etwas wie Lebenslust. Auch Vertrauen, auch Liebe sind – weil sie wichtig sind – nicht begreifbar und definierbar, ganz im Gegenteil. Paul Watzlawick, dem ich persönlich und dem auch dieses Buch viel zu verdanken haben, hat vor Jahren in seinem Bestseller „Anleitung zum Unglücklichsein" auf unterhaltsame, aber zugleich sehr eindrückliche Weise die Grenzen unseres instrumentellen Denkens aufgewiesen, das zuverlässig gerade am Wichtigen im Leben scheitert und damit letztlich nicht glücksfähig ist.

Vertrauen und Liebe sind zweifellos wichtig. Was passiert aber, wenn man Vertrauen für begreifbar hält? Zur Herstellung einer unglücklichen Ehe ist es beispielsweise nützlich, plötzlich und unerwartet zu fragen: „Kann ich dir eigentlich vertrauen?" Jede Antwort auf diese Frage führt zuverlässig ins Chaos. Denn das Erschrecken des überraschten Partners und das irritierte gemurmelte: „Ja, natürlich", zieht unerbittlich die Frage nach sich: „Dann beweise mir das einmal! Wo warst du also gestern um halb fünf?" Was auch immer nun der andere antwortet, es wird zu wenig oder zu viel sein und er, der Antworter, wird nach jahrelanger Ehe – mit Recht – so gekränkt sein, dass genau das, wonach gefragt wird, durch die Frage selbst zerstört wird, nämlich das Vertrauen. Man kann Vertrauen nicht beweisen, man kann es auch nicht wissen, denn es ist wichtig und das Wichtige wissen wir nicht, wir müssen uns seiner gewiss sein. Gewissheit ist aber viel mehr als Wissen, es ist die unbeweisbare, aber mit der ganzen Existenz eines Menschen erfahrbare Frucht eines menschlichen Lebens, die sich einstellt und das Leben trägt. Ohne Vertrauen ist ein Leben nicht erträglich. Vertrauensvolle Freundschaft, die in aller Hektik des alltäglichen Lebens verlässlich ist, bleibt und gibt dem Leben Wärme und Licht. Und Vertrauen ist eine notwendige Voraussetzung für Lebenslust und für Liebe. Manchmal kommen zu mir Ehepaare, die über das Vertrauen reden wollen. Sie hätten darüber noch nie gesprochen. Dann gratuliere ich ihnen und ermutige sie, diesen Zustand nicht zu verändern. Der amerikanische Psychotherapeut Steve de Shazer rät: „Wenn etwas nicht kaputt ist, mach es nicht ganz!" Wer das Vertrauen pflegen will, unterlasse dumme Fragen.

Noch wichtiger als das Vertrauen ist aber die Liebe im Leben jedes Menschen. Und weil sie noch wichtiger als das Vertrauen ist, die Liebe, ist sie noch weniger beweisbar. Will man einen Ehekrach terminlich präzise platzieren, ist daher die Frage unschlagbar: „Warum liebst du mich eigentlich?" Auch hier werden alle denkbaren Antworten verheerende Auswirkungen haben. Nehmen wir an, der Ehemann reagiert hilflos und sagt darauf nichts. Sie kennen vielleicht solche Ehemänner, die auf die Aufforderung ihrer Frau, etwas zu sagen, kein Wort herausbringen. Ein solches Verhalten wird aber in diesem Fall – verständlicherweise – bei der Ehefrau eine Explosion heraufbeschwören: „Zwanzig Jahre sind wir nun verheiratet und du hast auf die einfache Frage, warum du mich eigentlich liebst, nichts zu sagen, gar nichts?! Gut, dass ich diese Frage gestellt habe, denn damit wird deutlich, dass wir uns offensichtlich schon seit Jahren nichts mehr zu sagen haben. Denn du musst zugeben, die Frage geht an die Grundlagen unserer Beziehung. Alles Mögliche hätte man darauf antworten können. Aber du sagst nichts, einfach nichts. Das ist ein Offenbarungseid, so geht es nicht weiter, ich werde Konsequenzen ziehen…" Ich möchte Sie mit dieser Detonation nicht länger belästigen, lieber Leser. Ich weiß auch nicht, ob diese Ehe nicht vielleicht wirklich in der Krise ist. Aber die Reaktion hat mit einer falschen Frage zu tun, nicht mit einer ausbleibenden Antwort.

Denn was hätte er schon antworten sollen, der arme Tropf. Wenn er allen Mut zusammengenommen hätte und vor dem drohenden Ungewitter seiner Ehefrau in eine Antwort geflohen wäre, wenn er in seiner Not vielleicht bekannt hätte: „Ich liebe dich wegen deiner schönen Augen!" – der Wirbelsturm wäre unvermeidlich genauso vernichtend über ihn hereingebrochen: „Aha, nur wegen meiner Augen! Man stelle sich das einmal vor! Zwanzig Jahre sind wir nun verheiratet und auf meine Frage, warum du mich eigentlich liebst, fällt dir nichts anderes ein als meine Augen! Alles tue ich für dich, für alles sorge ich und das Einzige, was dir bei mir auffällt, sind meine Augen. Nichts anderes an mir interessiert dich. Hinter meinen Augen habe ich wohl gar nichts, Gehirn oder so! Wir stehen ganz offensichtlich vor den Trümmern unserer Beziehung. Ich kann dir ja ein Foto von meinen Augen geben, das kannst du dir dann aufstellen und ich kann ja gehen ..." Auch hier möchte ich mich aus der Übertragung des Donnerwetters ausblenden. Denn wiederum ist es nicht die Antwort, die das Desaster auslöst, sondern die falsche Frage. Auch Liebe ist so wichtig, dass man sie eben nicht definieren kann. Und wenn man es versucht, dann kann man sie zerstören. Jeder Mensch mit Lebenserfahrung weiß, dass man Liebe auch zerschwätzen kann. Natürlich gibt es kostbare Worte und Gesten der Liebe. Die sind in der Regel nicht irgendwie allgemein, sondern sehr speziell und oft nur für die Liebenden selbst wirklich verständlich. Man kann sie nicht fordern oder geschickt herstellen, sie fallen einem in ganz dichten Momenten zu und sind doch sehr persönlich. Und wer meint, es gebe „Liebestechniken", mit denen man sie herstellen könne, die Liebe, der unterliegt dem Irrtum, irgendwie sei das ganze Leben eine Baustelle und alles, was man dafür brauche, sei im Baumarkt zu haben.

3. Lustvolle Erotik

Es ist auf tragische Weise schmerzlich, dass genau das, was dem Leben des Menschen Sinn gibt, was ihm vielleicht das Wichtigste überhaupt ist, die Liebe – nicht in seiner Hand liegt. Doch gerade die Unberechenbarkeit der Liebe ist es, die sie so kostbar macht. Liebe ereignet sich nicht im Lexikon, sondern im Leben. Und damit scheint auch unser Projekt „Lebenslust" unberechenbar zu werden. Denn, geben wir es offen zu: Für ein Leben ohne Liebe muss Lebenslust ein Fremdwort bleiben. Spätestens hier aber kommt manch einer wahrscheinlich mit dem Hinweis, man müsse da doch wohl die wahre – geistige – Liebe von lustvoller erotischer Liebe unterscheiden. Die christliche Tradition ist eigentümlicherweise anderer Auffassung.

„Wenn das die himmlische Liebe ist, dann kenne ich sie auch!", rief der französische Lebemann Charles de Brosses im 18. Jahrhundert aus, als er Gian Lorenzo Berninis berühmte Skulptur der heiligen Teresa von Avila in der Kirche Santa Maria della Vittoria in Rom erblickte. Was war geschehen? Hatte ausgerechnet Bernini, der fromme Großmeister des römischen Barock, eine schwache Stunde gehabt und für einen Moment vergessen, wen er abbildete und für welchen Ort? Die Wahrheit ist, dass der tief gläubige Künstler wahrscheinlich gar keine Angst vor derlei Missverständnissen gehabt hätte. Zugegeben, der weit gereiste Präsident de Brosses besaß wohl keinen sehr weiten Liebesbegriff und so wird er die Größe der heiligen Teresa und ihrer Art zu lieben nicht wirklich verstanden haben. Doch ganz sicher hätte Bernini keinerlei Probleme damit gehabt, dass seine Darstellung der heiligen Teresa in Ekstase als sinnlich erlebt würde. Die Visionen der temperamentvollen Heiligen waren es ja schließlich auch. Wir haben schon gehört, dass die Religion des Fleisch gewordenen Gottes traditionell keine Berührungsängste mit der Erotik hatte. Wenn Teresa ihre tiefsten religiösen Erlebnisse geradezu sinnlich, körperlich wahrnahm, dann wäre bei anderen Menschen durchaus auch das Umgekehrte denkbar: In der beglückenden sinnlich-sexuellen Liebe zwischen Mann und Frau Gotteserfahrung zu machen. „Gott ist die Liebe", hatten wir schließlich oben schon aus dem 1. Johannesbrief zitiert. Und warum sollte ausgerechnet die tiefe körperlich-seelische Liebesvereinigung mit der Liebe nichts zu tun haben, die Gott selbst ist? Auch hier also sprengt das Erlebnis den Moment, in dem es geschieht. Sogar Friedrich Nietzsche, der sonst so sehr im Diesseits steht, hat das gespürt: „Doch alle Lust will Ewigkeit –, – will tiefe, tiefe Ewigkeit", lässt er seinen Zarathustra singen.

Allerdings meint das Christentum immer mehr als bloße Lust, die sich selbst genug ist. Es meint vitale, dynamische Lust, also Lebenslust. Am Anfang von Goethes „Faust" steht die ungestüme Sehnsucht des Faust nach einem sich selbst genügenden Moment. Um diesen zu erreichen, verschreibt er sich sogar dem Teufel: „Werd ich zum Augenblicke sagen: Verweile doch! Du bist so schön! Dann magst du mich in Fesseln schlagen, dann will ich gern zugrunde gehn!" Am Ende des Faust aber steht nicht das Ankommen an so einem, sich im Diesseits beruhigenden Moment, sondern über sich hinausgehende, sorgende Liebe – ein Deichbau zum Schutz für andere Menschen – und die berühmte Einsicht: „Wer immer strebend sich bemüht, den können wir erlösen." Das Christentum aber geht noch weiter, es macht nicht Halt beim bloßen Streben. Es lebt aus der Gewissheit einer letzten Erfüllung in der Liebe zum Nächsten und zu Gott. Und im Erlebnis dieser Liebe „wollen" die Christen nicht bloß Ewigkeit, sie erleben sie bereits für Momente. Am Beginn der „Bekenntnisse" des heiligen Augustinus, des ersten psychologischen Buchs der Weltliteratur, steht der Satz: „Unruhig ist mein Herz, bis es ruht in dir, oh Gott." Augustinus, der seine höchst persönlichen Erfahrungen mit der bloß sich selbst genügenden Lust hatte und das mit schonungsloser Offenheit bekannte, meint am Ende seines Lebens den weiten und großen Liebesbegriff, den Bernini in der sinnlichen heiligen Teresa Gestalt werden ließ, wenn er das Wesentliche der christlichen Botschaft mit den schon zitierten Worten zusammenfasst: „Liebe und im Übrigen tu, was du willst", was allerdings gar nicht so einfach ist, wie es klingt. Denn sie ist nicht definierbar, sie ist nicht lehrbar, sie ist nicht herstellbar, die Liebe. Man kann sich um sie bemühen, aber sie ist letztlich ein Geschenk, man muss sie erleben. Und Liebe, die man mit Geist und Sinnen erlebt, ist Lebenslust in ihrer intensivsten Form.

III. Die Sehnsucht des Menschen nach Heil und Heilung

1. Schöpferische Spiritualität

Aus diesem Grund hat das Christentum auch keine Ratgeberliteratur über die Liebe hervorgebracht. Das Christentum glaubt nicht an irgendwelche Ideen, die in Büchern stehen. Wie Gott für die Christen keine Idee ist, sondern ein Mensch namens Jesus Christus – allerdings nicht nur ein Mensch –, so streben insbesondere katholische Christen auch nicht Ideen, sondern Menschen nach, nämlich so genannten Heiligen.

Ihre Spiritualität ist praktisch. Diese leibhaftigen Menschen zeichnen sich dadurch aus, dass sie nicht nur ein Lippenbekenntnis, sondern ein Lebensbekenntnis abgelegt haben. Es gibt Heilige, von denen man keinerlei Äußerungen kennt. Man weiß nur, dass sie vorbildlich gelebt haben. Das reicht. Und da solche Menschen aus Fleisch und Blut sich nicht in Schubladen und Systeme einordnen lassen wie Ideen, sind sie auch erwartungsgemäß unterschiedlich, sehr unterschiedlich sogar. Alle Temperamente und Mentalitäten trifft man hier an. Niemand wird wohl alle diese Heiligen sympathisch finden. Dem einen wird dieser, dem anderen jener besonders viel sagen. Das ist ganz normal. Sogar die Heiligen selbst fanden sich untereinander nicht immer sympathisch. Der heilige Hieronymus, bei aller Heiligkeit als Wissenschaftler doch etwas eitel, nennt den heiligen Ambrosius von Mailand wörtlich eine „hässliche Krähe" und der heilige Clochard Philippus Neri hatte bekanntlich mit dem heiligen Ignatius von Loyola auch nicht viel im Sinn. Damit ist das Christentum zweifellos eine etwas ungeordnete Sache. Doch da die Menschen nicht im Anatomiebuch, aber in der Realität sehr unterschiedlich sind, kann jeder, der sucht, auch einen leibhaftigen Christen finden, der ihm durch Taten oder Worte wirklich etwas zu sagen hat. Denn Christ wird man wohl eher durch die Begegnung mit solchen glaubwürdigen Christen als durch Bücher. Gewiss ist die große atheistische Philosophin Edith Stein durch ein Buch zum Glauben gekommen, das sie in einer einzigen Nacht gelesen hat. Dieses Buch war allerdings die Autobiografie der heiligen Teresa von Avila und die bestand nicht aus Theorien, vor allem nicht aus philosophischen. Dadurch bekam Edith Stein Lust am christlichen Leben. Und dadurch bekehrte sie sich zum christlichen Glauben. Ihren weiteren Weg ging sie nicht in der Theorie, sondern in der Wirklichkeit. Ihre Lust am christlichen Leben führte sie persönlich in den Karmel, den kontemplativen Orden der sinnlich-religiösen heiligen Teresa. Der Gang ins Kloster als Ausdruck der Lebenslust?

Der Erfinder des abendländischen Klosters, der heilige Benedikt von Nursia, würde dem jedenfalls lebhaft zustimmen. „Wer hat Lust zu leben?", ruft er am Beginn seiner Klosterregel den jungen Menschen seiner Zeit zu, um sie zu motivieren, ins Kloster zu gehen. Etikettenschwindel? Wenn man Klöster für Orte hält, wo man unter Zuhilfenahme gregorianischer Choräle gemeinsam Trübsal bläst, kann man da nur übelste Rekrutierungsmethoden vermuten. Klöster sind aber keine Orte der Weltflucht, wie es sich manche vorstellen. Wer vor der Welt oder auch nur vor einer abschreckenden Verlobten ins Kloster weglaufen will, wird dort keine Aufnahme finden. Die Fähigkeit zur Lebenslust ist Voraussetzung für ein Klosterleben. Nicht dass Klöster für Christen die einzigen Orte der Lebenslust wären, immerhin hat die Ehe den hohen Rang eines Sakraments, den das Ordensgelübde nicht hat. Ein Kloster voller weltverachtender Jammerlappen hat jedenfalls mit den Absichten des heiligen Benedikt nichts zu tun. Nur sehr vitale Menschen sind fürs Klosterleben wirklich geeignet, Menschen also, die die souveräne Freiheit besitzen, freiwillig aus all dem Getriebe und den Zwängen eines profanen Lebens auszusteigen, um einzusteigen in ein Leben der intensiven Besinnung auf das Wesentliche. Benedikt von Nursia, der noch in der Antike geboren war, gelang es, die besten Früchte der Antike für das Christentum zu ernten und so lebendig an die Zukunft weiterzugeben. Muße und Kult vereinigte er wieder. Zwecklos sind die Gesänge der Mönche, aber höchst sinnvoll. Feierlich und festlich ist der Gottesdienst. Keine Geschäftigkeit sollte den Mönch ablenken. Benedikt verordnete stabilitas loci: Schon bei seinem Eintritt wusste der Mönch, dass er auch in diesem Kloster sterben wird, und täglich konnte er seine künftige Grabstätte sehen. Wen so etwas betrübte, der hielt das ohnehin nicht lange aus. Vielmehr sammelten die Mönche aus alldem Kraft für die großartigen Schöpfungen, die die Klöster über das Mittelalter bis heute vollbracht haben. Ohne die benediktinischen Klöster und ihre Leistungen gäbe es das Abendland nicht und auch nicht unsere Kultur. Damit wird deutlich, worin sich christliche Kontemplation von der Weltflucht des Diogenes in seine Tonne unterscheidet. Mönche betreiben nicht kultivierten Egoismus. Sie leben nicht für sich im Kloster, sondern für Gott und die Welt. Sie legen durch ihr Leben der schweigenden Besinnung und des Gebets ein lautes Bekenntnis dafür ab, dass es noch etwas über dieses Leben hinaus gibt – Ewigkeit. Im Lob Gottes liegt der Sinn ihres Lebens und im Gebet für die kirchliche Gemeinschaft und für die Welt. Doch nicht nur im Gebet. „Ora et labora", lautet die Aufforderung des heiligen Benedikt, bete und arbeite. Bei aller Hochschätzung der Kontemplation: Auch in der leibhaftigen Tätigkeit soll der Mönch seine Existenz für Gott und die Welt leben – nicht zuletzt, um mit seiner Lebensform niemandem auf der Tasche zu liegen.

Das benediktinische Lebenslustkonzept, das sich im Gegensatz zu den leicht verderblichen Kunstprodukten, die derzeit im Umlauf sind, seit 1500 Jahren bestens bewährt hat, ist ein Geheimtipp für Kenner. Wie in früheren Jahrhunderten gibt es heute viele Menschen, die sich für einige Zeit in ein Bendiktinerkloster zurückziehen, um dort zur Besinnung zu kommen und ihr Leben neu auszurichten oder auch nur einfach, um „aufzutanken". Der heilige Benedikt hat das vorgesehen. Die Regel 53 beinhaltet eine geradezu überschwengliche Gastfreundschaft. Es gibt daher keine Benediktinerklöster ohne Gästezimmer. Als Gäste treffen sich dort abgehetzte Manager, die sich mutig dazu entschließen, eine Zeit lang nichts zu sagen zu haben, rastlose Politiker, die sich überlegen wollen, was sie eigentlich meinen, oder auch Menschen, die in einer tiefen Lebenskrise stecken und das Wesentliche in ihrem Leben vom Unwesentlichen unterscheiden wollen. Für jemanden, der eine große Enttäuschung erfahren hat, kann es allein schon nützlich sein, Leute zu erleben, die selbst ganz freiwillig ein Leben gewählt haben, das sich nicht nur auf Menschen verlässt, sondern letztlich auf Gott. Auf diese Weise hat manch einer wieder Boden unter die Füße bekommen, ohne in Zynismus zu verfallen. Man kann im Benediktinerkloster lernen, Schweigen, das länger dauert als eine Minute, auszuhalten und überhaupt wieder Zeit zu erleben. Und das ist eine ganz entscheidende Voraussetzung für Lebenslust.

Ist für Christen also das Kloster der Königsweg zur Lebenslust? Keineswegs! Der heilige Bendedikt hat selbst mit flächendeckenden Mönchskolonien miserable Erfahrungen gemacht. Das Klosterleben ist ein Unterschied, der einen wirklichen Unterschied macht: Ein wenig Salz in der Suppe und vielleicht sogar nützlicher Sand im Getriebe. Nicht mehr und nicht weniger. Selbst manche kirchlichen Würdenträger hatten es überhaupt nicht mit den Klöstern und waren der Lebenslust dennoch zugetan. Auf dem herrlichen Bild von Jan van Eyck in Brügge, der Madonna des Kanonikus van der Paele, das mit aller Lust an der Wirklichkeit gemalt ist, die die hier beginnende neuzeitliche Malerei kennzeichnen sollte, sieht man im Vordergrund den Kanonikus: Ein offensichtlich durch und durch weltlicher Mann, Typ Bankdirektor, nicht sehr sympathisch und in seiner prallen Diesseitigkeit ganz gewiss ohne jeden Sinn für Mystik. Er faltet die Hände, man hat den Eindruck, weil es so üblich ist, und schaut etwas unsicher, fast skeptisch ins Leere. Fromm wirkt das nicht. Aber als Vision erscheint vor ihm die Madonna in einem prachtvollen Gewand, die ihm mit milder Geste Erlösung verheißt. Das Interessante an diesem Bild ist, dass der Kanonikus sie gar nicht sieht, die Vision. Nur wir, die Betrachter, werden ihrer ansichtig. Ein schönes und ermutigendes Bild, zeigt es doch, dass der Segen Gottes und der Gottesmutter Maria sogar auf so einem ganz diesseitigen Menschen liegt – sogar wenn der in seiner ganzen Weltlichkeit die Madonna gar nicht wahrnimmt, die aus dem Jenseits ins Diesseits hineinsegnet.

2. Ganzheitliches Heil

Der Lobpreis der Wirklichkeit in den Gemälden Jan van Eycks entstammt geistesgeschichtlich dem christlichen Lobpreis der Welt als Schöpfung Gottes, wie er vor allem Franz von Assisi zu verdanken ist. Alles Denken des Mittelalters war nach Franz darauf ausgerichtet, das Ganze der Welt und des Lebens als gutes Werk Gottes zu verstehen und damit als Vorahnung des Heils.

Dass Kunst diese Ahnung von Heil Gestalt werden lassen kann, aus dieser Überzeugung hat das Mittelalter eine faszinierende Konsequenz gezogen. Man war nämlich der Auffassung, dass ein leidender und kranker Mensch durch die Betrachtung eines bestimmten Kunstwerks geheilt werden könnte. Ein ergreifender Gedanke! Heiltümer nannte man solche Bilder und eines davon ist der berühmte Isenheimer Altar von Mathias Grünewald, der heute in Colmar zu sehen ist. Dieses gewaltige Kunstwerk hing ursprünglich in einem Antoniterkrankenhaus in Isenheim. Nicht irgendwo. Sondern ganz zentral. Im Krankensaal an der Stirnwand. Und alle Krankenbetten waren auf dieses Bild hin ausgerichtet. Von morgens bis abends schauten die Kranken auf dieses Heiltum, das die ganze Drastik des Leidens Christi am Kreuze vor dem Auge des Betrachters Gestalt werden ließ. In diesem mit ihnen schrecklich mit leidenden Gott sahen sie aber zugleich wirklich und wirksam ihre eigene Erlösung, ihr Heil. Hier sind Heil und Heilung wahrhaft ganz dicht beieinander. Wer die Kraft dieses Gemäldes kennt und eine wirklich ganzheitliche Sicht von Gesundheit teilt, der wird nicht an der heilenden Wirkung des Isenheimer Altars zweifeln.

Wenn die Betrachtung von Kunst zur Gesundheit führen kann, dann hat das keine Risiken und keine Nebenwirkungen außer der erfreulichen, dass das Erlebnis der Kunst zugleich zur Lebenslust beiträgt. Und wenn man so im besten Falle sogar noch dem Tod von der Schippe springt, dann hat man dadurch zu allem Überfluss auch noch länger Spaß am Leben. Um nicht missverstanden zu werden, ich plädiere hier nicht für einen Großtransport aller Krankenhausinsassen in die örtlichen Museen vor die entsprechenden Bilder. Auch ich werde die moderne Medizin gerne in Anpruch nehmen, wenn das erforderlich ist. Aber wenn man die Beziehung von Heilung und Heil konkret erleben will, dann ist der Isenheimer Altar dafür eher geeignet als das Aachener Klinikum.

Der Isenheimer Altar gehört zu den Kunstwerken, die den Menschen nicht bloß ganzheitlich heilen können. Er lässt vielmehr das Heil konkret Gestalt gewinnen. Er vermag Menschen herauszureißen aus dem lustlosen Getriebe ihres Lebens und sie so zu ergreifen, dass sie in Betrachtung versunken einen Funken Ewigkeit erleben. Vor dem Isenheimer Altar kann man religiös werden. Das gilt gewiss auch von vielen anderen Kunstwerken, wie der Assunta von Tizian in I Frari in Venedig oder der Pietà von Michelangelo in Sankt Peter in Rom. Nicht nur in der Begegnung mit konkreten bekennenden Menschen kann sich jemand der Religion öffnen, sondern auch in der Begegnung mit ihren künstlerischen Zeugnissen, die die Zeit sprengen und die Wahrheit auf undefinierbare Weise allzeit gegenwärtig machen. Die orthodoxen Christen haben sich die sinnliche Gegenwart Christi im Bild der Ikone noch viel lebendiger gehalten als die eher vom begrifflichen Denken geprägten westlichen Christen.

Lust ist immer auch sinnlich. Lebenslust ebenso. Religion, die rein geistig wäre, könnte der Lebenslust daher nur abträglich sein. Dass Religion in unseren Breiten inzwischen weitgehend so wahrgenommen wird, sozusagen als der große Spielverderber der Lust, hat verschiedene Gründe, auf die ich andernorts eingegangen bin (vgl. Manfred Lütz, *Der blockierte Riese. Psycho-Analyse der katholischen Kirche*, Pattloch Verlag, Augsburg 1999). Zumindest mit dem Christentum aber haben solche Vorurteile nichts zu tun. Das Christentum ist sogar so extrem sinnlich, dass ihm das in seinen Anfängen, wie wir schon sahen, den Vorwurf der Gotteslästerung eingetragen hat. Aber kann man Gott wirklich sinnlich, ästhetisch erfahren? Die Christen jedenfalls glauben das. Als ich einmal einen jungen Inder erlebte, der erklären sollte, was der Unterschied zwischen den verschiedenen Religionen seines Landes sei, da war er in der Lage, die Differenzen begrifflich außerordentlich präzise darzulegen, aber schließlich unterbrach er sich und rief mit leuchtenden Augen aus: „Das Christentum ist einfach schöner!" Die ästhetische Erfahrung der Religion ist dem Eigentlichen der Religion sehr angemessen.

Bloß ausgedachter Sinn ist kein Sinn, sondern Unsinn. Die Esoterikwelle lebt von solchen halbseidenen, aber gut verkäuflichen Originalitäten. „Mein Meister erfindet gerade eine Religion für den Osten", sagte mir neulich ein höchst naiver Esoterikfreak, Begeisterung in der Stimme. Solche „Religionen" sind nichts als teures Plastikspielzeug und für schlichte Gemüter allenfalls Beruhigungsmittel gegen die Angst vor dem Leben und die Angst vor dem Tod. Die Nebenwirkungen solcher Beruhigungsmittel sind allerdings verheerend. Sie führen ihre Konsumenten nicht selten in eine Abhängigkeit, die ihnen eine virtuelle Welt vorgaukelt, so dass sie ihr eigenes Leben in der Wirklichkeit verpassen. Denn mit solchen künstlichen Gedankengebilden erreicht man die Wirklichkeit nicht mehr. Sinn und Religion sind nicht künstlich produzierbar, sondern nur erfahrbar und die Sehnsucht aller Menschen nach dem Ziel ihres Lebens kann nicht mit einer reinen Idee befriedigt werden, sie sehnt sich nach erlebbarer Wirklichkeit. Damit ist diese religiöse Sehnsucht aber der Lebenslust sehr nahe, die nichts so sehr liebt wie die Wirklichkeit. So kann die Lust auf das wirkliche Leben der Weg zu einer ernsthaften religiösen Fundierung sein und die Sehnsucht nach wirklicher Religion die Lebenslust steigern.

Wie wirklich ist aber diese Wirklichkeit? Sind die ergreifenden Wirkungen von Musik, von Liebe, von Malerei nicht bloß eine höhere Form von Illusion? Ist das, was wir erleben, nicht nur ein Effekt von Hormonen, Neurotransmittern und vegetativem Nervensystem? Diese Frage ist streng wissenschaftlich nicht beantwortbar. Jeder muss sich aus seiner eigenen Lebenserfahrung fragen, ob er die Liebe eines geliebten Menschen für ein Chemieprodukt oder für etwas Primäres hält, was ihm existenziell aus der Wirklichkeit zustößt. Daran hängt alles. Hält er die Welt für ein Chemieprodukt mit mehr oder weniger erfreulichen illusionären Epiphänomenen wie Vertrauen, Liebe und Kunsterleben, dann wird er freilich auch die Lebenslust als Illusion verachten. Traut er seinen innersten Erfahrungen, dann sind auch die Erfahrungen unmittelbare Wirklichkeit, die das, was Metermaß, Waage und Uhr messen können, sprengen. Und dann kann er auch der Lust am Leben trauen, die er verspürt, wenn er in der Musik, in der Liebe und in der Kunst Ewigkeit erlebt. Ob solche Ewigkeit aber für sie persönlich Bestand hat, das können Menschen dennoch nicht wissen. Die Christen wissen nicht nur, vielmehr sie sind sich gewiss, das heißt sie glauben, dass durch Jesus Christus das Heil wirklich gekommen, der Tod wirklich überwunden und ewiges Leben wirklich und verlässlich eröffnet ist. Und so strahlt für sie das ewige Leben sein Licht bereits in dieses Leben hinein, nicht bloß als Option für irgendwann einmal, sondern schon als Ereignis. Was sie in der Musik, in der Liebe, in der Kunst und den vielen anderen so genannten transzendentalen Erfahrungen ergreifend erleben, das ist nicht melancholische Erinnerung an ein für immer verlorenes Paradies und auch nicht schmerzliche Ahnung von etwas, für das man nicht bestimmt ist. Vielmehr können Christen in diesen Momenten höchsten leibhaftigen Glücks, die in jedem Leben immer nur vorübergehend sein können, das dauerhafte Glück vorkosten, das sie erwarten. Und das begründet christliche Lebensfreude und christliche Lebenslust.

3. Ergreifende Schönheit

Doch nicht nur Christen streben nach Lebenslust. Alle Menschen haben die Chance, sich vom Eigentlichen des Lebens ergreifen zu lassen. Wie das gehen kann – und auch wie man dabei Sackgassen vermeiden kann –, darüber ging dieses Buch. Wir sind dabei den zeit- und kraftaufwendigen Irrungen und Wirrungen der Gesundheitsreligion gefolgt, die von Verheißungen lebt, die sie nicht erfüllen kann. Dennoch haben wir eine maßvolle Bemühung um Gesundheit schätzen gelernt. Wir haben einen Vorstoß ins Dunkel der Grenzsituationen menschlicher Existenz gemacht – und dabei gerade dort lebendige Quellen der Lebenslust gefunden. Lebenskunst ist, Behinderung, Krankheit, Schmerzen und Leiden nicht als Defizite zu betrachten, das Alter freudig zu erwarten, im Bewusstsein des sicheren Todes die Lust am Leben intensiv zu spüren und entschieden sein einzigartiges Leben zu leben. Das heißt, gelebte Zeit zur erlebten Zeit zu machen, nicht zu tun, was „man" so tut, sich nicht von irgendwas oder irgendwem leben zu lassen, sondern höchst persönlich zu leben – damit nicht eines Tages auf dem Grabstein steht: „Er lebte still und unscheinbar, er starb, weil es so üblich war."

Weil es Lebenslust nicht anders gibt als höchst persönlich, deswegen habe ich auf Rezepte verzichtet. Alle Menschen streben nach Glück und Lebenslust. Gäbe es sie, die ultimative Methode, glücklich zu werden – es würde sich erübrigen, das Leben. Nichts anderes wäre es als eine Schnitzeljagd mit nur einem richtigen Weg. Man würde seine Individualität am Beginn des Weges an der Garderobe abgeben und, zusammen mit Massen von Menschen auf dem Trimm-dich-Pfad des Lebens geschoben und gedrängt, ein Leben nach Plan absolvieren. Menschenunwürdig wäre ein solches Leben als Rudelexistenz. „Der Sinn, und dieser Satz steht fest, ist stets der Unsinn, den man lässt", dichtete Odo Marquard, den wir schon kennen lernten, voller Skepsis. Die Lust am Leben und das Glück gibt es jedenfalls nicht auf den Trampelpfaden des Lebens und sie stellen sich eher beiläufig ein. Es ist nicht gleich der gewaltige Sinn, das unermessliche Glück, der laute Triumph. Für eine „Diäthetik der Sinnerwartung" plädiert Odo Marquard. Wie der Gott des Alten Testaments sich nicht im Wirbelsturm, sondern im leisen Windhauch offenbart, so sind es zumeist die kleinen in Muße wahrgenommenen Ereignisse im Leben, die die Lebenslust speisen: Das Lächeln eines Kindes, die zufällige Melodie aus dem Radio, die hinreißende Färbung einer toskanischen Landschaft, das beiläufige Erlebnis eines völlig unbekannten uneigennützig guten Menschen, aber auch die Betrachtung der glutvollen Bilder des Iacopo Tintoretto in der Scuola di San Rocco in Venedig. All das ist keine graue Theorie, es hat den intensiven Geschmack von Wirklichkeit. Und manchmal haben gerade Kinder mehr Sinn dafür. Kinder sehen die Welt noch nicht durch die Brille einer wie immer gearteten ausgedachten Weltanschauung, sondern sie nehmen sie unmittelbarer und auch sinnlicher wahr. Kinder haben viel Sinn für Lebenslust. Zweckfreies Spiel können ungeduldige Erwachsene vielleicht am besten von Kindern ablauschen.

Das Wahre, das Gute und das Schöne suchten die alten Griechen im Leben und darin das Glück oder besser: die Lebenslust, denn das Glück war den Griechen nie bloß abstrakt. Und sie wussten, dass all das nicht so zu haben ist, wie vieles andere zu haben ist, dass es nicht dem Wissen, sondern nur der Weisheit zugänglich ist, und vor allem waren sie sich sicher: Es ist ein Geschenk der Muße. Wahrheit, die Wahrheit, die das Leben trägt, ist für Platon nicht berechenbar. Sie ist nicht das Ergebnis jahrelanger biederer Forschungsbemühungen. Wahrheit, wie Platon sie versteht, „blitzt auf im Moment". Sie ist nicht ausgedacht, sondern sie ereignet sich. Sie ist daher auch kein Besitz, dessen man sich in selbstverliebter Wahrheitsgewissheit rühmen kann. Wer Wahrheit endgültig zu besitzen wähnte, wäre geistig tot. Nichts könnte ihn mehr überraschen, auf nichts wäre er mehr neugierig. Dass die Wahrheit unermesslich ist und sich dadurch dem herrscherlichen Zugriff des Menschen entzieht, das ist Voraussetzung für geistige Lebendigkeit. Weise Menschen, die in Momenten der Muße staunend der Wahrheit begegnet sind, zeichnen sich durch wache Lebendigkeit aus, durch eine Lust am Leben, die sich aus der Unausschöpflichkeit der Wahrheit speist. Denn wer die Wahrheit in diesem Leben erlebt, der erlebt auch, dass sie ihm in ihrer letzten Fülle immer noch bevorsteht. Die Antwort auf die uralte Frage nach der Wahrheit wird man also nicht der unendlichen Geschwätzigkeit von Ratgebern entnehmen. Vielleicht am radikalsten wird sie am dramatischen Höhepunkt des Johannesevangeliums beantwortet. „Was ist Wahrheit?", fragt der römische Prokurator Pontius Pilatus, Herr über Leben und Tod in Palästina. Und die wichtige Anwort Christi ist – Schweigen. Denn die Wahrheit ist nicht mit Worten definierbar. Die bei weitem meisten Dogmen der Kirche sind Dogmen gegen Leute, die behaupteten, sie und sie allein wüssten sie, die Wahrheit. Man müsse das Schweigen Christi vernehmen, um vollkommen zu sein, behauptet Ignatius von Antiochien. An anderer Stelle des Johannesevangeliums aber sagt Christus: „Ich bin der Weg, die Wahrheit und das Leben." Die Wahrheit enthüllt sich nicht im Gerede, sie ist nicht festzuhalten in einer ausgedachten Ideologie, sondern sie ereignet sich in der Begegnung mit Menschen, für Christen vor allem in der Begegnung mit dem Mensch gewordenen Gott. Man hat den Weg von Christen daher am besten als Nachfolge Christi gedeutet. Und daher ist auch die Antwort auf die Frage nach dem Sinn und dem Heil des Lebens nicht in einem Buch zu lesen, sondern sie erwächst aus der Erfahrung eines Lebens.

Wie die Wahrheit, so ist auch das Gute nicht definierbar. Wer will schon sicher wissen, ob ein Mensch wirklich gut ist! Es gibt keinen psychologischen Test, mit dem man hätte beweisen können, das Mutter Teresa von Kalkutta ein guter Mensch war. Die These, dass sie vielleicht eine geschickte Strategin der Selbstverwirklichung gewesen sei, ist mit wissenschaftlichen Tests nicht widerlegbar – allerdings natürlich auch nicht beweisbar. Wer sie erlebt hat, jenen „Engel der Armen", und wer ihre guten Wirkungen auf Menschen in der ganzen Welt noch heute sieht, der wird nicht bloß intellektuell wissen, sondern er wird vielmehr mit seiner ganzen Person und Lebenserfahrung sich gewiss sein, dass Mutter Teresa von Kalkutta ein guter Mensch war. Und sie strahlte dabei Freude aus. Oder gar Lust? Der heilige Thomas von Aquin sagt: „Ein Handeln kann nicht vollkommen gut sein, wenn nicht auch die Lust am Guten dabei ist." Man könnte das fast eine sinnliche Auffassung der Ethik nennen. Mutter Teresa war, was viele nicht wissen, ein tief kontemplativer Mensch. Der von ihr gegründete Orden zeichnet sich durch lange Gebete und zugleich intensive Sorge um Menschen in Not aus. Die Kontemplation der Wahrheit erliegt hier ganz sicher nicht der Gefahr eines selbstzufriedenen Ruhens nur in sich selbst. Aus der Betrachtung der Wahrheit kommt die Kraft für das Gute.

Der Zusammenklang des Wahren, Guten und Schönen fand für die Griechen in der Schönheit statt. Auch Schönheit ereignet sich, in Muße, zufällig, unerwartet, im Moment. Man begreift sie nicht, die Schönheit. Schönheit ergreift. Und die Kunst, die vielleicht am wenigsten begreifbar ist, ist die Musik. Selbst in großer Bedrängnis kann ein Mensch im Erlebnis ergreifender Musik sich selber finden und eine Lust an der Welt und diesem Leben spüren, die ihn über alle Mühsal des Lebens erhebt. Wer Sinn dafür hat und die „Vesperae solemnes de confessore" von Wolfgang Amadeus Mozart in einem Moment der Muße wirklich erlebt, erlebt Schönheit, vielleicht auch Wahrheit und ich glaube sogar, dass er kein schlechter Mensch mehr werden kann. „Et veritas domini manet in aeternum", heißt es an der intensivsten Stelle: Wahrheit, Ewigkeit, Schönheit im Moment, Lust am Leben, Einverständnis mit dieser Welt im Ganzen. Über die Gesundheit hat der große Arzt Heinrich Schipperges gesagt: „Um gesund zu sein, muss man der Welt im Ganzen zustimmen."

Nachwort

Am Ende des Buches kann ich ein gewisses Unbehagen nicht mehr verbergen. Ich gestehe freimütig, dass ich an einigen Stellen zugespitzt habe. Vor allem blieb mir stets bewusst, wie riskant es ist, humorvoll über das Thema Gesundheit zu reden. Humor ist ohnehin nicht jedermanns Sache und bei diesem Thema hört auch für manche humorige Menschen der Spaß auf. Das war ja sogar eine der Thesen dieses Buches. Es wäre allerdings von unfreiwilliger Komik gewesen, auf risikolose sauertöpfische Weise den Mangel an Lebenslust im religiös aufgeladenen Gesundheitsbereich zu bejammern. Dennoch gebe ich zu, an einigen Stellen gezögert zu haben. Denn auch ich kann aus meiner Zeit nicht aussteigen. Wie mag wohl der eine oder andere Kranke die eine oder andere Bemerkung in diesem Buch auffassen? Wie mögen Menschen, die tatsächlich einem religiösen Gesundheitsglauben anhängen, ein solches Buch aufnehmen? Denn manches mag in deren Ohren in der Tat blasphemisch klingen und nichts liegt mir ferner, als die religiösen Gefühle von Menschen zu verletzen. Dennoch muss gesagt werden, was gesagt werden muss. Und es muss klar gesagt werden ohne eine Schere im Kopf. Zudem besteht bei einem Buch der Vorteil, dass man es jederzeit zuschlagen kann.

Wer es wagt, humorvoll zu reden, der muss freilich eine Gefahr einkalkulieren: Man wird ihm selbst gegebenenfalls mit gleicher Münze heimzahlen. Das nehme ich gerne in Kauf. Und das umso mehr, weil ich ganz bewusst jeden Eindruck vermeiden wollte, bloß neue unfehlbare Rezepte für mehr Gesundheit und für mehr Lebenslust in Umlauf zu bringen. Humor bedeutet immer, sich auch selbst in Frage zu stellen. Angesichts der inzwischen unübersehbar vielen Gesundheitspäpste sind ja unfehlbare Lehren in der Gesundheitsreligion an der Tagesordnung und Gegenmeinungen treten ganz selbstverständlich genauso unfehlbar auf wie die Auffassungen, gegen die sie sich richten. Also Dogmen und Gegendogmen, Päpste und Gegenpäpste, wo man nur hinschaut. Solche Formen der Unfehlbarkeit lehne ich aber radikal ab, auch für mich selbst. Und so wollte ich nicht mehr von dem machen, was augenscheinlich nicht funktioniert, und lieber einige merk-würdige oder sogar frag-würdige Thesen in den Raum stellen, die allerdings mit Argumenten belegt werden. Über diese Thesen bin ich gerne bereit zu streiten, auch mit Eugen Drewermann, dessen Methoden ich nachdrücklich ablehne, ohne ihm meinen menschlichen Respekt zu versagen. Bei guten Gegenargumenten werde ich nicht zögern, meine Meinung zu ändern. „Es ist eine Voraussetzung des Menschseins…, dass der andere vielleicht nicht nur auch ein Recht hat, sondern vielleicht auch manchmal Recht haben könnte", sagt Hans-Georg Gadamer.

Einige mögliche Missverständnisse möchte ich aber schon jetzt vermeiden. Wenn ich der Einfachheit halber von „Altreligionen" spreche und bisweilen dabei auch die Vergangenheitsform benutze, meine ich damit nicht, dass diese Religionen wirklich überholt oder verstorben seien. Vielmehr zeigen sie in vieler Hinsicht mehr Vitalität als die Gesundheitsreligion. In gewisser Weise gilt sogar: Altreligion minus Lebenslust gleich Gesundheitsreligion. Nicht nur der Begriff Altreligion wurde arg strapaziert, auch das arme Aachener Klinikum, bei dem ich mich in aller Form entschuldigen möchte. Um hier nicht missverstanden zu werden: Ich selbst würde mich gerne ohne weiteres dort behandeln lassen – und ich habe da auch schon mal ohne viele Hilfen einen Chefarzt gefunden. Vielleicht ist auch der Hinweis hilfreich, dass ich Chirurgen für außerordentlich gebildete Leute halte, die ich sehr bewundere, und dass ich westfälische Chirurgen ganz besonders liebenswürdig finde. Außerdem ist die genannte „Gesundheitskasse" eine Einrichtung, mit der ich nur die besten Erfahrungen gemacht habe. Schließlich bemerkte ich eine gewisse Hemmung bei der „Frauenstimme aus der Küche". Ich erkläre hiermit feierlich, dass die Frauenstimme auch eine Männerstimme hätte sein können und weise damit jeden Verdacht sexistischer Rollenfixierung weit von mir. Die Frauenstimme war nur deswegen eine Frauenstimme, weil sie bei Loriot eine Frauenstimme ist.

Ganz am Schluss noch ein Wort zur Lust. Mancher Leser wird sich gefragt haben, warum um Gottes willen ich einen so anrüchigen Ausdruck ins Zentrum meines Buches gestellt habe. Man hätte doch viel harmloser Freude dazu sagen können. – Nein, hätte man nicht! Ich habe gar nichts gegen Freude. Aber wenn man von auch sinnlicher Lust in rein geistige Freude flieht, lässt man Genüsse zurück, die mir wichtig sind. Gewiss, die Engel haben keine Lust, sondern die reine Freude. Aber wir sind nun einmal keine Engel, sondern leibhaftige Menschen und ich gestehe freimütig, dass ich lieber Mensch bin als Engel. Außerdem lesen Engel mutmaßlich keine Bücher. Daher war mir die den ganzen Menschen sinnlich und geistig ergreifende Lust so wichtig. Und besorgten Christen sei gesagt: Wenn sogar der heilige Thomas von Aquin ausdrücklich nicht einsieht, warum der liebe Gott die leibliche Lust denn geschaffen hat, wenn sie nicht auch gut sein soll, dann sollten auch wir getrost dem wohlbeleibten Kirchenlehrer folgen. Nicht bloß theoretisch, sondern existenziell hat Dietrich Bonhoeffer das vorgemacht: Nach entsetzlichen Folterungen, nach monatelanger Kerkerhaft, im Angesicht seines sicheren Todes dichtet er: „Doch willst Du uns noch einmal Freude schenken an dieser Welt und ihrer Sonne Glanz, dann woll'n wir des Vergangenen gedenken und dann gehört Dir unser Leben ganz." Da geht es nicht um bloß geistige Freuden, sondern um sinnlich erfahrbare Freude an der Welt und Lust am Leben. Theoretische Unterscheidungen zwischen Lust und Freude, die umstandslos zur Aufteilung der Menschen in Lüstlinge und erfreuliche Menschen voranschreiten, haben mit der Wirklichkeit der heutigen Welt nichts zu tun. Menschen auf der Suche nach Lebenslust sind wohl wirklicher Religion näher als verhärmte Gestalten, die die Lust der Welt beklagen und himmlisches Glück im Lexikonartikel über die geistigen Freuden finden.

Nicht nur der Ausdruck „Lust", auch das Wort „Spaß" klingt verdächtig. Junge Leute wollen angeblich entsetzlicherweise nichts als Spaß. Auch hier ist nicht die theoretische Definition entscheidend, sondern die praktische Verwendung des Ausdrucks. Wer „Freude" hat beim Musikantenstadl, der aktiviert dafür kein edleres Organ als Jugendliche, die bei irgendetwas „Spaß" haben. Und was junge Menschen mit „Spaß" meinen, ist keineswegs stets oberflächliches Geplätscher. Wenn gewisse Musik junge Leute ergreift und hinreißt und sie das „Spaß" nennen, was sie dabei empfinden, wenn sie „Spaß" daran haben, mit behinderten Freunden in Urlaub zu fahren, wenn sie „Spaß" daran haben, ein gutes Buch zu lesen, dann sind Donnertiraden gegen die Spaßgesellschaft ganz fehl am Platz. Um den ewigen Streit zwischen den gestrengen Befürwortern der Freude und lustigen Spaßvögeln zu schlichten, haben die Rheinländer eine geniale Lösung erfunden. Sie behaupten einfach, sie hätten „Spaß an der Freud'". Zugegeben, solche offensichtliche Prinzipienlosigkeit ist nicht jedermanns Sache. Ich jedenfalls habe gar nichts gegen Spaß und auch nichts dagegen, länger Spaß am Leben zu haben.